郑州大学第一附属医院神经重症科

疑难危重疾病
诊疗与解析

主 编　滕军放

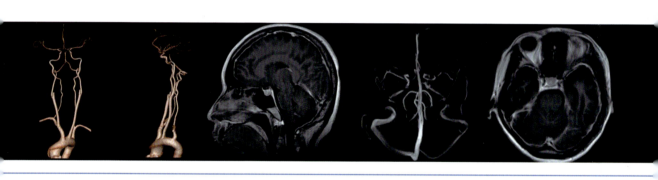

郑州大学出版社

图书在版编目(CIP)数据

郑州大学第一附属医院神经重症科疑难危重疾病诊疗与解析 / 滕军放主编. -- 郑州：郑州大学出版社，2024.10. -- ISBN 978-7-5773-0391-8

Ⅰ. R741

中国国家版本馆 CIP 数据核字第 2024RH9948 号

郑州大学第一附属医院神经重症科疑难危重疾病诊疗与解析
ZHENGZHOU DAXUE DI-YI FUSHU YIYUAN SHENJING ZHONGZHENG KE YINAN WEIZHONG JIBING ZHENLIAO YU JIEXI

策划编辑	吕笑娟	封面设计	王　微
责任编辑	吕笑娟	版式设计	王　微
责任校对	张　楠　胡文斌	责任监制	李瑞卿

出版发行	郑州大学出版社有限公司	地　　址	郑州市大学路40号(450052)
出 版 人	卢纪富	网　　址	http://www.zzup.cn
经　　销	全国新华书店	发行电话	0371-66966070
印　　刷	河南瑞之光印刷股份有限公司		
开　　本	787 mm×1 092 mm　1 / 16		
印　　张	16.75	字　　数	399 千字
版　　次	2024 年 10 月第 1 版	印　　次	2024 年 10 月第 1 次印刷

书　　号	ISBN 978-7-5773-0391-8	定　　价	198.00 元

本书如有印装质量问题,请与本社联系调换。

编委会

主　编

滕军放

副主编

邓文静　位亚敏　杨　瑾　张　雯

编　委（按姓氏拼音排序）

崔　璨　邓文静　杜　冉　方艳博　冯　方　高　林
郭艳丽　何　霞　何一昕　黄培培　金　迪　荆　婧
李东瑞　李　梦　李文娟　罗志毅　马耀华　苗　旺
牛瑞娜　潘鹏伟　秦近近　任志平　邵慧杰　申楠楠
宋丹丹　滕军放　王　瑞　王昭旖　位亚敏　温丽君
项国梁　徐亚飞　杨　瑾　臧秋玲　翟锴华　张丽娜
张　齐　张书语　张　雯　赵亚楠

编写秘书

李　梦　荆　婧　徐亚飞

序

在中国，神经重症学科作为新兴的亚专科，对医护人员提出了更高的要求，因为诊治危重神经疾病需要掌握更多的专业知识和更多的专业技能。成为一名优秀的神经重症科医师，需要长期艰辛的努力。

为了通过经典、疑难病例学习，达到扩展临床诊治思路、积累临床诊治经验、提高临床诊治能力之目的，郑州大学第一附属医院神经重症科作为中国医师协会神经内科分会神经重症学组组长单位、全国神经重症医师培训基地单位、全国脑损伤评价医疗质控中心培训基地单位、全国神经疾病营养支持操作规范培训基地单位，承担了河南省重要的神经重症医护人员培训任务。在此过程中，郑州大学第一附属医院神经重症科基于大量临床实践积累、专业知识与先进技术、科学研究成果，编著了《郑州大学第一附属医院神经重症科疑难危重疾病诊疗与解析》一书，为此我由衷地欣喜和欣慰，并感谢所有编者为神经重症专业做出的努力和贡献。

本书精选了 40 例案例，其中包括常见的危重病例和少见的疑难病例。每个病例均以图文并茂的形式展现，并通过思辨过程由浅入深、由点到面地扩展，希望神经重症科医师能借以获得诊治能力的提高。

本书不仅适用于神经重症科医师，也是重症医学科医师、急诊医学科医师和其他相关专科医师的参考书籍。希冀本书能为有所需求的医护人员提供帮助，更希望危重神经疾病患者获益。

首都医科大学宣武医院

原神经内科神经重症监护室主任

2024 年 8 月

前　言

　　神经重症学科作为新兴的神经病学亚专科，将神经病学与危重症医学融为一体，旨在为神经系统疾病的危重症患者提供全面、系统且高质量的医学监护与救治。随着医疗技术的迅速发展，各种新的检查技术包括影像学技术、神经电生理技术、病理学、分子生物学及人工智能等已广泛应用于临床，但依据症状和体征的定位和定性诊断分析仍是神经科诊断学的核心和立足点。神经重症科患者往往病情危重、进展迅速、合并症多，病例复杂疑难，更加考验临床医生采集病史、分析病情、抓住主要矛盾、选择最有效率的辅助检查项目、快速制订并调整最优治疗方案的能力。

　　郑州大学第一附属医院神经重症科成立于 2013 年 6 月，一直在如何突出专科特色优势、提高临床诊治水平、增强教学科研能力、更好地推进学科建设等方向上不懈努力。本书收录了我院神经重症科自成立以来有代表意义的疑难危重案例 40 例，涵盖了重症脑血管病、神经系统感染、自身免疫性脑炎和脊髓炎、周围神经疾病、神经肌肉接头疾病、肌肉病、中枢神经肿瘤性疾病、继发性神经系统疾病等多个病种，尽可能详细完整地展示病例诊治的实际过程，针对每个病例进行详细的定位定性诊断分析、病例特点总结，提供正确的临床思维方法。围绕病例讨论，从繁杂的临床信息中抽丝剥茧、层层深入、逐步探明，并结合国内外最新的诊治指南和学术进展，不仅展示成功的经验，也总结失败的教训。本书旨在为神经重症科及神经内科医师提供新的吸纳知识的方式，进一步开阔诊治疾病的视野，提升临床医师对神经科疑难病、危重病的诊疗思维能力。

　　我们的诊疗经验尚需不断积累，诊治过程难免未能尽善尽美，文献阅读难免不够全面，讨论总结难免有所欠缺，衷心希望各位读者给予批评和指正。对所有参编者的辛勤劳动表示感谢！

中国医师学会神经内科分会神经重症学组组长

郑州大学第一附属医院神经重症科主任

2024 年 8 月

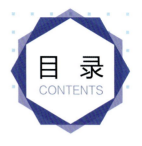

目 录
CONTENTS

第一章 脑缺血性疾病

案例一 急性基底动脉梗死静脉溶栓桥接血管内机械取栓

 病历资料

(一)病史

患者男性,62岁,以"头晕、口角歪斜、视物重影伴行走不稳2小时"为主诉入院。

现病史:患者2小时前(晨7:30左右)无明显诱因突发头晕、口角歪斜、视物重影,伴行走不稳,不伴头痛、心慌等不适。就诊途中有呕吐,9:20左右至我院急诊,查头颅CT未见异常。自发病以来,患者意识清,精神差,小便如常,体重无减轻。

既往史:"黄疸性肝炎"30年余,已治愈。"冠心病PCI术后"10年余,"右侧髋关节置换术"8年余,"左侧髋关节置换术"2年余。发现血压增高数月,平时未治疗及监测血压。

(二)体格检查

一般查体:心、肺、腹查体未见明显异常。神经系统查体:神志清,精神差,言语欠流利。左侧瞳孔4.0 mm,对光反射迟钝,右侧瞳孔2.5 mm,对光反射灵敏。右眼球位置居中,活动自如,左眼外展位,左眼内收、上视、下视受限。双侧额纹对称,右侧鼻唇沟浅,示齿口角左偏。四肢活动自如,肌力5级,深、浅感觉查体均未见异常。双侧Babinski征、Chaddock征阴性,脑膜刺激征阴性。美国国立卫生研究院卒中量表(NIHSS)评分4分(凝视1分、构音障碍1分、面瘫2分)。

(三)辅助检查

头颅CT未见明显异常。血常规检查结果正常。

(四)初步诊断

①急性脑梗死;②高血压1级(很高危);③冠心病PCI术后。

诊疗过程

(一)溶栓治疗

入院后患者血压 150/85 mmHg,血糖正常,有溶栓适应证,无绝对禁忌证。与家属沟通静脉溶栓获益及风险,家属同意后给予静脉溶栓。阿替普酶(rt-PA)6.48 mg(体重72 kg)于 9:53 静脉推入,随后 rt-PA 58.32 mg 1 小时泵入。泵入 20 mg 时患者出现明显头痛,血压 150/90 mmHg,神经系统症状无加重。家属担心并发出血,决定停用 rt-PA。复查头部 CT 后无出血,此时患者左眼球活动及口角歪斜较入院时明显缓解,但仍头痛明显。急查 MRI(图 1-1):左侧丘脑异常信号(超急性期脑梗死)。予以急性脑梗死常规治疗。

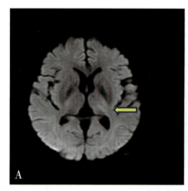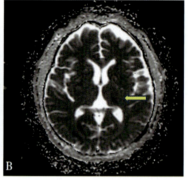

A.弥散加权成像(DWI)序列示左侧丘脑高信号;B.表观弥散系数(ADC)序列示左侧丘脑低信号。

图 1-1 头部 MRI

(二)病情变化

当日下午 6 点左右(溶栓后 8 小时左右)患者突发意识障碍伴呕吐。查体:意识浅昏迷,左侧瞳孔直径 1 mm,右侧瞳孔直径 4.5 mm,对光反射消失,双侧角膜反射存在。四肢肌张力正常,疼痛刺激右侧肢体可见活动,左侧肢体无反应。双侧 Babinski 征、Chaddock征阳性。呼吸节律异常,指脉氧饱和度下降,紧急给予经口气管插管,呼吸机辅助呼吸。

(三)进一步辅助检查

急查头颈联合 CT 血管成像(CTA)(图 1-2):①双侧小脑半球、基底节区及右侧半卵圆中心腔隙性脑梗死(简称腔梗)。②基底动脉管腔近闭塞,双侧大脑后动脉多处闭塞。③主动脉弓上多发分支起始处软斑及钙斑,局部分支轻度狭窄。④双侧颈总动脉远段及双侧颈内动脉起始处软斑及局部钙斑,管腔轻度狭窄,双侧颈内动脉虹吸段钙斑及局部软斑,管腔轻、中度狭窄。右侧椎动脉较对侧纤细,V3、V4 段管腔纤细几近闭塞;左侧椎动脉起始处管壁混合斑块,管腔重度狭窄,V4 段管壁混合斑块,轻度狭窄。

（四）桥接治疗

患者头颅 CT 未见脑出血,头颈联合 CTA 提示基底动脉闭塞,建议进一步行数字减影血管造影(DSA)和血管内机械取栓术,家属知情同意后于当日 23:00 行 DSA 检查。术中可见左侧椎动脉优势,左侧椎动脉起始部次全闭塞,基底动脉闭塞。根据术中所见,行经导管颅内血管血栓去除术。术后复查造影示基底动脉血流复通,mTICI 3 级。术后再次复查头颅 CT 未见脑出血,治疗上给予双联抗血小板聚集(阿司匹林 100 mg/d、氯吡格雷 75 mg/d)、阿托伐他汀 40 mg 等药物应用。

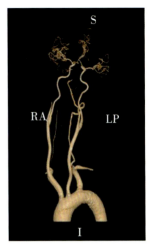

图 1-2 头颈联合 CTA

术后第 2 天患者神志清,精神差,右侧眼球位置固定,左侧眼球外下斜视位,左侧眼裂变小,左侧瞳孔直径 1 mm,对光反射灵敏,右侧瞳孔直径 1.5 mm,对光反射迟钝,双侧角膜反射存在,右侧鼻唇沟浅。四肢肌张力正常,右侧肢体肌力 4 级,左上肢肌力 3+级,左下肢肌力 4 级,四肢腱反射正常,双侧病理征阳性。3 天后复查头颅 MRI(图 1-3):双侧丘脑、右侧大脑脚、脑桥、双侧枕叶及双侧小脑半球急性或亚急性脑梗死。

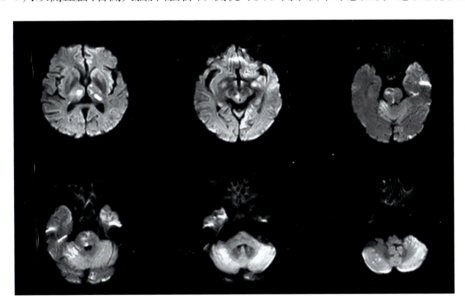

图 1-3 头颅 MRI DWI 序列

经积极治疗后患者成功脱机拔管,存在吞咽困难、饮水呛咳及肢体活动障碍。病情稳定后转至康复医学科继续进行康复锻炼,住院 24 天后出院。出院时患者可经口进食,洼田饮水试验 2 级。神经系统查体:右侧额纹浅,右侧鼻唇沟浅,伸舌稍右偏,双侧咽反射消失,左上肢肌力 3 级,左下肢肌力 4+级,左侧浅感觉较对侧减退,四肢腱反射正常,双侧病理征阳性。出院后继续服用阿司匹林 100 mg/d、氯吡格雷 75 mg/d(双抗维持90 天后改为阿司匹林单抗治疗)和阿托伐他汀 20 mg/d,同时辅以社区康复训练。

（五）修订诊断

①急性脑梗死静脉溶栓后；②基底动脉闭塞并机械开通术后；③脑动脉狭窄；④高血压1级（很高危）；⑤冠心病PCI术后。

（六）预后随访

出院后3个月电话随访，患者言语清晰，可独立日常生活。改良Rankin评分2分。

病例特点分析

（一）病例特点

1. 患者62岁男性，急性起病，首发症状为头晕、口角歪斜、视物重影伴行走不稳，既往有高血压病史，血压控制不佳，存在脑血管病危险因素。

2. 入院评估后给予静脉溶栓治疗，症状好转，后又出现意识障碍，头颈联合CTA提示基底动脉闭塞，行DSA和血管内机械取栓术（桥接治疗），术后给予双联抗血小板聚集、他汀类等药物应用，复查头部MRI示双侧丘脑、右侧大脑脚、脑桥、双侧枕叶及双侧小脑半球急性或亚急性脑梗死。经积极治疗，患者意识转清，存在吞咽困难及肢体活动障碍，行康复治疗。

（二）病例分析

1. **定位诊断** 双侧丘脑、脑桥（右侧为著）、双侧枕叶、小脑半球。依据：意识障碍，右侧周围性面瘫，左侧肢体中枢性瘫痪；头部MRI示双侧丘脑、右侧大脑脚、脑桥、双侧枕叶及双侧小脑半球急性或亚急性脑梗死。

2. **定性诊断** 缺血性。依据：患者62岁男性，急性起病，进行性加重，既往高血压病史，症状符合缺血性脑血管病特点；头颈联合CTA及DSA提示基底动脉闭塞，MRI示后循环多发梗死灶。

诊疗进展

急性基底动脉闭塞（acute basilar artery occlusion，ABAO）导致的后循环脑卒中属于致残、致死率极高的一类缺血性脑卒中，虽然其在所有缺血性脑卒中中占比只有1%，但是往往会造成患者严重的神经功能缺损，给患者及社会造成沉重的负担。目前的临床研究对于前循环大血管闭塞性脑卒中患者，以机械取栓为代表的血管内治疗的有效性和安全性已经得到了充分的循证医学证据支持，其取栓治疗的适应证也在不断拓展。近年来，国际上针对急性基底动脉闭塞的血管内治疗是否安全有效这一重要临床问题有多个高水平的研究成果陆续发表，为急性基底动脉闭塞的血管内取栓治疗逐步建立了高级别的循证依据。

近期《新英格兰医学杂志》同期发表了来自中国的两项急性基底动脉闭塞取栓治疗

的随机对照研究成果——中国急性基底动脉闭塞血管内治疗临床试验(basilar artery occlusion chinese endovascular trial,BAOCHE)以及急性基底动脉闭塞的血管内治疗试验(endovascular treatment for acute basilar artery occlusion,ATTENTION)研究,其阳性结果有望推动急性基底动脉闭塞取栓治疗指南的改写。BAOCHE 和 ATTENTION 随机对照研究共同证实了血管内治疗对于急性基底动脉闭塞患者有显著获益,并将后循环取栓治疗时间窗拓宽至 24 小时,填补了后循环大血管闭塞性脑卒中血管内取栓治疗缺乏高级别循证医学证据的空白,为后循环取栓的临床工作及未来指南的制定提供了高级别的循证证据。

颅内动脉粥样硬化在中国人群缺血性脑卒中发病的病因中占主要地位,在后循环缺血性脑卒中里占比也更高。颅内动脉粥样硬化基础上的急性基底动脉闭塞患者其起病症状常不典型,容易误诊及延迟确诊,等到明确诊断为急性基底动脉闭塞时常常已经超出了常规的取栓治疗时间窗。BAOCHE 在国际上首次将急性基底动脉闭塞的取栓时间窗拓展到发病 24 小时,也为这部分患者提供了取栓治疗机会。

BAOCHE 和 ATTENTION 均显示出血管内取栓治疗对急性基底动脉闭塞患者的疗效优于单纯药物治疗,我们认为在进一步详细的结果发布以及临床实践指南更新之前,在临床实践中对急性基底动脉闭塞的取栓治疗仍然应该严格谨慎把握治疗适应证,实践应用中我们应严格遵循两项研究所采用的入选和排除标准,争取患者能有更好的临床结局。

诊疗总结

本例患者为老年男性,急性起病,以头晕、口角歪斜、视物重影为首发症状入院,既往脑血管病高危险因素,入院后急诊查头颅 CT 除外脑出血,结合患者病史、体征及辅助检查,诊断考虑急性缺血性脑卒中,有静脉溶栓适应证,无绝对禁忌证,给予 rt-PA 溶栓药物应用,但是在药物静脉溶栓过程中,患者突然出现剧烈头痛,紧急复查头颅 CT 后除外脑出血,家属担心会并发出血而要求停用 rt-PA 药物。思考:患者在静脉溶栓过程中出现头痛,虽经复查头颅 CT 已经除外脑出血,我们临床上是否应该继续静脉溶栓?患者是否能从中获益?本例患者因初发病时神经功能缺损症状相对较轻,且溶栓后症状明显好转,与家属沟通病情后,家属要求停用溶栓药物,但是在静脉溶栓停止后,患者临床症状好转后为何短时间内再次出现梗死?是血管未通还是斑块再次脱落?此问题值得我们进一步研究探索。

目前的研究证实,静脉溶栓的颅内大血管再通率较低(仅 10%~30%)、"治疗时间窗"短(≤6 小时)等限制性要求,使其在临床推广应用大大受限。国内外的缺血性脑卒中指南均推荐对于处于"取栓时间窗"(前循环缺血性脑卒中发病≤8 小时、后循环缺血性脑卒中发病≤24 小时)但超过"溶栓时间窗"或静脉溶栓疗效欠佳的患者,可考虑施行血管内机械取栓术。本例患者在住院期间施行静脉溶栓后再次出现症状加重,行头颈联合 CTA 检查证实为后循环大血管的狭窄和闭塞,且在后循环机械"取栓时间"窗内,遂紧急给予血管内机械取栓术,复查造影示基底动脉血流复通,患者临床获益,预后较好。因此我们临床上对于急性颅内大动脉闭塞患者,"溶栓时间窗"内排除禁忌后可以首选静脉溶栓治疗,若效果欠佳应立即于 DSA 引导下行桥接血管内机械取栓术,超过"溶栓时间窗"但处于"取栓时间窗"可直接施行血管内机械取栓术,尤其是对于后循环急性缺血性脑卒中患者,治疗上更应该积极主动,尽量早期识别,早期评估适应证。应强调静脉溶栓桥接血管内机械取栓术的序贯治疗,越早治疗,预后越佳。

参考文献

[1] GOYAL M, MENON B K, VAN Z W H, et al. Endovascular thrombectomy after large－vessel ischaemic stroke: a meta－analysis of individual patient data from five randomisedtrials[J]. Lancet,2016,387(10029):1723-1731.

[2] JOVIN T G, NOGUEIRA R G, LANSBERG M G, et al. Thrombectomy for anterior circulation stroke beyond 6 h from time last known well(AURORA): a systematic review and individual patient data meta-analysis[J]. Lancet,2022,399(10321):249-258.

[3] POWERS W J, RABINSTEIN A A, ACKERSON T, et al. Guidelines for the early management of patients with acute ischemic stroke:2019 update to the 2018 guidelines for the early management of acute ischemic stroke: a guideline for healthcare professionals from the American Heart Association/American Stroke Association[J]. Stroke,2019,50(12): e344-e418.

[4] JOVIN T G, LI C, WU L, et al. Trial of thrombectomy 6 to 24 hours after stroke due to basilar-artery occlusion[J]. N Engl J Med,2022,387(15):1373-1384.

[5] TAO C,NOGUEIRA R G,ZHU Y,et al. Trial of end ovascular treatment of acute basilar-artery occlusion[J]. N Engl J Med,2022,387(15):1361-1372.

案例二　青年脑卒中合并卵圆孔未闭

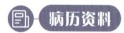 病历资料

(一)病史

患者女性,18 岁,以"头痛、头晕、站立不稳 2 天,加重 1 天"为主诉入院。

现病史:患者 2 天前无明显诱因出现头痛、头晕、站立不稳,伴恶心、呕吐,呕吐物为胃内容物,伴四肢乏力、言语不清,无视物旋转、耳鸣、听力下降,症状持续无缓解。当地医院头部 MRI 示"双侧小脑梗死"。急诊行全脑血管造影显示基底动脉尖闭塞,行介入取栓术后转入 ICU。给予"脱水降颅压、抗凝"治疗(具体不详),头痛、头晕好转。1 天前头痛、头晕症状再次加重,并伴恶心、呕吐,睡眠增多。复查 MRI 提示"小脑梗死面积扩大,第四脑室及脑干受压,左侧丘脑新发梗死"。为进一步诊治至我院。自发病以来,患

者意识清,精神差,进食差,睡眠增多,大小便正常,体重未见明显变化。

既往史:体健,无高血压、心脏疾病病史,无糖尿病、脑血管疾病病史。

个人史:发病半个月前有口服避孕药史,长期熬夜。无药物滥用及吸毒史,吸烟 2 年余,10 支/天,偶有饮酒。

(二)体格检查

一般查体:体温 37.3 ℃,脉搏 78 次/分,呼吸 18 次/分,血压 115/76 mmHg,发育正常,营养良好,体型匀称,心、肺、腹查体未见异常。神经系统查体:嗜睡,精神差,能部分配合查体。双眼球位置居中,眼球各方向运动正常,未见眼震,双侧瞳孔等大等圆,直径约 3 mm,对光反射灵敏,角膜反射灵敏,双侧额纹、鼻唇沟对称,伸舌居中,咽反射存在。左侧肢体肌力 5 级,右侧肢体肌力 4 级,四肢肌张力正常,四肢腱反射(++),右上肢指鼻试验不稳,右下肢跟-膝-胫试验不稳,深、浅感觉查体均未见异常,双侧病理征阴性,颈项强直,颌下 3 横指,双侧 Kernig 征阴性。

(三)辅助检查

1. **实验室检查**　血常规:白细胞计数 12.25×10^9/L,红细胞计数 3.87×10^{12}/L,血红蛋白 113.0 g/L,血小板计数 217×10^9/L,中性粒细胞百分比 87.3%。肝肾功能、电解质、凝血功能、传染病学筛查、红细胞沉降率(血沉)、糖化血红蛋白、甲状腺功能、血脂均未见明显异常,血同型半胱氨酸 15.46 μmol/L。

2. **心电图和彩超检查**　ECG 示大致正常心电图。床旁心脏彩超未见明显异常。颈部动脉彩超提示双侧颈动脉、椎动脉及锁骨下动脉均未见明显异常。甲状腺彩超示甲状腺右侧叶囊性结节(TI-RADS 分级 2 级)。肝胆胰脾及泌尿系、盆腔彩超均未见明显异常。下肢静脉彩超未见明显异常。

3. **CT 检查**　入院急查头部 CT(图 1-4):双侧小脑半球、左侧丘脑脑梗死。

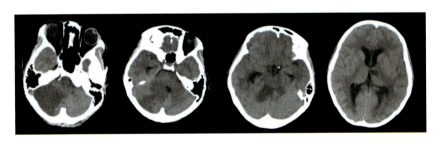

图 1-4　头部 CT(入院时)

(四)初步诊断

①急性后循环脑梗死;②全脑血管造影+机械取栓术后;③急性梗阻性脑积水。

诊疗过程

（一）进一步辅助检查

1. **实验室检查**　18岁女性，无高血压、糖尿病等常见脑血管疾病危险因素，筛查自身免疫病、血管炎、易栓症等可能引起血管病变的继发性因素。结缔组织病全套+抗中性粒细胞胞质抗体（ANCA）+抗磷脂综合征筛查结果显示抗核抗体核颗粒型1∶100，抗双链DNA抗体<10.0 IU/mL，抗nRNP抗体弱阳性，cANCA弱阳性，pANCA阴性，余结果阴性。易栓症全套：D-二聚体0.42 mg/L，狼疮抗凝物筛选比率1.15，血管性血友病因子（vWF）活性167.9%。

2. **CTA检查**　患者外院行DSA检查提示基底动脉尖闭塞，行介入取栓术，术后患者症状好转后再次加重，完善头颈联合CTA检查明确血管再通情况及其他颅内血管情况。结果（图1-5）未见明显异常。

3. **动态心电图和右心声学造影检查**　进一步筛查心脏病变，动态心电图检查结果回示基础心律为窦性心律，心率动态变化在正常范围内。右心声学造影示右向左分流阳性（中-大量）。

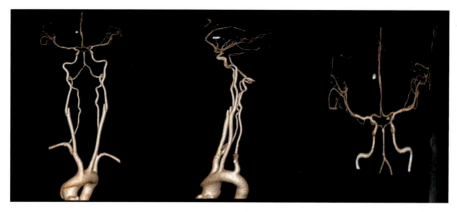

图1-5　头颈联合CTA

（二）治疗

患者入院后病情加重，意识水平下降，昏睡，急查头颅CT提示右侧小脑大面积脑梗死合并梗阻性脑积水，脑干及第四脑室受压明显。请神经外科急会诊后急诊行"右侧小脑半球去骨瓣减压+脑室外引流+颅内压监测探头置入术"，术后镇静状态返回病房。术后第2天患者意识镇静状态，里士满镇静躁动评分（RASS）-2分，经口气管插管并呼吸机辅助通气，颅内压监测波动在18～23 mmHg。复查头部CT（图1-6）示颅骨骨瓣减压术、脑室钻孔引流术后改变，左侧丘脑脑梗死。

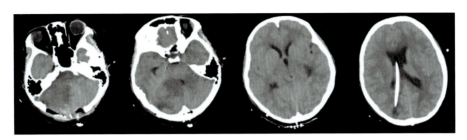

图1-6　术后第2天复查头部CT

治疗上给予脱水降颅压、抗凝、改善循环、抗感染、护胃、化痰、营养支持等治疗,持续侧脑室外引流管引流,每日引流量150～200 mL。术后第3天,患者嗜睡,四肢可自发活动,自主呼吸良好。通过SBT脱机试验,咳嗽、咳痰有力,口腔鼻腔无过多分泌物潴留,气道保护能力良好。给予拔除经口气管插管,鼻导管吸氧,生命体征平稳。术后第7天患者侧脑室外引流量明显减少,给予夹闭侧脑室外引流管24小时后复查头颅CT(图1-7)示颅骨骨瓣减压术、脑室钻孔引流术后改变,无脑积水表现。拔除侧脑室外引流管。

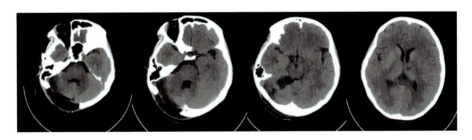

图1-7　术后第7天复查头部CT

经积极治疗,患者意识转清,精神可,拔除胃管经口进食,四肢活动自如。进一步行经食管彩超证实卵圆孔未闭,隧道直径约7 mm。心内科会诊后建议口服利伐沙班片10 mg/d抗凝治疗。病情稳定后行介入卵圆孔封堵手术,术后恢复良好。

(三)修订诊断

①后循环脑梗死 去骨瓣减压术后;②卵圆孔未闭 介入封堵术后;③全脑血管造影+机械取栓术后;④急性梗阻性脑积水 侧脑室外引流术后。

(四)预后随访

出院6个月随访患者,神志清,日常生活正常,改良Rankin评分0分。

病例特点分析

(一)病例特点

1. 18岁女性,急性起病,病情迅速达高峰;既往体健,有口服避孕药史及吸烟史。

2. 主要症状为头痛、头晕、站立不稳,伴恶心、呕吐、四肢乏力、言语不清。

3. 外院DSA提示基底动脉尖闭塞,行介入取栓,症状好转后再次加重,出现意识障碍,复查头部CT提示右侧小脑脑梗死合并梗阻性脑积水。

4. 经积极外科手术治疗,患者意识好转。行右心声学造影示右向左分流阳性(中-大量),经食管彩超证实卵圆孔未闭,经抗凝治疗后行介入封堵术,恢复良好。

(二)病例分析

1. **定位诊断** 双侧小脑半球(右侧为著)、左侧丘脑。依据:患者发病中有头晕、行走不稳、恶心、呕吐;查体右侧肢体共济失调;头部CT示双侧小脑半球、左侧丘脑脑梗死。

2. **定性诊断** 缺血性。依据:患者18岁女性,急性起病,病情迅速达高峰,发病前无发热、感冒、腹泻病史,影像学支持缺血性改变。患者存在吸烟、熬夜、久坐等高危因素,发病前曾有多次口服避孕药史。右心声学造影示右向左分流阳性(中-大量),后经食管彩超证实存在卵圆孔未闭,发病早期外院行DSA显示基底动脉尖闭塞。综合上述因素考虑该患者多次口服避孕药引起获得性高凝状态,导致脑血管原位血栓形成或体循环静脉栓子形成通过未闭的卵圆孔造成脑栓塞可能性大。

诊疗进展

青年脑卒中一般是指在18~50岁(也有人提出以≤35岁,≤40岁或≤45岁为界)发生的脑卒中,包括缺血性脑卒中和出血性脑卒中。相较于老年人群,青年缺血性脑卒中的病因更加复杂多样,诊断更为困难。

部分青年脑卒中患者可呈现为假性脑卒中和脑卒中的不典型表现,如患者发病不典型,发病前或发病时伴有头痛、发热等伴随症状,脑卒中症状易被忽视,另外偏头痛、癫痫等为青年常见病,可伴有一过性急性症状,易误诊为脑卒中。部分青年脑卒中发病有明确诱因,如外伤、特殊动作、用药等,对诊断有提示意义。影像学的梗死灶特征对病因有一定的提示意义,多部位梗死更倾向于心源性,后循环脑卒中更倾向于卵圆孔未闭或椎动脉夹层。

TOAST分型中其他原因(9%~29%)和不确定原因(24%~40%)比例较高,但早发动脉粥样硬化仍是中国青年脑卒中的最常见病因。由于生活方式的改变,高血压、糖尿病、血脂代谢异常、吸烟、饮酒以及肥胖等传统的动脉粥样硬化危险因素发病年龄提前,有80%的45岁以下的颅内动脉狭窄是由动脉粥样硬化导致的。另外,阻塞性睡眠呼吸暂停也是青年脑卒中发病的一项重要因素。其他非动脉粥样硬化的病因:①动脉夹层;②可逆性脑血管收缩综合征;③烟雾病;④感染性动脉炎(如结核性脑膜炎、梅毒、HIV

感染);⑤炎性动脉病(如大动脉炎、巨细胞动脉炎、原发性中枢神经系统血管炎、结节性多动脉炎、白塞病等);⑥基因或遗传性动脉病[如法布里病,纤维肌发育不良、Col4A1 相关脑小血管病、伴皮质下梗死和白质脑病的常染色体显性遗传性脑动脉病(CADASIL)、*TREX-1* 基因突变、线粒体脑肌病伴高乳酸血症和卒中样发作(MELAS)]。

心脏疾病是青年脑卒中发病的第二大病因,占 20%~30%。病因有:①心脏结构异常(卵圆孔未闭、二尖瓣脱垂、心脏瓣膜病等);②感染性和非细菌性血栓性心内膜炎;③心律失常(如心房颤动、病态窦房结综合征);④心脏肿瘤(如心房黏液瘤、乳头状纤维母细胞瘤)。

血液成分异常在青年脑卒中患者中的病因有:①自身抗体;②抗磷脂综合征;③易栓症;④蛋白 C、S 缺陷;⑤高同型半胱氨酸血症;⑥血液系统疾病。

其他常见的青年卒中病因有:①口服避孕药,雌激素导致凝血系统激活,甾体类激素可影响脂肪和糖代谢;②恶性肿瘤,导致机体呈高凝状态或肿瘤本身所致的脑转移、癌栓脱落、肿瘤放化疗;③偏头痛,常发生于脑梗死有先兆的女性偏头痛患者,具体机制不详;④毒品,临床对青年脑卒中病因未明时,应再次核实患者是否有近期吸毒史。

青年脑卒中患者的评估主要围绕血管病变、心脏结构或节律、血液学 3 个方面进行检查。青年缺血性脑卒中的病因复杂多样,起病形式各有不同,有其特殊的疾病谱及危险因素。卒中诊治过程首先是明确病因和发病机制的过程,准确把握其病因、危险因素和发病机制对于预防及治疗意义重大。

诊疗总结

患者青少年女性,急性起病,以头晕、头痛,伴恶心、呕吐为首发症状,病灶累及小脑、丘脑。发病时行 DSA 显示基底动脉尖闭塞,后出现梗死面积扩大、脑水肿、第四脑室受压导致急性脑积水,神经外科给予急诊去骨瓣减压术+脑室外引流术。患者完善右心声学造影提示右向左分流阳性(中-大量),经食管彩超证实存在卵圆孔未闭,患者存在吸烟、熬夜、久坐等高危因素,发病前曾有多次口服避孕药史,考虑获得性高凝状态导致脑血管原位血栓形成可能,或体循环静脉栓子形成通过未闭的卵圆孔导致脑栓塞可能,给予抗凝治疗,恢复良好。青年缺血性脑卒中的病因复杂多样,应针对血管病变、心脏结构或节律、血液学等仔细筛查,进一步明确病因、危险因素和发病机制,对于预防及治疗意义重大。

参考文献

[1]EKKER M S,BOOT E M,SINGHAL A B,et al. Epidemiology,aetiology,and management of ischaemic stroke in young adults[J]. The Lancet Neurology,2018,17(9):790-801.

[2]苏菁菁,徐运,李敬伟. 青年缺血性卒中的病因和发病机制[J]. 国际脑血管病杂志,2020,28(4):286-292.

案例三 低颅压继发脑静脉血栓

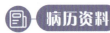 病历资料

（一）病史

患者女性,34 岁,以"体位性头痛 5 天,突发意识障碍 15 小时"为主诉入院。

现病史:患者 5 天前无明显诱因出现头痛,呈持续性,逐渐加重,以后枕部为主,伴颈部疼痛,站立时头痛明显,平卧位时头痛可缓解,无发热、咳嗽、腹泻,无言语不利及肢体活动障碍。至当地医院行头颅 CT 检查未见异常,给予对症治疗,症状无改善,且疼痛程度逐渐加重,呈持续性全头部胀痛,站立位加重,平卧位减轻。15 小时前突然出现意识障碍,呼之不应,无肢体抽搐、小便失禁等。急查头颅 CT 提示蛛网膜下腔出血,后纵裂池内静脉窦密度增高,不排除静脉异常。患者持续意识障碍无改善,急诊转运至我院,转运途中出现发作性双眼向右凝视,右侧肢体不自主抖动,持续 10 余秒缓解,给予地西泮 10 mg 静脉注射,肢体抽搐未再发作。自发病以来,患者意识变化如上述,进食欠佳,二便如常,体重无明显变化。

既往史:体健。发病前与孩子玩耍时疑似有颈部过伸情况。

个人史及家族史:否认外伤史,余无特殊。

（二）体格检查

一般查体:心、肺、腹查体未见明显异常。神经系统查体:昏睡,疼痛刺激后可睁眼,不言语,可配合简单指令动作。双侧瞳孔等大等圆,直径约 4 mm,对光反射灵敏,双侧角膜反射灵敏,双侧额纹及鼻唇沟对称,示齿、伸舌不配合。四肢可见自发活动,左侧肢体肌力 5 级,右侧肢体肌力 4 级,四肢肌张力正常,四肢腱反射对称(++),左侧 Babinski 征阴性,右侧 Babinski 征阳性,颈项强直,颏下 3 指,双侧 Kernig 征、Brudzinski 征阴性,余神经系统查体不合作。

（三）辅助检查

血常规:白细胞计数 9.8×10^9/L,红细胞计数 4.89×10^{12}/L,血红蛋白 151 g/L,血小板计数 278×10^9/L。凝血功能:凝血酶原时间 9.0 s,凝血酶原时间活动度 143%,活化部分凝血活酶时间 31.4 s,纤维蛋白原测定 2.96 g/L,凝血酶时间 14.4 s,D-二聚体 0.16 mg/L,纤维蛋白(原)降解产物 0.87 mg/L。肝肾功能、电解质、血小板功能、结缔组织病全套、抗磷脂综合征全套、易栓症全套、肿瘤标志物、甲状腺功能、同型半胱氨酸、血沉、C 反应蛋白、血脂、糖化血红蛋白结果均未见异常。

(四)初步诊断

①颅内静脉窦血栓形成？ ②蛛网膜下腔出血；③症状性癫痫。

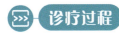 诊疗过程

(一)进一步辅助检查

1. 影像学检查

(1)头部MRI(图1-8)：环池、脚间池、大脑大静脉池、纵裂池、左侧额顶颞部及右侧颞部脑沟内、左侧外侧裂池内异常信号,考虑少量出血(可能为假性),左侧大脑半球皮层肿胀。

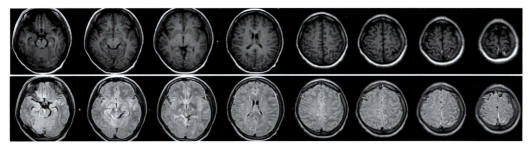

图1-8 头部MRI

(2)头部MRA(图1-9)未见明显异常。头部MRV(图1-10)：顶部上矢状窦管腔内信号不均,静脉窦血栓？炎症？其他？

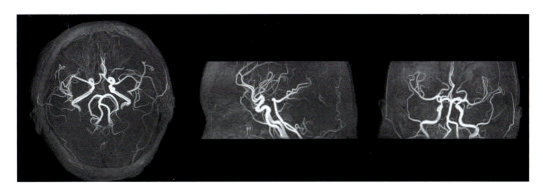

图1-9 头部MRA

(3)全脑血管造影(图1-11)：左侧大脑上静脉-上矢状窦连接处充盈缺损,考虑血栓形成,上矢状窦内血流缓慢(因血栓位于大脑上静脉,上矢状窦尚通畅,未行介入治疗)。

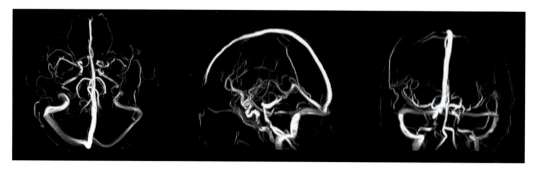

图 1-10　头部 MRV

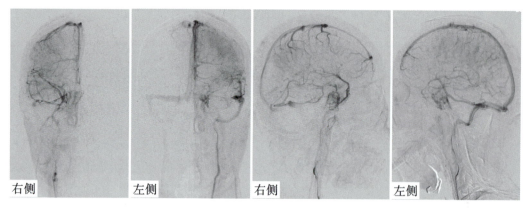

右侧　　　左侧　　　右侧　　　左侧

图 1-11　全脑血管造影

2. 腰椎穿刺术　卧位脑脊液（CSF）压力 125 mmH$_2$O，脑脊液无色、清亮，有核细胞数、细胞分类、葡萄糖、氯化物、蛋白质、电泳均未见异常。

（二）治疗

入院后完善相关检查，治疗上给予丙戊酸抗癫痫、低分子量肝素抗凝等。患者癫痫未再发作，意识恢复清醒，仍持续头痛，卧位 VAS 5 分，坐位 VAS 10 分，考虑低颅压性头痛，但腰椎穿刺测脑脊液压力正常，完善头部 MRI 增强。MRI 增强结果（图 1-12）示颅内硬脑膜增厚并强化；垂体、视交叉间距减小，考虑低颅压综合征？感染性病变？

完善全脊髓水成像（图 1-13）检查提示颈 2 椎体左侧椎间孔区及后方，颈 2/3、颈 7/胸 1 双侧椎间孔，胸 2/3、6/7 右侧椎间孔，胸 7/8 左侧椎间孔，胸 10/11、11/12 双侧椎间孔周围异常信号，考虑脑脊液外漏。

结合患者头痛特点及影像学结果，考虑患者脑脊液漏-低颅压继发脑静脉血栓形成。因存在脑脊液漏、低颅压综合征，给予生理盐水 3 000 mL 静脉补液。经积极补液及抗凝治疗 6 天，患者头痛无明显改善。

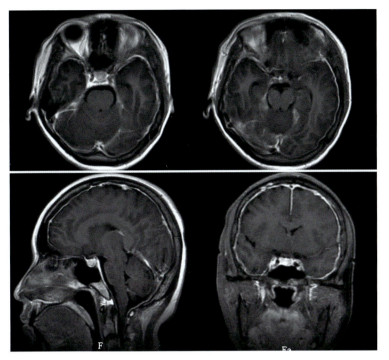

图 1-12　头部 MRI 增强

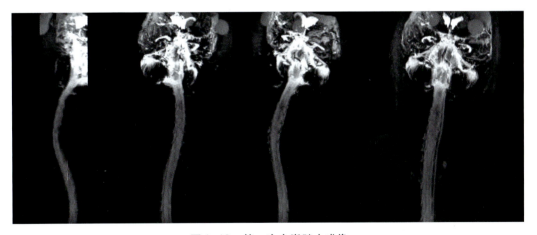

图 1-13　第一次全脊髓水成像

　　入院第 8 天行硬膜外血贴治疗（停用低分子量肝素 2 天），于第 2/3 胸椎处硬膜外穿刺成功后向头侧注入自体血 15 mL，第 10/11 胸椎处硬膜外穿刺成功后，向头侧注入自体血 10 mL，尾侧注入自体血 5 mL，共计 30 mL，过程患者无明显不适。硬膜外血贴治疗后当天头痛逐渐好转，治疗后第 3 天，坐位保持 10 分钟左右出现头痛，治疗后第 4 天，坐位 30 分钟出现头痛。复查全脊髓水成像，结果（图 1-14）提示颈 3/4、4/5、5/6、6/7，颈 7/胸 1 双侧椎间孔，胸 4/5、6/7、7/8 左侧椎间孔，胸 5/6、8/9、9/10 双侧椎间孔周围异常信号,考虑脑脊液外漏。复查提示颈 2 椎体左侧椎间孔区及后方(首次磁共振提示漏出最显著处)、颈 2/3 双侧椎间孔脑脊液外漏好转,但新发多个椎间孔脑脊液少量外漏。鉴于患者头痛明显好转,未再次行硬膜外血贴治疗。

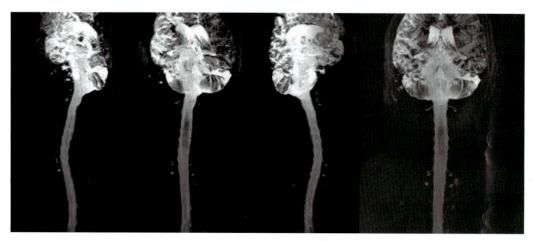

图 1-14　第二次全脊髓水成像

硬膜外血贴治疗后第 7 天,坐位 2 小时左右出现头部不适,未再出现头痛。硬膜外血贴治疗后第 8 天开始下床活动,并逐渐增加活动量,未再出现头痛,但长时间活动可出现头部闷胀。硬膜外血贴治疗后第 10 天复查头颅磁共振平扫及增强、静脉成像,结果(图 1-15、图 1-16)提示脑实质、MRV 及增强未见明显异常,较前明显好转。

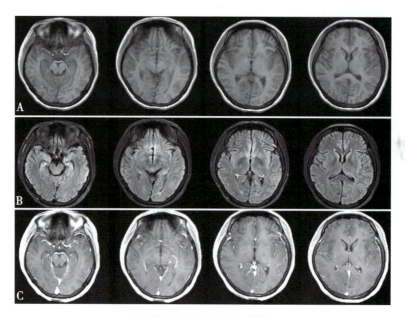

A. T_1WI;B. T_2FLAIR;C. T_1 增强。

图 1-15　复查头部 MRI 平扫+增强

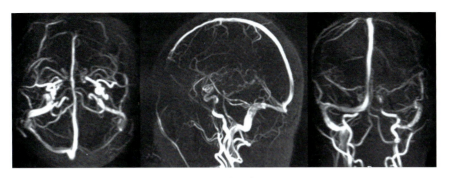

图 1-16 复查头部 MRV

患者入院后癫痫未再发作,头痛消失,肢体肌力恢复正常,出院。

(三)修订诊断

①脑脊液脊膜漏;②低颅压综合征;③颅内静脉窦血栓形成;④蛛网膜下腔出血;⑤症状性癫痫。

(四)预后随访

发病 3 个月复诊,无头痛及癫痫发作,神经系统无阳性体征。复查头颅磁共振平扫、增强及 MRV 未见异常。复查全脊髓水成像(图 1-17):寰椎右侧,颈 2/3、3/4、4/5、5/6、颈 7/胸 1,胸 1/2 双侧椎间孔,胸 7/8 左侧椎间孔,胸 8/9 右侧椎间孔,胸 9/10 双侧椎间孔周围异常信号,考虑脑脊液外漏,但与 2 个月前全脊髓水成像比较,有所减少。发病 5 个月随访,患者已恢复正常工作,偶有头懵不适,休息可缓解,未再出现头痛。患者格拉斯哥预后评分(GOS)5 分,改良 Rankin 评分 0 分。

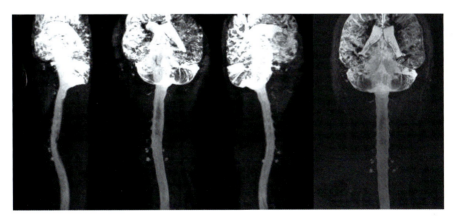

图 1-17 复查全脊髓水成像

病例特点分析

（一）病例特点

1. 患者 34 岁女性，急性起病，进行性加重，有可疑外伤史。

2. 症状主要表现为头痛，早期存在卧位减轻，立位加重特点，疼痛以颈枕部为著；头痛逐渐加重为全头部持续性胀痛；病程中出现癫痫发作，表现意识丧失、双眼右侧凝视、右侧肢体抽搐。

3. 查体意识水平下降，脑神经未见异常，左侧肢体肌力 5 级，右侧肢体肌力 4 级，右侧 Babinski 征阳性，颈项强直，颏下 3 指。

4. 影像学提示左侧皮层肿胀、左侧大脑上静脉血栓形成，符合脑静脉血栓形成表现；而颅内硬脑膜增厚及强化，垂体及视交叉间距减少，符合低颅压影像学表现；腰椎穿刺术测得颅内压处于正常范围，考虑为脑静脉血栓形成所致的颅内压增高与脑脊液漏造成的颅内压下降两者并存的结果。进一步检查提示多发脊膜脑脊液外漏，行硬膜外血贴治疗后，患者头痛症状好转，全脊髓水成像提示漏出减少。

（二）病例分析

1. **定位诊断**　①左侧大脑皮层。依据：患者病程中伴有癫痫发作，表现为意识丧失、双眼右侧凝视及右侧肢体抽搐，考虑左侧大脑皮层局灶起源，继发全面性发作，查体右侧肢体肌力 4 级，右侧 Babinski 征阳性。头部 MRI 结果提示左侧大脑皮层肿胀。②脑膜。依据：患者存在头痛，查体颈项强直，颏下 3 指。

2. **定性诊断**　血管性。依据：患者脑脊液脊膜漏后继发低颅压，低颅压继发脑静脉血栓形成，进而导致癫痫发作以及神经功能障碍，全脑血管造影结果显示左侧大脑上静脉-上矢状窦连接处充盈缺损，考虑血栓形成。

诊疗进展

自发性低颅压（spontaneous intracranial hypotension，SIH）的典型症状是急性立位性头痛，但其临床表现可能是多种多样的，并且部分患者腰椎穿刺测颅内压可能仍在正常范围，所以患者临床表现可能是脑脊液容量不足而不是脑脊液压力过低所致。目前有多种影像学方式可以协助脑脊液漏的诊断和定位，包括脑 MRI、脊髓 MRI、CT 脊髓造影、数字减影脊髓造影和放射性核素脑池造影。本例患者采用磁共振水成像技术，无需脊髓腔注射造影剂，减少患者有创操作。SIH 并发症，如静脉窦血栓、硬膜下血肿/硬膜外血肿，可导致头痛形式的改变和潜在的危及生命的后果。保守治疗，如补充液体，可帮助暂时缓解症状，但硬膜外血贴治疗，特别是靶向血贴，可能更有效、更明确。对于难治性自发性低颅压患者，应考虑手术修复脑脊液漏。

自发性低颅压也是脑静脉血栓（cerebral venous thrombosis，CVT）的危险因素，大约2%的SIH患者发展为CVT。

关于颅内静脉窦血栓形成，除了自发性低颅压外，还有以下常见的病因需要我们注意和筛查。①遗传性高凝状态：抗凝血酶缺乏、补体蛋白C和S缺乏、激活蛋白V抵抗、V因子突变、凝血酶原突变、亚甲基四氢叶酸还原酶突变致高半胱氨酸血症等。②获得性高凝状态：妊娠、产褥期、高半胱氨酸血症、抗磷脂综合征、肾病综合征等。③感染：脑膜炎、耳炎、乳突炎、鼻窦炎，以及颈部、面部和口腔感染，系统性感染，获得性免疫缺陷综合征等。④炎症反应和自身免疫病：系统性红斑狼疮、韦格纳肉芽肿病、结节病、炎性肠病、血栓闭塞性血管炎、Adamantiades-Bechet病等。⑤肿瘤：神经系统肿瘤、全身恶性肿瘤、神经系统外实体瘤等。⑥血液病：红细胞增多症、血栓性血小板减少性紫癜、血小板增多症、严重贫血和自体免疫溶血性贫血、阵发性睡眠性血红蛋白尿、肝素诱导血小板减少症等。⑦药物：口服避孕药、锂剂、雄激素、舒马曲坦、静脉输入免疫球蛋白、激素替代疗法、天冬酰胺酶、类固醇、违禁药品等。⑧物理因素：头外伤、神经外科手术、颈静脉插管、脑静脉窦损伤等。⑨其他因素：脱水（尤其是儿童）、甲状腺毒症、动静脉畸形、硬脑膜动静脉瘘、先天性心脏病、放射治疗后等。

早期诊断是SIH和CVT治疗的关键，个性化的治疗策略可缩短患者疗程及减少并发症。

📝 诊疗总结

颈部过伸造成脑脊液脊膜漏，继发低颅压，导致脑静脉和静脉窦回流障碍，诱发血栓形成，以上级联过程是此患者的病理生理改变。

诊治的关键点在对低颅压的识别，以及对病因的寻找，对并发症的警惕和预防。

体位性头痛和影像学典型表现是识别低颅压的关键。外伤病史和脊髓水成像明确了低颅压的病因是脑脊液脊膜漏，硬膜外血贴治疗是从根本上解决问题的措施。当低颅压还没有彻底解决时，由其诱发的并发症需要我们足够的警惕，抗凝治疗可以预防或减少静脉窦血栓形成的发生，卧位和大量补液是缓解头痛，预防硬膜下血肿、后组脑神经损伤等其他并发症的临时但有效的措施。

参考文献

[1]MOKRI B. Spontaneous intracranial hypotension［J］. Continuum（Minneap Minn），2015,21（4 Headache）:1086-1108.

[2]SCHIEVINK W Ⅰ. Spontanoous intracranial hypotension［J］. N Engl J Med,2021,385（23）:2173-2178.

[3]LEE K J,KIM S T,LEE W H,et al. Cerebral venous thrombosis caused by spontaneous intracranial hypotension:a case report［J］. Korean J Neurotrauma,2021,17（2）:174-179.

案例四　卵巢癌合并特鲁索综合征

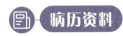 病历资料

（一）病史

患者女性,70 岁,以"发现卵巢恶性肿瘤 14 天,发热伴头痛、头晕 1 天"为主诉入住妇科。

现病史:患者 14 天前因阴道出血进行宫腔镜检查和活检,发现"卵巢恶性肿瘤"。10 天前行"多西他赛 100 mg 第 1 天+奈达铂 90 mg 第 2 天"方案化疗,后出院。1 天前患者出现发热,体温最高 37.8 ℃,伴头痛、头晕,无恶心、呕吐、肢体麻木等不适,为进一步诊治入住我院妇科。自发病以来,神志清,精神欠佳,饮食欠佳,睡眠可,二便正常,体重无明显变化。

既往史:发现"糖尿病"3 个月,餐前血糖 7.0 ~ 10.7 mmol/L,餐后 2 小时血糖 10.6 ~ 14.5 mmol/L,现口服"格列齐特缓释片、阿卡波糖片";"肺结核"病史 3 个月,现口服"利福平胶囊、盐酸乙胺丁醇片、左氧氟沙星胶囊"。无"高血压、心脏疾病、脑血管疾病"病史,无"肝炎""疟疾"病史。

（二）体格检查

一般查体:心、肺、腹查体未见异常。神经系统查体:神志清,言语流利,双侧眼球居中,各方向运动充分,双侧瞳孔等大圆形,直径 3 mm,对光反射灵敏,双侧额纹、鼻唇沟对称,张口伸舌居中,四肢肌张力正常,腱反射(+++),四肢肌力 5 级,双侧病理征阴性,共济查体未见异常,深、浅感觉查体均未见异常,脑膜刺激征阳性。

（三）辅助检查

1. **实验室检查**　血常规示白细胞计数 1.19×10⁹/L,红细胞计数 3.05×10¹²/L,血红蛋白 86.0 g/L;空腹血糖 14.08 mmol/L;降钙素原 0.143 ng/mL;凝血功能示纤维蛋白原 4.14 g/L,D-二聚体 2.41 mg/L,纤维蛋白(原)降解产物 14.97 mg/L。电解质、肝肾功能、甲状腺功能、传染病四项均未见明显异常。

2. **心电图和彩超检查**　心电图示 T 波改变。下肢静脉彩超示双下肢肌间静脉血栓形成。心脏彩超及肝胆胰脾、泌尿系彩超均未见明显异常。

3. **CT 检查**　入院后急查头部 CT(图 1-18)提示右侧颞枕叶脑梗死。

（四）初步诊断

①急性脑梗死;②脑炎?(结核性? 病毒性? 细菌性?)③化疗性脑病? ④下肢肌间静脉血栓形成;⑤卵巢恶性肿瘤第 1 次化疗后;⑥化疗后骨髓抑制Ⅳ度;⑦肺结核;⑧2 型糖尿病。

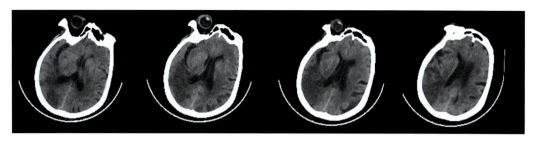

图1-18 头部CT

 诊疗过程

（一）病情变化

患者入住妇科后完善相关检查，入院当天夜间出现谵妄，经神经重症科会诊后转入。转入后查体：意识谵妄，双侧瞳孔等大圆形，直径2.5 mm，对光反射灵敏，角膜反射灵敏，双侧额纹、鼻唇沟对称，张口伸舌不配合，四肢肌张力正常，四肢腱反射活跃，四肢可见自发活动，双侧Babinski征、Chaddock征阳性，颈项强直，颏下4横指，双侧Kernig征阴性，余神经系统查体欠配合。

（二）进一步辅助检查

1.影像学检查 患者有卵巢恶性肿瘤病史，此次发热伴头痛、头晕起病，头部CT提示脑梗死，突发意识障碍，完善头部MRI+MRA检查，明确颅内病变。头部MRI（图1-19）示DWI相可见双侧额顶枕叶、右侧颞岛叶、左侧丘脑、左侧桥臂、双侧侧脑室旁、双侧小脑半球、左侧顶枕叶多发弥散受限高信号，考虑为多发急性或亚急性期脑梗死。头部MRA示双侧大脑前动脉、左侧大脑中动脉、左侧大脑后动脉多发不同程度局限性狭窄，脑动脉硬化改变。

2.脑脊液检查 完善脑脊液检查，明确是否存在颅内感染及颅内肿瘤转移等情况。脑脊液压力200 mmH$_2$O，白细胞计数$9.00×10^6$/L，红细胞计数$0.019×10^{12}$/L，葡萄糖及氯化物正常，结核全套、病毒全套、墨汁染色、新型隐球菌抗原均阴性，脑脊液基因二代测序阴性，脑脊液脱落细胞学检查未见异常细胞。

3.其他检查 血液检查排除了结核感染。肺部检查排除了结核活动或复发。

（三）治疗

患者脑血管狭窄与脑梗死的部位不完全符合，结合患者有肿瘤病史、血液高凝状态、脑部多个动脉供血区域内脑梗死且有深静脉血栓形成、D-二聚体偏高，排除了颅内感染和肿瘤转移，考虑特鲁索综合征。治疗上给予抗凝、抗血小板聚集、稳定斑块、镇静、改善循环、控制血糖、营养支持等治疗。经积极治疗患者谵妄有所好转，可简单对答，四肢活动自如，病情相对稳定后出院至当地医院继续治疗。

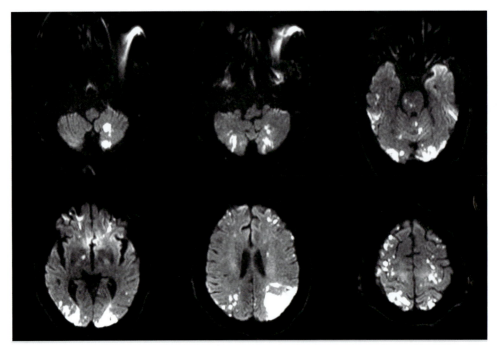

图 1-19　头部 MRI DWI 序列

(四)修订诊断

①特鲁索综合征;②下肢肌间静脉血栓形成;③卵巢恶性肿瘤等 1 次化疗后;④化疗后骨髓抑制Ⅳ度;⑤肺结核;⑥2 型糖尿病。

(五)预后随访

患者出院半年后因"脓毒症休克、多脏器功能衰竭"去世。

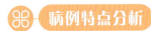 病例特点分析

(一)病例特点

1.患者 70 岁女性,有糖尿病病史,近期发现卵巢恶性肿瘤并行化疗,本次急性起病,以发热伴头痛、头晕为主要症状,头部 CT 提示右侧颞枕叶脑梗死。

2.患者住院期间出现谵妄,查头颅 MRI 提示多发急性脑梗死,脑脊液检查排除颅内感染,未发现异常肿瘤细胞。

(二)病例分析

1.**定位诊断**　双侧大脑半球、小脑、脑干、脑膜(皮层为主)。依据:患者查体可见谵

妄,双侧 Babinski 征、Chaddock 征阳性,颈项强直,颏下 4 横指。头部 MRI 提示颅内多发急性脑梗死。

2.定性诊断 缺血性。依据:患者 70 岁女性,急性起病,症状进行性加重,近期有卵巢恶性肿瘤病史;入院后测 D-二聚体偏高,有深静脉血栓形成;头部 MRI 提示颅内多发急性梗死灶,不符合单一血管分布;脑脊液结果不支持颅内感染及肿瘤。

诊疗进展

1865 年,Trousseau 首次提出胃癌患者易发生静脉血栓,不同学科根据所关注的临床表现对其有很多不同的定义(皮肤科游走性静脉炎、神经科更加关注神经系统表现)。后将恶性肿瘤患者在其发病过程中因凝血和纤溶机制异常而出现的所有临床表现统称为特鲁索综合征(Trousseau's syndrome,TS)。主要临床表现除游走性静脉炎外,还包括脑血管意外、心肌梗死、外周动脉闭塞、静脉血栓栓塞、特发性深静脉血栓、肝静脉闭塞性疾病、栓塞性血小板减少性紫癜、多脏器功能不全综合征及弥散性血管内凝血。15% 的肿瘤患者会在生存期发生血栓栓塞事件,有 7% 的肿瘤患者会发生有症状的脑血管疾病。

TS 发病机制及危险因素十分复杂且尚不明确,目前已知癌症的存在会通过一系列分子机制影响凝血过程,比如产生组织因子、炎症细胞因子、半胱氨酸蛋白酶、高分子黏蛋白、纤溶酶原激活物抑制物等,破坏患者的凝血和纤维蛋白溶解机制,导致血液呈高凝状态。此外,抗癌药物的应用也会增加患者血栓形成的风险。血浆 D-二聚体是反映纤维蛋白溶解功能的指标,患者 D-二聚体升高说明体内存在高凝状态而产生继发性纤维蛋白溶解功能亢进,在一定程度上反映患者高凝状态的严重程度。特鲁索综合征患者的血浆 D-二聚体水平与传统意义上脑梗死患者的血浆 D-二聚体水平相比显著升高。

特鲁索综合征影像学表现:脑梗死病灶分布广泛,位于多个脑动脉供血区域中,特别是涉及 3 个或以上特定脑血管区域(双侧前后循环)。因为凝血纤溶系统异常导致出血性转化发生率较高。病灶呈跨不同时间-空间尺度下此起彼伏的"好转-加重"表现,提示恶性肿瘤患者脑梗死复发率高。

特鲁索综合征诊断评分系统:①D-二聚体水平 ≥10.0 mg/L 评分为 2 分;②多个血管分布区域的梗死评分为 2 分;③活动性肿瘤评分为 1 分;④血小板 <$150×10^9$/L 评分为 1 分;⑤女性评分为 1 分。当总评分 ≥3 分需要考虑特鲁索综合征。

特鲁索综合征的主要治疗方法是全身抗凝及积极治疗原发肿瘤。可将应用低分子量肝素作为癌症相关血栓形成的初始和长期管理措施。在肿瘤得到控制之前,低分子量肝素是目前抗凝治疗的主要选择。

诊疗总结

结合本病例患者,患者 70 岁,近期发现卵巢癌并行化疗方案治疗,D-二聚体水平升高,合并下肢深静脉血栓,提示血液呈高凝状态,头部 MRI 提示多个血管分布区域梗死灶,诊断特鲁索综合征。但患者有糖尿病,头部 MRA 提示颅内血管狭窄,需与动脉粥样硬化性脑梗死相鉴别。同时此患者既往有肺结核病史,需要与结核性血管炎所导致的脑梗死相鉴别;患者颅内多发梗死灶,也需与心源性脑栓塞鉴别,患者心电图未见异常,既往无心房颤动病史,且心脏彩超未见心脏赘生物,故而排除。临床中遇到此类患者,应考虑特鲁索综合征可能,但需积极完善相关检查进行鉴别诊断。

参考文献

[1]MAI H,XIA J,WU Y,et al. Clinical presentation and imaging characteristics of occult lung cancer associated ischemic stroke[J]. J Clin Neurosci,2015,22(2):296-302.

[2]CHEN W B,HE Y B,SU Y Y. Multi-focal cerebral infarction as the first manifestation of occult malignancy:case series of Trousseau's syndrome and literature review[J]. Brain Circ,2018,4(2):66-72.

[3]IKUSHINMA S,ONO R,FUKUDA K,et al. Trousseau's syndrome:cancer-associated thrombosis[J]Clin Oncol,2016,46(3):204-208.

[4]TSUSHIMA M,METOKI N,HAGII J,et al. D-dimer and C-reactive protein as potential biomarkers for diagnosis of Trousseau's syndrome in patients with cerebral embolism[J]. J Stroke Cerebrovasc Dis,2020,29(2):104534.

[5]BAO L,ZHANG S,GONG X,et al. Trousseau syndrome related cerebral infarction:clinical manifestations,laboratory findings and radiological features[J]. J Stroke Cerebrovasc Dis,2020,29(9):104891.

案例五 重型椎基底动脉扩张延长症

病例一

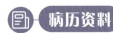 病历资料

(一)病史

患者男性,34岁,以"头晕伴恶心、呕吐半天"为主诉入住急诊科。

现病史:患者半天前无明显诱因出现头晕,伴视物旋转,体位变换时症状加重,耳鸣、恶心、呕吐,无意识丧失、肢体活动障碍,无饮水呛咳、言语不利,休息后症状无缓解。就诊于急诊科,时测血压180/120 mmHg,查头部CT示"左侧放射冠区脑梗死,基底动脉及双侧大脑中动脉走行呈高密度征"。给予"乌拉地尔"静脉应用控制血压,血压逐渐降至110/70 mmHg,患者诉头晕加重。为进一步诊治,急诊以"①急性脑血管病? ②高血压"收入急诊内科。自发病以来,患者神志清,精神差,食欲欠佳,二便如常,体重无减轻。

既往史:体健。

个人史:吸烟史 3 年,10 支/d。

(二)体格检查

一般查体:体温 36.5 ℃,脉搏 80 次/分,呼吸 17 次/分,血压 160/104 mmHg,体形肥胖。神经系统查体:神志清楚,自主体位,高级智能检查正常,双侧瞳孔等大等圆,直径 3 mm,对光反射灵敏,双眼可见自发水平眼震,有耳鸣,余脑神经查体无异常。四肢肌张力正常,四肢肌力 5 级,四肢腱反射对称引出,双侧病理征阴性,深、浅感觉查体均未见异常,走一字不稳,双侧指鼻试验、跟-膝-胫试验稳准,脑膜刺激征阴性。

(三)辅助检查

1. **实验室检查**　血常规:白细胞计数 $11.63×10^9$/L,红细胞计数 $5.57×10^{12}$/L,血红蛋白 192 g/L,中性粒细胞百分比 65%。同型半胱氨酸 56.8 μg/mL。甘油三酯 2.59 mmol/L。尿常规:蛋白(+),隐血(+)。肝肾功能、电解质、凝血功能、传染病四项、降钙素原、BNP、心肌损伤标志物、心肌酶、甲状腺功能、糖化血红蛋白、大便常规结果均未见明显异常。

2. **彩超检查**　肝胆胰脾彩超示肝实质弥漫性回声改变(中度脂肪肝),不均质脂肪肝。心脏彩超示主动脉窦部、升主动脉增宽,左室舒张功能下降。颈部动脉彩超、甲状腺彩超均未见异常。

3. **MRI 检查**　头部 MRI 显示右侧小脑半球异常信号,考虑急性期或亚急性期脑梗死。

(四)初步诊断

①小脑梗死;②高血压 3 级(很高危);③高甘油三酯血症;④高同型半胱氨酸血症;⑤脂肪肝。

▷▷ 诊疗过程

(一)病情变化

入院后给予抗血小板聚集、降脂稳定斑块、补液扩容、改善循环等药物应用。入院后第 2 天上午患者突发左上肢麻木,伴言语不清,双眼向左侧凝视,经神经重症科会诊后转入。转入查体:神志清楚,精神差,构音障碍,左侧瞳孔直径 2.5 mm,右侧瞳孔直径 2.0 mm,对光反射灵敏,右侧面部无汗,右侧额纹、鼻唇沟变浅,右眼闭目无力,示齿口角左歪,饮水呛咳、吞咽困难,咽反射消失,四肢肌力、肌张力正常,左侧 Babinski 征阳性,左侧偏身痛觉减退。转入后患者出现意识水平逐渐下降至昏睡,入院第 3 天患者因舌后坠,间断呼吸暂停、呼吸衰竭,给予床旁经口气管插管并呼吸机辅助通气。

(二)进一步辅助检查

1. **头部 MRI+MRA**　转入后急查头部 MRI+MRA(图 1-20):右侧小脑、右侧延髓及延髓小脑臂急性或亚急性脑梗死,右侧椎动脉闭塞,左侧椎动脉-基底动脉迂曲延长(夹层可能?血栓形成?)。

2. 全脑造影术 患者意识水平下降,病情加重,请神经介入科会诊,建议行全脑血管造影术。全脑造影术(图1-21)可见椎基底动脉扩张延长,椎动脉直径7.96 mm,基底动脉直径6.21~6.87 mm,基底动脉+左椎动脉(颅内段)长度达87.68 mm。

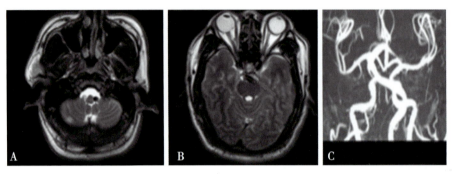

A.可见右侧小脑梗死;B.可见左侧椎动脉夹层(箭头所示双轨征);C.可见右椎动脉闭塞未显影,椎基底动脉扩张延长。

图1-20 头部MRI+MRA

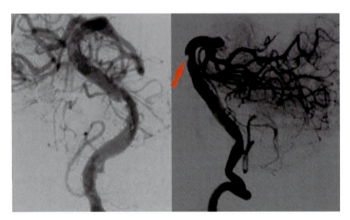

图1-21 头部DSA

箭头所示基底动脉充盈缺损(夹层)。

(三)治疗

患者因病变范围广泛,手术风险高,且血管扩张明显,神经介入科会诊后建议暂内科保守治疗。治疗上积极给予双联抗血小板聚集(阿司匹林、氯吡格雷)联合抗凝、降脂等治疗。与患者家属沟通病情,家属考虑后于入院第4天要求出院至当地医院继续治疗。

(四)修订诊断

①椎基底动脉扩张延长症;②左椎动脉夹层;③后循环脑梗死;④呼吸衰竭;⑤高血压3级(很高危);⑥高甘油三酯血症;⑦高同型半胱氨酸血症;⑧脂肪肝。

(五)预后随访

患者出院后至当地医院继续治疗,其间行气管切开术。发病 3 个月时神志清楚,遗留右侧面瘫,饮水呛咳、吞咽困难,左侧肢体偏瘫,留置胃管,鼻饲流食,改良 Rankin 评分5 分。发病 1 年半在家中猝死。

病例特点分析

(一)病例特点

1.患者 34 岁男性,既往体健,体形肥胖,有吸烟史。此次急性起病,临床表现为眩晕、耳鸣,住院期间病情进行性加重,逐渐出现左侧肢体麻木、言语不清、凝视、面瘫,继之意识障碍、呼吸衰竭。

2.头部 MRI 示右侧小脑、右侧延髓及延髓小脑臂急性或亚急性脑梗死。全脑血管造影结果提示椎基底动脉扩张延长。

(二)病例分析

1.**定位诊断** ①小脑。依据:患者眩晕起病,查体有水平眼震、走一字不稳,头部MRI 提示右侧小脑梗死。②右侧脑桥(面神经核、交感神经纤维通路、脑桥侧视中枢)。依据:患者病情加重后查体见左侧周围性面瘫、双眼向左侧凝视、右侧霍纳(Horner)征阳性。③延髓(疑核)、脑干网状上行激活系统。依据:查体可见构音障碍、饮水呛咳、吞咽困难,咽反射消失,患者出现意识水平进行性下降至昏睡,头部 MRI 结果支持。④脊髓丘脑侧束。依据:查体见左侧肢体痛觉减退。

2.**定性诊断** 缺血性脑血管病。依据:患者 34 岁男性,存在肥胖、高脂血症、高同型半胱氨酸血症、吸烟史等危险因素;此次急性起病,表现为眩晕、恶心、呕吐,症状进行性加重,出现肢体麻木、言语不清、面瘫、意识障碍;头部 MRI 示后循环脑梗死,MRA 及 DSA结果提示椎基底动脉扩张延长,左椎动脉夹层,右椎动脉闭塞。

病例二

病历资料

(一)病史

患者男性,37 岁,以"头晕伴恶心、呕吐、言语不清 7 天,加重 1 天"为主诉入院。

现病史:患者 7 天前进食后出现头晕伴恶心、呕吐、言语不清,无黑蒙、视物模糊,至当地医院,行头部 MRI+MRA 示"双侧小脑半球、脑桥、双侧基底节区、右侧丘脑多发微出血灶,双侧椎动脉 V5 段-基底动脉夹层可能,左侧椎动脉 V5 段中段附壁血栓,左侧大脑中动脉 M1 起始段可疑附壁血栓"。时测血压 147/70 mmHg。给予对症治疗,症状无明显改善。1 天前头晕症状加重,为进一步诊治至我院,急诊以"①急性脑血管病;②椎基底动脉夹层? ③高血压"为诊断收入神经介入科。自发病以来,患者神志清,精神差,饮食欠佳,睡眠欠佳,大小便正常,体重未监测。

既往史: 高血压病史 5 年,平素口服"吲达帕胺"(具体用量不详),未监测血压。

个人史: 吸烟 13 年,40 支/d。

(二)体格检查

一般查体:体温 37.0 ℃,脉搏 81 次/分,呼吸 20 次/分,血压 187/122 mmHg,体形肥胖。神经系统查体:神志清楚,构音障碍,双眼球位置居中,各方向运动充分,双侧瞳孔等大等圆,直径 3 mm,对光反射灵敏,双侧额纹、鼻唇沟对称,伸舌居中,咽反射减弱。四肢肌张力正常,四肢肌力 5 级,四肢腱反射对称引出,双侧病理征阴性,走一字不稳。脑膜刺激征阴性。

(三)辅助检查

血常规、凝血功能、肝肾功能、电解质、心肌酶、传染病四项、降钙素原、甲状腺功能、尿常规均未见明显异常。血脂:甘油三酯 2.08 mmol/L。

(四)初步诊断

①椎基底动脉夹层? ②左侧椎动脉附壁血栓? ③左侧大脑中动脉附壁血栓? ④颅内多发微出血;⑤高血压 3 级(很高危);⑥高甘油三酯血症。

诊疗过程

(一)进一步辅助检查

1. **头颈 CTA** 完善头颈 CTA 检查明确颅内血管情况。头颈 CTA(图 1-22):双侧椎动脉 V1 ～ V4 段管腔稍纤细,V4 段管腔粗细不均,走行迂曲,管腔内附壁血栓或软斑及多发钙斑形成,管腔约轻中度狭窄,基底动脉管腔增粗,管壁附壁血栓或软斑形成。

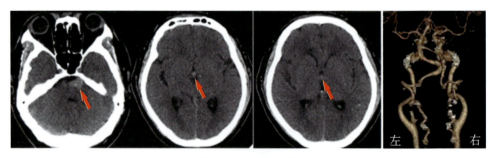

图 1-22 头颈 CTA

可见左侧椎动脉扩张、基底动脉延长,开叉处高度达第三脑室。

2. **高分辨 MRI 及 SWI** 完善高分辨 MRI 明确椎基底动脉血管壁病变情况，完善 SWI 明确颅内微出血情况。高分辨 MRI（图 1-23）示双侧椎动脉 V4 段及基底动脉局限性增粗并双腔样改变，考虑夹层动脉瘤并壁间血肿形成；DWI 可见右侧延髓、双侧小脑半球急性脑梗死。头部 SWI（图 1-24）可见脑干、小脑、基底节多发微出血灶。

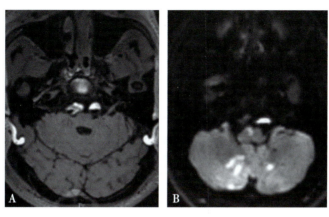

A. 可见双侧椎动脉夹层，存在真假腔；B. DWI 可见右侧延髓、双侧小脑半球急性脑梗死。

图 1-23　高分辨 MRI

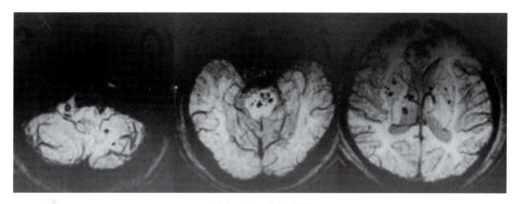

图 1-24　头部 SWI

3. **全脑血管造影** 全脑血管造影（图 1-25）可见左侧椎动脉–基底动脉扩张延长，走行迂曲，左椎动脉直径达 6.67 mm，颅内段椎动脉长度>34 mm，基底动脉直径达 7.33 mm，长度>33 mm。

（二）治疗

积极给予抗凝、抗血小板聚集、改善循环、他汀等治疗。考虑介入手术存在较高风险，继续内科保守治疗。入院第 7 天患者突发呼吸急促、意识不清，后呼吸、心搏骤停，立即给予心肺复苏，经口气管插管转入神经重症科。转入后给予呼吸机辅助通气。神经系统查体：中昏迷，格拉斯哥昏迷评分（GCS）2T 分（E1VTM1），气管插管并呼吸机辅助呼

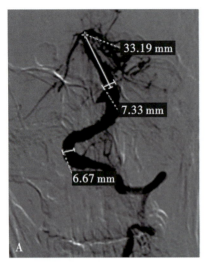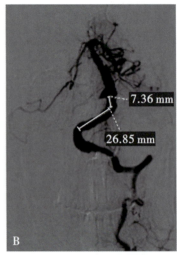

A. 可见左椎动脉直径 6.67 mm，基底动脉直径 7.33 mm，基底动脉长度达 33.19 mm；
B. 可见颅内段椎动脉长度为 34.21 mm。

图 1-25　头部 DSA

吸，双侧瞳孔等大等圆，直径 1.5 mm，双眼对光反射、角膜反射均消失，眼球固定，头眼反射消失，咳嗽反射存在，四肢肌张力增高，四肢腱反射（+++），疼痛刺激无反应，双下肢 Babinski 征阳性，脑膜刺激征阴性。治疗上积极给予控制血压、促醒、营养支持、雾化化痰等治疗。后出现瞳孔不等大，急查头部 CT（图 1-26）示脑干大量出血，伴梗阻性脑积水。患者病情加重，呈深昏迷，双侧瞳孔不等大，对光反射、角膜反射、头眼反射消失，与家属沟通后家属要求出院。

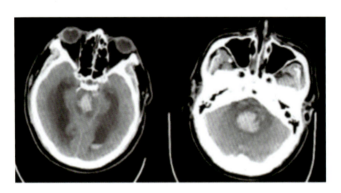

图 1-26　头部 CT

（三）修订诊断

①脑干出血破入脑室；②梗阻性脑积水；③脑疝形成；④脑干功能衰竭；⑤椎基底动脉扩张延长症；⑥双侧椎动脉、基底动脉夹层动脉瘤并壁间血肿；⑦后循环多发脑梗死；⑧颅内多发微出血；⑨高血压 3 级（很高危）；⑩高甘油三酯血症。

（四）预后随访

出院后当天死亡，改良 Rankin 评分 6 分。

病例特点分析

（一）病例特点

1.37 岁男性，体形肥胖，高脂血症，既往高血压病史，此次急性起病，表现为突发头晕、恶心、呕吐、言语不清。

2.高分辨 MRI 示夹层动脉瘤并壁间血肿形成，DWI 可见右侧延髓、双侧小脑半球急性脑梗死。全脑血管造影可见左侧椎动脉–基底动脉扩张延长。

3.住院期间病情突发加重，出现吞咽障碍、误吸，后出现呼吸、心搏骤停，抢救后至神经重症科，复查头部 CT 提示颅内大量出血，患者意识障碍进行性加重，脑疝形成，出院后死亡。

（二）病例分析

1.**定位诊断**　①延髓、小脑。依据：患者以头晕、恶心、呕吐起病，查体可见构音障碍、咽反射减弱、走一字不稳，头部 MRI 提示延髓、小脑半球梗死。②脑干。依据：患者病情加重后出现意识障碍、呼吸衰竭。查体意识昏迷，对光反射、角膜反射、头眼反射均消失，四肢瘫痪，双侧病理征阳性。

2.**定性诊断**　①缺血性脑血管病。依据：患者 37 岁男性，有肥胖、高血压、高脂血症等脑血管病危险因素，急性起病，进行性加重，头部 MRA 提示椎基底动脉夹层，头部 MRI 提示脑梗死。②出血性脑血管病。依据：患者 37 岁男性，有高血压，突发意识障碍并进行性加重，头部 CT 提示脑干出血破入脑室，考虑夹层动脉瘤破裂出血所致。

诊疗进展

椎基底动脉扩张延长症（vertebrobasilar dolichoectasia，VBD）是各种原因导致的椎基底动脉扩张、延长和异常迂曲的血管变异性病变，可累及椎动脉和（或）基底动脉。可无临床症状，也可出现后循环梗死、出血、压迫脑干或脑神经、脑积水等多种症状，部分可伴有夹层或夹层动脉瘤。不同个体表现差异较大，症状轻重不一，严重者可导致死亡。该病是一种罕见病，多发生在 50 岁以上老年人，亦可见于青中年，男性多于女性。

病因目前尚不完全清楚，可能存在以下几个方面：①先天性因素，在胚胎期脑动脉形成阶段，大脑动脉系统可以发生先天变异，比如血管开窗、重复、发育不良、发育缺失等，这些变异与动脉瘤、动脉扩张延长、动脉粥样硬化斑块的形成密切相关，间接影响脑卒中的发生与发展。②后天获得性因素，如男性、年龄、高血压、高脂血症、糖尿病、吸烟等脑血管病高危因素，感染和免疫因素导致血管炎症及损伤，也可能继发 VBD，比如梅毒螺旋体感染、HIV 感染等。

临床表现多样,后循环缺血性脑卒中是本病最常见的症状,也是该病导致死亡最常见原因。椎基底动脉扩张迂曲可产生占位效应,压迫邻近的脑干或脑神经,其中脑干受压为渐进式,多数症状不明显,压迫严重时可导致受压部位功能缺损,如瘫痪、感觉障碍、延髓性麻痹(又称球麻痹)、呼吸衰竭等。受压的脑神经最常见于三叉神经和面神经,症状表现为三叉神经痛、面肌痉挛、周围性面瘫。也可表现为邻近脑池出血或者脑实质内出血或蛛网膜下腔出血。VBD 相关的出血风险与动脉扩张的程度和速度有关,动脉壁薄、扩张快是 VBD 恶化和出血的表现。此外,合并动脉瘤可能会增加出血风险,使用抗血小板或者抗凝药物、血压控制不佳均增加颅内出血风险。还可出现脑积水,多表现为不全梗阻性脑积水,考虑椎基底动脉扩张延长压迫第三脑室或压迫第四脑室侧孔,导致脑脊液循环受阻。部分患者可出现头痛,考虑可能是血压升高扩张本已扩张的动脉,血管周围痛觉纤维受牵拉所致。

辅助检查方面,CT 后颅窝结构显示欠清,CTA 可以显示血管有无扩张及延长、有无夹层及动脉瘤。MRI+MRA 可及早发现后循环缺血灶,MRA 可以看到血管粗细及形态,明确有无扩张或延长,但不能观察血管壁。DSA 是传统的"金标准",高分辨磁共振成像可以更细微地观察管壁,区分壁间血肿或附壁血栓。目前无统一影像学诊断标准,较认可的有:当椎动脉或基底动脉直径大于 4.5 mm 时,可以诊断扩张;基底动脉长度大于 29.5 mm 时,可诊断为基底动脉延伸;椎动脉长度大于 23.5 mm 或任何点与颅骨入口点和基底动脉起始点的连接处的垂直距离大于 10 mm,则认为是椎动脉延伸。

VBD 目前尚无准确有效的治疗方法,目前的治疗措施主要是针对不同症状给予相应的处理,远期预后不良。无症状者建议动态观察,控制血压和血脂、戒烟等,减少脑血管病高危因素,其中控制血压尤其重要。脑神经或脑干受压者,可通过神经外科微创手术进行微血管减压术或受累神经或责任血管移位术,可短时间缓解症状,远期效果不确定。后循环梗死患者,由于再发缺血较出血风险高,建议予以抗血小板或抗凝治疗,需严格控制血压,延缓血管进一步扩张变薄的速度,减少破裂出血风险。由于 VBD 常合并大脑微出血,二级预防时需要充分评估出血风险。如基底动脉直径大于 10 mm,出血风险增加,谨慎使用抗血小板药物,可评估血管内治疗的可行性。伴有夹层或夹层动脉瘤者,如以缺血症状起病,以抗血小板聚集、抗凝治疗为主;如为出血/占位效应,应充分评估病变风险及治疗风险,综合考虑后进行干预。椎基底动脉瘤一旦破裂,往往致命。

目前技术条件下,基于支架的血管重建治疗,短期内控制病变的发展可能有一定作用,是少数患者有效的治疗方案,但长期安全性及有效性均需进一步评估。穿支动脉的处理、附壁血栓的形成、不规则的动脉瘤形态、异常扩张的动脉管径均增加手术的难度,可能导致严重的并发症。总之,VBD 的血管内介入治疗难度较大,风险高,干预前需要进行充分的综合评估。

诊疗总结

后循环卒中,尤其是青年卒中患者需要警惕动脉夹层,行血管检查需要观察椎基底动脉形态有无扩张延长。虽然 VBD 常见于中老年人,但亦可见于年轻人,尤其是体形肥胖的高血压患者。椎基底动脉扩张程度越高,卒中风险越高,尤其是出血性卒中。上述病例中椎基底动脉直径介于 6 ~ 8 mm,均合并动脉夹层,其中一例形成夹层动脉瘤伴壁间血肿。二者均因血管内治疗获益不明确(椎基底动脉支架植入可能引起新的穿支闭塞等,是此类疾病介入治疗的困境之一)、风险高而选择内科治疗,病例一获得短期的症状稳定,最终猝死;病例二在住院期间颅内出血,出院当天死亡。VBD 患者出现后循环缺血性卒中行二级预防抗栓治疗存在出血风险,尤其是对于合并夹层动脉瘤伴壁间血肿的患者。

　　此类疾病的疑难点在于,VBD 患者出现缺血性卒中后,如何选择合适的治疗方案。早期是否静脉溶栓?是否需要血管内治疗?抗血小板聚集,还是抗凝,还是二者联合?如行血管内治疗,手术时机如何选择?如何规避穿支血管的损伤?这些是临床医师需要面对的难题。关于静脉溶栓方面,影像学排除动脉夹层、多发微出血及其他禁忌证后,可以考虑溶栓治疗,但对于动脉扩张显著(直径>10 mm)者建议谨慎选择。基于以上病例,相较而言,VBD 相关颅内出血病死率更高,减少或推迟出血风险是改善 VBD 患者预后的重要举措,严格控制血压、定期复查脑血管影像、评估血管内治疗的可行性具有重大意义。

▌参考文献

[1] WOLTERS F J, RINKEL G J, VERGOUWEN M D, et al. Clinical course and treatment of vertebrobasilar dolichoectasia: a systematic review of the literature [J]. Neurol Res, 2013, 35(2): 131-137.

[2] PASSERO S G, ROSSI S. Natural history of vertebrobasilar dolichoectasia [J]. Neurology, 2008, 70(1): 66-72.

[3] PICO F, LABREUCHE J, AMARENCO P. Pathophysiology, presentation, prognosis, and management of intracranial arterial dolichoectasia [J]. Lancet Neurol, 2015, 14(8): 833-845.

[4] CHEN Z, ZHANG S, DAI Z, et al. Recurrent risk of ischemic stroke due to vertebrobasilar dolichoectasia [J]. BMC Neurol, 2019, 19(1): 163.

[5] FLEMMING K D, WIEBERS D O, BROWN R D. et al. The natural history of radiographically defined vertebrobasilar nonsaccular intracranial aneurysms [J]. Cerebrovasc Dis, 2005, 20(4): 270-279.

第二章 脑出血性疾病

案例六 脑淀粉样血管病相关炎症

 病历资料

（一）病史

患者男性,80岁,以"认知障碍2年,摔伤后意识障碍11天,加重4天"为代主诉入院。

现病史:患者2年前出现认知障碍,记忆力下降,反应迟钝,表情呆滞,性格改变,间断烦躁,呈进行性加重,未诊治。11天前不慎摔伤,臀部着地,出现问话不答,反应迟钝加重,无恶心、呕吐、大小便失禁、肢体无力等症状,持续约1小时后症状缓解。就诊于当地医院,查头颈联合CTA示"右侧额顶颞枕叶大片水肿区,合并微小出血灶,双侧基底节区腔隙性脑梗死,脑白质脱髓鞘,左侧额部头皮钙化灶,双侧颈内动脉虹吸段钙化"。给予相关治疗(具体不详)。9天前出现呼吸困难伴意识障碍,转入ICU行气管插管并呼吸机辅助通气,时测血压210/110 mmHg,给予降压治疗。7天前意识转清,呼吸好转,拔除气管插管转入普通病房。4天前再次出现意识障碍,呼之不应,转入ICU,再次给予气管插管并呼吸机辅助通气,意识无好转。今为进一步诊治至我院。自发病以来,患者意识变化如上述,留置胃管、尿管。

既往史:"高血压""糖尿病"5年余,均未规范诊治。"前列腺电切术后"3年。

（二）体格检查

一般查体:体温36.3 ℃,脉搏80次/分,血压183/104 mmHg。经口气管插管并呼吸机辅助呼吸(SIMV模式),肺部听诊双肺呼吸音粗,可闻及湿啰音,心率80次/分,律齐,各瓣膜区未闻及病理性杂音。腹软,肝、脾肋下未触及,肠鸣音4次/分,四肢无水肿。神经系统查体:浅昏迷,疼痛刺激可睁眼,双眼眼球位置居中,双侧瞳孔等大等圆,直径约3 mm,对光反射灵敏,双侧角膜反射存在,头眼反射存在,双侧额纹、鼻唇沟对称。四肢可见自发活动,疼痛刺激双上肢可定位,双下肢可抬起,四肢肌张力正常,四肢腱反射正常,深浅感觉查体不配合,双侧病理征阴性,颈项强直,颏下3指,双侧Kernig征阳性,双侧Brudzinski征阴性。

（三）辅助检查

1. 实验室检查　血常规：白细胞计数 13.64×10^9/L，红细胞计数 3.04×10^{12}/L，血红蛋白 103.0 g/L，中性粒细胞百分比 83.7%。血凝试验：活化部分凝血活酶时间 25.50 s，纤维蛋白原测定 4.66 g/L，D-二聚体 1.05 mg/L，纤维蛋白（原）降解产物 7.82 mg/L。肝功能：谷丙转氨酶 70 U/L，谷草转氨酶 89 U/L，总蛋白 53.7 g/L，白蛋白 28.0 g/L。降钙素原 0.138 ng/mL。C 反应蛋白 19.28 mg/L。同型半胱氨酸 28.39 μmol/L。肾功能、电解质、传染病四项均未见异常。

2. 心电图和彩超检查　心电图：正常范围心电图。肝胆胰脾及泌尿系彩超：胆囊壁毛糙；双肾集合系统分离。心脏彩超：主动脉瓣退行性变并轻度关闭不全，左室舒张功能下降，心包积液（少量）。颈部动脉彩超：双侧颈动脉内中膜增厚并斑块形成。甲状腺彩超：甲状腺双侧叶多发囊性结节（TI-RADS 分级 2 级），双侧颈部淋巴结肿大。

（四）初步诊断

①意识障碍查因（创伤性脑损伤？脑转移瘤？）；②脑出血；③呼吸衰竭 肺部感染 经口气管插管术后；④高血压 3 级（很高危）；⑤糖尿病；⑥痴呆？

诊疗过程

（一）进一步辅助检查

1. 腰椎穿刺术　了解患者颅内压，完善脑脊液常规、生化、细胞学等检查明确是否存在感染或炎性改变，完善脑脊液脱落细胞学检查明确是否存在异常细胞。完善自身免疫性脑炎及炎性脱髓鞘等相关抗体检查。测脑脊液压力 200 mmH$_2$O。脑脊液常规、生化、细胞学检查：白细胞计数 2×10^6/L，红细胞计数 4×10^6/L，脑脊液蛋白定性弱阳性、定量 504.9 mg/L，葡萄糖及氯化物正常。脱落细胞学检查未见异常细胞，自身免疫性脑炎及炎性脱髓鞘等相关抗体阴性。脑脊液电泳：白蛋白（Ser）3 023.00 mg/dL，免疫球蛋白（CSF）7.04 mg/dL，白蛋白商值 8.99×10^{-3}，免疫球蛋白商值 6.36×10^{-3}，24 h 鞘内合成率 9.13。完善结缔组织病全套、血管炎等相关抗体检查，结果回示均阴性。

2. 影像学检查

（1）头部 CT（图 2-1）：右侧顶颞叶及双侧枕叶片状水肿，右侧基底节区腔梗，脑白质脱髓鞘，老年性脑萎缩。CTV 检查未见明显异常。肺部 CT（图 2-2）：左肺上叶舌段及双下肺炎症。

（2）入院后给予对症支持治疗，经积极治疗患者呼吸情况改善，逐渐脱机，脱机成功后完善头颅 MRI 平扫+增强及磁敏感加权成像（SWI）检查明确颅内情况。头部 MRI 平扫+增强（图 2-3）：右侧额顶颞枕叶异常信号，双侧基底节区腔隙性脑梗死，双侧额顶叶、双侧侧脑室旁脑白质脱髓鞘；增强扫描脑实质内未见明显异常强化信号影。头部 SWI（图 2-4）：双侧苍白球、双侧黑质异常信号，考虑为矿物质沉积或钙化，双侧额顶颞枕叶、左侧丘脑、双侧小脑半球异常信号，考虑含铁血黄素沉积。

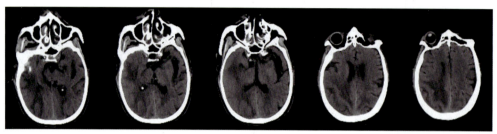

图 2-1　头部 CT

右侧顶颞叶及双侧枕叶见片状低密度水肿影。

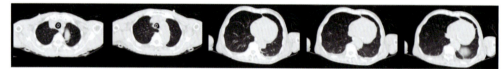

图 2-2　肺部 CT

左肺上叶舌段及双下肺炎症。

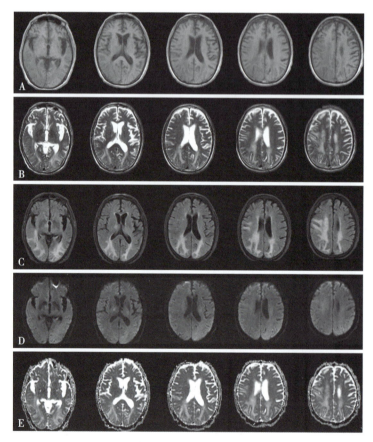

A. T_1WI；B. T_2WI；C. T_2FLAIR；D. DWI；E. ADC。

图 2-3　头部 MRI

右侧额顶颞枕叶、双侧侧脑室旁、双侧基底节区可见斑片状长 T_1 长 T_2 信号，DWI 示右侧丘脑斑片状扩散受限高信号影。

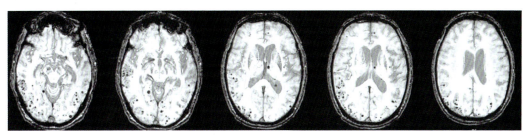

图 2-4 头部 SWI
双侧额顶颞枕叶、双侧基底节区、左侧丘脑、双侧小脑半球、双侧黑质可见多发点片状低信号影。

3. 肿瘤筛查 完善全身肿瘤标志物检查,筛查是否合并有肿瘤。肿瘤标志物全套检查结果示总前列腺特异性抗原 37.000 ng/mL,游离前列腺特异性抗原 2.54 ng/mL。完善前列腺 MRI 检查,结果示前列腺增生。

4. 基因筛查 结合患者病史、辅助检查结果,考虑脑淀粉样血管病相关炎症可能,查载脂蛋白 E(*ApoE*)基因,结果显示为 $\varepsilon4/\varepsilon4$ 基因型(突变型)。*ApoE* 基因为 $\varepsilon4/\varepsilon4$ 基因型是脑淀粉样血管病相关炎症较经典的脑淀粉样血管病。送检脑脊液 β-淀粉样蛋白,结果提示 Aβ42 含量下降,提示淀粉样改变。

(二)治疗

治疗上可尝试激素冲击治疗,筛查是否存在激素使用禁忌,完善 T-SPOT 检查。结果:抗原 A 孔 373 SFC/2.5×10^5 PBMC,抗原 B 孔 210 SFC/2.5×10^5 PBMC,明显增高。痰液结核分枝杆菌涂片检查阴性,肺部 CT 提示双肺感染,未见明显结节。与患者家属沟通应用激素利弊,家属同意应用小剂量激素,同时给予补钙、补钾、护胃等药物应用。患者间断烦躁,给予喹硫平控制精神症状,患者存在认知功能障碍,给予多奈哌齐改善认知功能。后复查 T-SPOT,抗原 A 孔 611 SFC/2.5×10^5 PBMC,抗原 B 孔 300 SFC/2.5×10^5 PBMC,较前明显增高,与患者家属沟通应用激素可能出现结核分枝杆菌感染等,后停用激素转至当地医院继续治疗。

(三)修订诊断

①脑血管淀粉样变 很可能的脑淀粉样血管病相关炎症;②肺部感染 呼吸衰竭 经口气管插管术后;③高血压 3 级(很高危);④糖尿病;⑤前列腺炎性增生。

(四)预后随访

患者出院 1 年后随访,出院后继续应用多奈哌齐、喹硫平,病情相对稳定,无明显烦躁,仍存在近记忆力减退及迷路等认知障碍。

病例特点分析

(一)病例特点

1. 患者 80 岁男性,慢性病程,急性加重,存在脑血管病高危因素。以认知障碍、精神症状、意识障碍为主要临床表现。

2. 头部 MRI 提示额顶颞枕叶异常信号,SWI 提示双侧额顶颞枕叶、左侧丘脑、双侧小脑半球多发微出血灶。载脂蛋白 E 基因型为 $\varepsilon4/\varepsilon4$ 基因型(突变型),脑脊液常规、生化、细胞学结果正常,脑脊液 β-淀粉样蛋白检测示 Aβ42 含量下降。

3. 排除颅内感染、自身免疫性脑炎、脱髓鞘相关疾病、肿瘤等疾病。

(二)病例分析

1. **定位诊断** 双侧大脑半球(额颞叶为主)、小脑半球、脑膜。依据:患者进行性认知功能下降,伴有烦躁等精神症状,摔伤后出现意识障碍。查体:浅昏迷,脑神经查体未见异常,四肢可见自发活动,颈项强直,颏下 3 指,双侧 Kernig 征阳性。头颅影像学表现支持诊断。

2. **定性诊断** 脑小血管病变。依据:患者 80 岁男性,慢性起病,呈进行性加重;头颅 SWI 可见多发散在微小出血点;头颅 MRI 上 T_2 及 T_2FLAIR 像可见右侧大脑半球多发白质及白质下高信号病灶,呈非对称性,考虑脑淀粉样血管病相关炎症改变可能;脑脊液常规、生化、细胞学结果正常,脑脊液 β-淀粉样蛋白检测示 Aβ42 含量下降。

诊疗进展

脑淀粉样血管病相关炎症(cerebral amyloid angiopathy related inflammation,CAA-ri)是散发性脑淀粉样血管病的少见临床表现,是软脑膜及脑血管 Aβ 沉积引起的炎症反应,主要表现为快速进展的认知功能减退、头痛、行为改变、发作和局限性神经功能障碍等。MRI 表现为 T_2 或 FLAIR 单发或多发片状或融合的白质高信号。目前 CAA-ri 具体发病机制尚不明确,考虑与 Aβ 沉积导致自身免疫炎症反应相关。病理发现活化的 CD4+ T 细胞及巨噬细胞等炎症细胞在 Aβ 沉积处浸润,脑脊液抗 Aβ 抗体增加,类固醇激素治疗敏感都提示自身免疫反应导致 CAA-ri。

CAA-ri 脑脊液蛋白可升高,白细胞计数正常或轻中度升高,脑脊液中 Aβ 水平因脑内沉积而降低,Aβ(1-40)降低更明显,也有 Aβ(1-42)水平降低,特异性 Aβ 自身抗体水平可增高。可有特异性血沉及 CRP 增高,部分可伴有结缔组织病相关抗体谱异常。ApoE $\varepsilon4$ 基因型与 CAA-ri 密切相关,其纯合子 ApoE $\varepsilon4$ 基因型的携带率达 76.9%,而无炎症反应 CAA 纯合子携带率仅为 5.1%。ApoE $\varepsilon4$ 可促进 Aβ 沉积,同时可能增强炎症反应,故 ApoE $\varepsilon4$ 基因携带者更易发展为 CAA-ri。头部 MRI 平扫表现为大片状不对称 T_2 高信号病变,延伸至皮质下白质,偶尔累及灰质,信号特征提示血管源性水肿,除了白质异常信号,T_2-加权梯度回波(T2-GRE)或 SWI 常见皮质微出血,且白质高信号的部位与微出血部位一致。增强扫描大部分患者无强化,少部分可有软脑膜增强。脑电图可表现为非特异性广泛慢波,伴有癫痫患者可呈尖波、棘波等癫痫样波改变。

2011 年,Chung 等总结了 72 例 CAA-ri 患者的临床表现、影像学特点及病理特征,提出了基于临床-影像的"很可能的 CAA-ri"诊断标准及基于病理的"确诊的 CAA-ri"诊断标准。基于病理的"确诊的 CAA-ri"诊断标准如下。

1. 急性或亚急性病程。

2. 发病年龄≥40 岁。

3. 至少有 1 项以下临床表现:头痛、精神状态或行为改变、局灶性神经体征、癫痫。

4. MRI 上可见散在或融合的 T_2WI/FLAIR 高信号灶,这些病灶常具有以下特点:①多为不对称性;②可伴占位效应;③可有软脑膜及脑实质强化。

5. 先前 MRI 已证实有 CAA,主要在 SWI 上表现为皮质或皮质下微出血灶,或有脑出血病史。

6. 排除肿瘤、感染及其他因素。

7. 病理证实以下两点:①有血管周围或血管内炎症;②皮层或软脑膜血管 Aβ 淀粉样蛋白沉积。

满足 1~6 条,可诊断为"很可能的 CAA-ri";满足 1~6 任意一条以上+第 7 条即可确诊为 CAA-ri。

2016 年,Auriel 等对"很可能的 CAA-ri"诊断标准进行了改良(表 2-1),同时提出对于"很可能的 CAA-ri"患者可试验性给予免疫抑制治疗从而避免活检,激素治疗 3 周无反应再行活检,但应排除激素禁忌的感染性疾病。病理活检仍是 CAA-ri 诊断的"金标准"。

表 2-1　"很可能的 CAA-ri"诊断标准

诊断	标准
很可能的 CAA-ri	1. 年龄≥40 岁 2. 存在≥1 项以下临床表现:头痛、意识水平下降、行为改变、局灶性神经体征、癫痫;这些临床表现并非直接由急性颅内出血引起 3. MRI 提示单发或多发白质高信号病灶(皮质、皮质下或深部),非对称性并延伸至皮质下白质;非对称病灶并非既往颅内出血所致 4. 存在≥1 处以下皮质、皮质下出血性病灶:脑大出血、脑微出血、皮层表面铁沉积 5. 排除肿瘤、感染及其他病因
可能的 CAA-ri	1. 年龄≥40 岁 2. 存在≥1 项以下临床表现:头痛、意识水平下降、行为改变、局灶性神经体征、癫痫;这些临床表现并非直接由急性颅内出血引起 3. MRI 提示白质高信号病灶延伸至皮质下白质;非对称病灶并非既往颅内出血所致 4. 存在≥1 处以下皮质、皮质下出血性病灶:脑大出血、脑微出血、皮层表面铁沉积 5. 排除肿瘤、感染及其他病因

CAA-ri 的治疗主要为免疫抑制及调节治疗,60% ~ 80% 患者经治疗后临床症状改善。首选大剂量激素冲击,如有效,可进一步使用环磷酰胺或甲氨蝶呤等免疫抑制剂。对于免疫抑制疗法的最佳疗程尚无定论,丙种免疫球蛋白及其他免疫抑制剂对 CAA-ri 也有一定疗效。治疗周期因人而异,数天至数月不等。临床上常根据患者临床及影像学上对治疗的反应以及脑脊液 Aβ 抗体水平进行疗效判断。早期治疗对防止脑内不可逆后遗症至关重要,同时可降低复发风险。

诊疗总结

由于患者合并肺部感染重,应用呼吸机辅助通气,前期未能完善头颅 SWI 等检查以致诊断不明确。对于快速进展性痴呆的患者,可尽早完善 SWI 等检查,了解有无多发微小出血点等脑小血管病变。患者治疗难点:患者诊断考虑脑淀粉样血管病相关炎症可能,需要应用激素冲击治疗或免疫抑制剂治疗。对于该患者,80 岁高龄,T-SPOT 明显异常,能否耐受激素应用的不良反应,如股骨头坏死、结核分枝杆菌等机会致病菌感染等无法事先预知,需要医生与家属充分沟通应用激素的利弊,尊重家属的决定。

参考文献

[1] AUTIEL E, CHATIDIMOU A, GUROL M E, et al. Validation of clinic oradiological criteria for the diagnosis of cerebral amyloid angiopathy related inflammation [J]. JAMA Neurol, 2016, 73(2):197-202.

[2] CHUNG K K, ANDERSON N E, HUTCHINSON D, et al. Cerebral amyloid angiopathy related inflammation: three case reports and a review [J]. J Neurol Neurosurg Psychiatry, 2011, 82(1):20-26.

[3] KINNECOM C, LEV M H, WENDELL L, et al. Course of cerebral amyloid angiopathy - related inflammation [J]. Neurology, 2007, 68(17):1411-1416.

案例七 烟雾病致硬膜下血肿

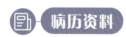 病历资料

(一)病史

患者男性,48 岁,以"突发头痛伴恶心、呕吐 3 小时"为主诉入院。

现病史:患者 3 小时前活动中突发头痛,前额部为主,持续性胀痛,程度难以忍受,伴恶心、呕吐,呕吐物为胃内容物,伴左下肢无力,尚可站立,无言语不清、肢体抽搐、麻木、视物重影等。急诊行头颅 CT 示:硬膜下出血、脑出血、蛛网膜下腔出血。为进一步诊治

就诊于我院。自发病以来,患者精神状态差,睡眠增多,大小便如常,体重无减轻。

既往史:高血压病史 10 年余,收缩压最高 165 mmHg,未服药。近 2~3 年劳累后有胸闷不适,休息后缓解。无糖尿病、脑血管疾病病史。

(二)体格检查

一般查体:心、肺、腹查体未见明显异常。神经系统查体:意识嗜睡,高级智能正常,双眼球位置居中,各方向运动充分,无眼震,双侧瞳孔等大等圆,直径 2.5 mm,对光反射灵敏,双侧角膜反射灵敏,双眼闭目有力,双侧鼻唇沟对称,伸舌居中。四肢肌张力正常,双上肢及右下肢肌力 5 级,左下肢肌力 4 级,四肢腱反射(++),双侧 Babinski 征、Chaddock 征阴性,深、浅感觉查体基本正常,指鼻试验、跟-膝-胫试验稳准,颈项稍强直,双侧 Kernig 征阴性。

(三)辅助检查

入院查血常规、凝血功能、肝肾功能、电解质、甲状腺功能、血脂等结果均未见明显异常。头部 CT(图 2-5)示右侧硬膜下出血、脑出血、蛛网膜下腔出血。

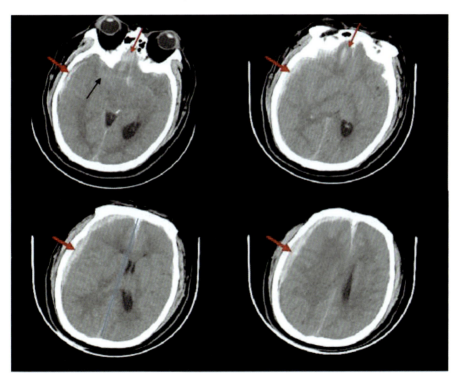

图 2-5 头部 CT

红色粗箭头提示硬膜下血肿,红色细箭头提示脑实质出血,黑色箭头提示蛛网膜下腔出血。
图中可见中线结构移位。

（四）初步诊断

①硬膜下出血；②脑出血；③蛛网膜下腔出血；④高血压2级（很高危）。

诊疗过程

（一）进一步辅助检查

1. **头颈联合CTA** 患者颅内多发出血，评估患者颅内血管情况，明确是否存在动脉瘤、血管畸形等继发性出血因素。头颈联合CTA检查，结果提示颅内可疑动脉瘤。

2. **全脑血管造影** 为明确动脉瘤诊断，行造影检查（图2-6）：双侧颈内动脉末端中度狭窄，右侧大脑中动脉起始段闭塞，左侧大脑中动脉起始段、右侧大脑前动脉起始段中-重度狭窄，合并颅底烟雾血管形成，未见动脉瘤征象，诊断烟雾病。

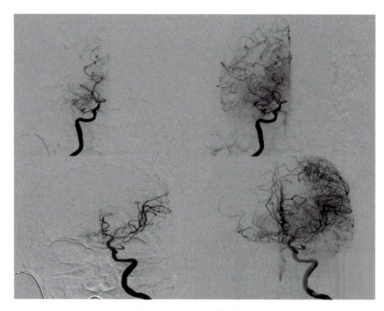

图2-6 全脑血管造影

（二）治疗

头颅影像学显示患者脑水肿明显、中线结构移位，急诊行开颅血肿清除术+去骨瓣减压及颞肌贴覆术，硬膜下放置有创颅内压监测探头监测颅内压，指导临床脱水药物应用。术后第1天患者意识嗜睡、肢体活动较术前无变化，复查头部CT（图2-7 A～C）示出血较前减少、中线移位较前好转，有创颅内压监测示颅内压波动在14 mmHg左右。

术后第3天患者出现左侧肢体无力加重。查体：左下肢肌力3级，左上肢肌力0级，其余体征较前无变化。复查头部CT（图2-7 D～F）示右侧硬膜下出血较前稍增多,右侧顶叶新发脑梗死。左侧肢体无力加重,考虑和血管痉挛有关,继续尼莫地平等药物治疗。术后第12天复查硬膜下出血、脑实质及蛛网膜下腔出血较前吸收,梗死面积较前稍扩大(图2-7G～I)。患者意识转清,左侧肢体力量改善至4级+并出院。

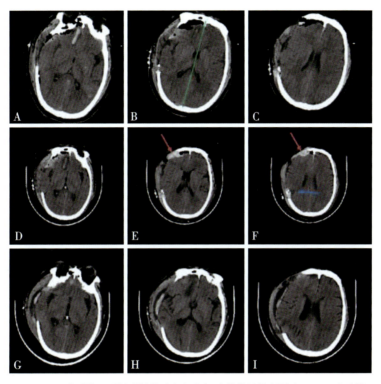

A～C.术后第1天提示硬膜下出血减少,中线位置恢复居中;D～F.术后第3天提示硬膜下出血增多(红色箭头所示),右侧顶叶新发脑梗死(蓝色箭头所示);G～I.术后第12天提示硬膜下出血、脑实质及蛛网膜下腔出血较前吸收,梗死面积较前稍扩大。

图2-7 术后第1天、第3天、第12天头部CT

(三)修订诊断

①烟雾病;②硬膜下出血 开颅血肿清除术+去骨瓣减压术后;③脑出血;④蛛网膜下腔出血;⑤脑梗死;⑥高血压2级(很高危)。

(四)预后随访

6个月后外院行颅骨修补手术。8个月后复诊时查头部CT(图2-8)示出血完全吸收,遗留软化灶及陈旧性梗死。患者肢体力量恢复正常,改良Rankin评分0分。

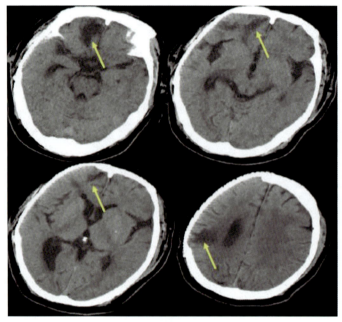

图 2-8　复查头部 CT
原出血及梗死部位遗留软化灶（黄色箭头所示）。

病例特点分析

（一）病例特点

1. 患者 48 岁男性，急性起病，既往有高血压病史，本次发病前无头部外伤病史。
2. 临床表现为头痛、恶心、呕吐等高颅压症状。
3. 头颅影像学可见硬膜下、蛛网膜下腔、脑实质内出血。

（二）病例分析

1. **定位诊断**　右侧硬膜下、蛛网膜下腔以及右侧额叶。依据：患者头痛，左下肢无力，查体脑膜刺激征阳性，影像学表现支持诊断。
2. **定性诊断**　出血性脑血管病。依据：患者 48 岁男性，急性起病，病情迅速达高峰，既往有高血压病史，结合头颅 CT 可见右侧硬膜下、蛛网膜下腔及额叶高密度影，考虑出血性病变。

诊疗进展

　　烟雾病是一种以颈内动脉末端和（或）其主要分支（大脑前动脉、大脑中动脉）起始部慢性进行性狭窄或闭塞为特征的脑血管疾病，并且常代偿性出现颅底的异常血管网即烟雾血管。烟雾病临床表现分为缺血型和出血型,前者为主,出血型烟雾病多见于成人患者,烟雾状血管、脉络膜前动脉、动脉瘤及大脑表面扩张的侧支循环血管破裂是烟雾病出血的主要原因,常见部位为脑实质、脑室、蛛网膜下腔。硬膜下出血在烟雾病患者中较少见,部分和外伤、服用抗血小板药物及血管重建手术有关,而原发的非创伤性硬膜下出血目前仅有 8 例报道。关于烟雾病引起硬膜下出血的原因,既往报道的 8 例患者中仅1 例经 DSA 检查发现了脑膜中动脉微动脉瘤,并考虑为出血原因,我们报道的该患者DSA 检查未发现动脉瘤征象,认为和颅外血管经硬脑膜向颅内代偿时形成的吻合侧支血管破裂有关。

硬膜下血肿型烟雾病的治疗目前仍只有个案报道的经验,总体分为保守治疗及手术治疗。鉴于硬膜下血肿本身可能压迫经硬脑膜吻合的侧支血管,阻断由颅外向颅内的代偿,导致脑梗死,故对于烟雾病相关硬膜下血肿患者,有手术指征时尽早手术治疗可能使患者获益。

烟雾病相关硬膜下血肿的手术方式包括钻孔清血肿及去骨瓣清血肿两种。目前认为,对于烟雾病相关硬膜下血肿的患者而言,无论采用何种手术方式,血肿本身及手术操作都会破坏颅外经硬脑膜向颅内代偿的侧支血管。因此,对此类患者在手术时应轻柔小心操作,不强调将血肿 100% 清除,尽量减少凝血剂使用,以避免损伤侧支血管。

诊疗总结

综上所述,和烟雾病相关的原发性硬膜下血肿极为少见,临床多急性起病,表现为头痛、呕吐及意识障碍,可合并蛛网膜下腔出血、脑出血、慢性硬膜下血肿、脑梗死,对于非外伤性的硬膜下血肿,特别是同时合并颅内其他部位出血、梗死的患者应警惕烟雾病可能,通过全脑血管造影检查可确诊。目前对硬膜下出血型烟雾病是否应积极手术治疗,以及手术治疗的时机、方式选择、血运重建的时机与血运重建的方式尚无统一认识,我们诊治的 1 例和烟雾病相关的急性硬膜下血肿患者,于急性期行去骨瓣清血肿及血运重建手术,获得了良好预后,为临床工作提供参考。

参考文献

[1]KAWAKAMI K, TAKAHASHI S, SONOBE M, et al. Subacute subdural hematoma associated with moyamoya phenomenon—a case report[J]. No Shinkei Geka, 1988, 16 (2):205-209.

[2]OPPENHEIM J S, GENNUSO R, SACHER M, et al. Acute atraumatic subdural hematoma associated with moyamoya disease in an African-American[J]. Neurosurgery, 1991, 28 (4):616-618.

[3]NAKAKITA K, TANAKA S, FUKUDA A, et al. Nontraumatic acute subdural hematoma caused by the rupture of transdural anastomotic vessels in moyamoya disease[J]. No Shinkei Geka, 1994, 22(6):561-565.

[4] GHOSH A K. Moyamoya disease presenting with acute subdural hemorrhage[J]. Neurol India,2014,62(2):202-203.

[5] VIJAYASARADHI M, PRASAD V B. Moyamoya disease presenting as bilateral acute subdural hematomas without deficits[J]. Asian J Neurosurg,2017,12(2):228-231.

[6] UMEHARA T, GOTO Y, KAJIKAWA R, et al. Life-threatening hemorrhagic moyamoya disease:report of rare case of atraumatic acute subdural hematoma due to ruptured transdural anastomosis[J]. World Neurosurg,2018,118:16-20.

[7] BAO X Y,ZHANG Y,WANG Q N, et al. Long-term outcomes after encephaloduroarterio-synangiosis in adult patients with moyamoya disease presenting with ischemia[J]. World Neurosurg,2018,115:e482-e489.

案例八　蛛网膜下腔出血后脑血管痉挛

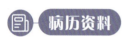 病历资料

(一)病史

患者女性,61 岁,以"头痛 3 天"为主诉入院。

现病史:患者 3 天前无明显诱因出现头痛,呈全头部中等程度胀痛,伴有恶心、呕吐,呕吐物为胃内容物,无视物模糊、口角歪斜、肢体无力等症状,持续无缓解。查头颈联合 CTA 提示"蛛网膜下腔出血,脑动脉硬化伴狭窄,左侧大脑前动脉 A2 段动脉瘤"。为求进一步诊治至我院。自发病以来,患者意识清,精神差,食欲差,睡眠差,二便正常,体重无明显变化。

既往史:体健。

(二)体格检查

神经系统查体:意识清,精神状态一般,问话可答,回答切题,高级智能活动检查无异常;脑神经查体未见明显阳性体征;四肢肌力 5 级,肌张力可,四肢腱反射正常,双侧病理征阴性;脑膜刺激征阴性,感觉系统查体未见明显异常。

(三)辅助检查

1.**头颈联合 CTA(外院)**　结果提示蛛网膜下腔出血;脑动脉硬化伴狭窄,左侧大脑前动脉 A2 段动脉瘤。

2.**全脑血管造影术**　为进一步评估患者血管情况,明确动脉瘤位置及大小、形态等行 DSA 检查,结果显示主动脉弓发出之主干动脉及脑供血动脉走行较迂曲,前交通可见一动脉瘤,大小约 3.9 mm×4.9 mm,可见子囊。

(四)初步诊断

颅内动脉瘤破裂伴蛛网膜下腔出血。

诊疗过程

患者入院后给予预防脑血管痉挛等治疗。介入科考虑介入栓塞风险较高,神经外科会诊后行"开颅前交通动脉瘤夹闭术"。患者术后第 2 天出现谵妄、烦躁,四肢可见自发活动,意识障碍进行性加重,逐渐至浅昏迷。

(一)进一步辅助检查

1. **影像学检查** 给予急查头颅 CT 未见新发出血及脑积水。急查头颅 MRI(图 2-9)显示 DWI 可见胼胝体、左侧侧脑室旁、左侧颞叶点状弥散受限信号,考虑急性或亚急性脑梗死。上述点状病灶无法解释患者突发意识障碍、谵妄症状,行头颅 MRA 检查,结果(图 2-10)显示双侧大脑中动脉远端分支、右侧大脑后动脉远端狭窄,右侧大脑前动脉 A1 段未见明确显示,考虑变异。

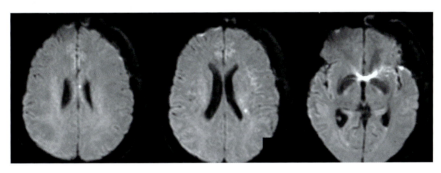

图 2-9 头颅 DWI

2. **腰椎穿刺术(腰穿)** 患者术后出现意识障碍进行性加重,完善腰穿检查以明确是否存在颅内感染。脑脊液压力 180 mmH$_2$O。脑脊液生化:氯化物119.0 mmol/L,葡萄糖 3.02 mmol/L,乳酸脱氢酶 79 U/L,乳酸 4.62 mmol/L,总蛋白 1001.00 mg/L,白蛋白 504.00 mg/L。脑脊液常规、细胞学检查:白细胞计数 713.0×10^6/L,单核细胞百分比 18.90%,嗜中性粒细胞百分比 81.10%。脑脊液抗酸、墨汁染色、脑脊液电泳及二代测序均未见明显异常。

3. **经颅多普勒超声(TCD)检查** 为明确是否存在血管痉挛,完善床旁 TCD 检查。检查结果(图 2-11)提示患者左侧大脑中动脉平均血流速度及峰流速均较正常明显升高,提示轻度血管痉挛;其余血管因患者间断烦躁,配合欠佳,未清晰显示。

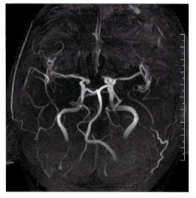

图 2-10　头颅 MRA

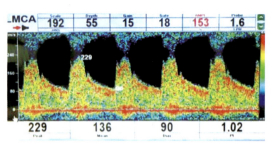

图 2-11　床旁 TCD

4. 动脉自旋标记灌注磁共振成像（ASL-MRI）　完善脑灌注成像以明确患者有无低灌注，ASL-MRI（图 2-12）示双侧额顶颞枕叶较正常值呈低灌注，双侧枕叶为著，后期可见代偿。

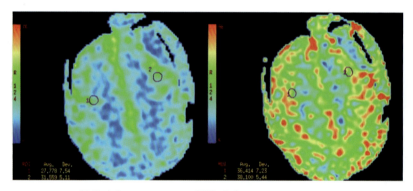

	PLD=1.5 s		PLD=2.5 s	
	右侧	左侧	右侧	左侧
额叶	27.78	31.56	36.41	38.10
顶叶	21.08	20.14	39.63	39.67
枕叶	17.03	19.31	33.00	37.37
颞叶	29.56	32.97	45.80	42.53

以上数值为脑血流量，单位 mL/（min·100 g）。PLD（post lable delay，标记后延迟时间）＝1.5 s 时提示双侧额顶颞枕叶较参考平均值降低，PLD＝2.5 s 后期可见代偿［国外文献白质和灰质 CBF 平均值为（14.9±6.21）mL/（min·100 g）、（44.4±8.44）mL/（min·100 g）］。

图 2-12　头部 ASL-MRI

（二）治疗

结合患者病情变化特点及辅助检查结果，考虑血管痉挛继发脑低灌注，给予加强预防血管痉挛药物应用，同时积极补液以增加脑灌注。经积极治疗，患者意识障碍明显好转，后意识水平清，精神状态可，言语清，无明显神经系统阳性体征，复查 ASL-MRI（图 2-13）提示双侧大脑半球灌注正常。

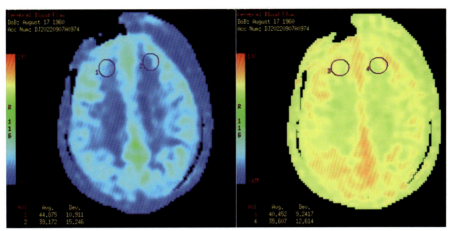

	PLD=1.5 s		PLD=2.5 s	
	右侧	左侧	右侧	左侧
额叶	44.88	39.17	40.45	35.61
顶叶	34.96	43.20	44.05	46.71
枕叶	48.21	44.41	41.25	40.55
颞叶	35.59	38.51	36.38	39.63

以上数值为脑血流量,单位 mL/(min·100 g)。PLD=1.5 s 及 PLD=2.5 s 时双侧额顶颞枕叶未见异常灌注[国外文献白质和灰质 CBF 平均值为(14.9±6.21)mL/(min·100 g)、(44.4±8.44)mL/(min·100 g),仅供参考]。

图 2-13 复查头部 ASL-MRI

(三)修订诊断

①颅内动脉瘤破裂伴蛛网膜下腔出血前交通动脉瘤夹闭术后;②脑血管痉挛;③脑动脉狭窄。

(四)预后随访

患者 3 个月后随访无神经系统症状,改良 Rankin 评分 0 分。

病例特点分析

(一)病例特点

1. 61 岁女性,急性起病,以头痛为首发症状。行"开颅前交通动脉瘤夹闭术",术后第 2 天出现谵妄、混合性失语等临床表现。

2. 完善头颅 MRI 提示颅内有点状急性或亚急性梗死灶,ASL-MRI 提示双侧额顶颞枕叶较正常值呈低灌注,TCD 提示左侧大脑中动脉平均血流速及峰流速均较正常明显升高,提示血管痉挛。

3.经加强预防血管痉挛药物、补液等药物应用后患者症状明显好转。复查 ASL-MRI 提示颅内灌注恢复正常。

(二)病例分析

1.**定位诊断** ①蛛网膜下腔。依据:患者 61 岁女性,急性起病,以头痛为首发症状。头颈联合 CTA 检查提示蛛网膜下腔出血,左侧大脑前动脉 A2 段动脉瘤。②大脑皮层。依据:患者行"开颅前交通动脉瘤夹闭术"后第 2 天出现意识状态改变,后出现意识水平下降,四肢肌力无明显受累,脑神经查体未见异常。ASL-MRI 示双侧额顶颞枕叶较正常值呈低灌注。

2.**定位诊断** ①出血性。依据:患者急性起病,突发头痛,头部 CT 提示蛛网膜下腔出血。②缺血性。依据:患者 61 岁女性,急性起病,蛛网膜下腔出血行"开颅前交通动脉瘤夹闭术"后,头部 MRI 提示颅内多发小梗死灶,ASL-MRI 示双侧额顶颞枕叶较正常值呈低灌注,床旁 TCD 提示轻度脑血管痉挛。

3.**合并症情况** 患者卧床时间长,自主咳痰能力欠佳,动态复查胸部 CT 提示肺部感染,经积极抗感染治疗,勤翻身、机械排痰等加强痰液引流后,患者肺部感染明显改善。

⏳ 诊疗进展

蛛网膜下腔出血(subarachnoid hemorrhage,SAH)是神经科常见的急症之一,约占急性脑血管病的 10%。SAH 患者术前面临早期脑损伤,术后面临脑血管痉挛及由其导致的迟发性梗死、症状性癫痫等并发症,整体预后仍较差,致死率及致残率较高。在蛛网膜下腔出血的并发症中,脑血管痉挛是最棘手的并发症。症状性脑血管痉挛是蛛网膜下腔出血后急性局灶性脑缺血最常见的原因,约 1/3 蛛网膜下腔出血患者会发生症状性脑血管痉挛,而在这些症状性脑血管痉挛患者中,又有 1/3 患者因为缺血事件死亡,剩下的大部分患者会遗留不同程度的残疾。

脑血管痉挛诊断的"金标准"是脑血管造影,但其属于有创操作,对操作人员技术要求高,步骤复杂,监测时间短,且不能长时间连续监测。以下介绍几种诊断性成像方法和脑实质内监测装置,可在一定程度上帮助早期预测及诊断蛛网膜下腔出血后脑血管痉挛。Fisher 分级及改良 Fisher 分级从 CT 上蛛网膜下腔出血量及位置出发,将蛛网膜下腔出血后脑血管痉挛发生风险分为 4 级,其中 3 级以上发生症状性脑血管痉挛风险最高。临床常用经颅多普勒超声(transcranial Doppler,TCD)预测脑血管痉挛,TCD 利用平均血流速度与血管口径呈反比的原则预测脑血管痉挛狭窄程度。TCD 在 SAH 患者脑血管痉挛日常评估及血管内治疗的效果及持久性评价方面发挥着不可替代的作用。CT 及 MR 灌注成像对于早期发现脑血管痉挛以致脑灌注不足方面发挥的作用日渐不容忽视。床边脑微透析技术评估实质内代谢物,如葡萄糖、丙酮酸、乳酸、乳酸/丙酮酸比值、谷氨酸、甘油水平,可能有助于预测症状性血管痉挛及其诊断。

早期预测蛛网膜下腔出血后脑血管痉挛并早期积极干预及治疗,从而为广大患者带来明显获益。

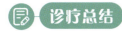 诊疗总结

蛛网膜下腔出血后脑血管痉挛较常见,若患者出现神经系统体征的急性变化,需警惕脑血管痉挛甚至急性脑梗死的发生,应常规行 TCD、脑灌注成像等相关检查监测,明确脑血管痉挛及脑组织灌注情况。

参考文献

[1] MACDONALD L R, WEIR B. Epidemiology. Cerebral vasospasm [M]. San Diego (CA): Academic Press, 2001.

[2] NIEUWKAMP D J, SETZ L E, ALGRA A, et al. Changes in case fatality of aneurysmal sub-arachnoid haemorrhage over time, according to age, sex, and region: a meta-analysis [J]. Lancet Neurol, 2009, 8(7): 635-642.

[3] FISHER C M, KISTLER J P, DAVIS J M. Relation of cerebral vasospasm to subarachnoid hemorrhage visualized by computerized tomographic scanning [J]. Neurosurgery, 1980, 6: 1-9.

第三章 颅脑外伤

案例九 亚低温治疗重度颅脑损伤

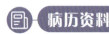 病历资料

(一)病史

患者男性,25 岁,以"外伤后意识障碍 2 天"为主诉入院。

现病史:患者 2 天前由高约 3 m 屋顶坠落,随即出现意识障碍,呼唤无应答,无肢体自发活动,当地医院行 CT 显示"右颞顶部硬膜下血肿、脑挫伤、蛛网膜下腔出血、颅骨骨折、颈椎 C_5 骨折伴脱位、胸椎 $T_6 \sim T_{10}$ 骨折",行"右侧去骨瓣减压手术",术后患者意识持续昏迷状态,经口气管插管并呼吸机辅助通气,为求进一步治疗至我院。自发病以来,患者意识昏迷状态,留置胃管、尿管,体重未见明显变化。

既往史:体健。

(二)体格检查

一般查体:肺部听诊双肺呼吸音粗,可闻及明显湿啰音。经口气管插管并呼吸机辅助通气,右侧去骨瓣减压术后,骨瓣缺如处张力高,头部敷料覆盖,留有皮下引流管,引流管处有少量血性渗出。神经系统查体:意识浅昏迷;GCS:睁眼反应(E)1 分,语言反应(V)T 分,肢体运动(M)4 分,总计分值 5T。双侧瞳孔不等大,左侧直径 3 mm,右侧直径 5 mm;左侧对光反射灵敏,右侧对光反射消失,左侧角膜反射存在,右侧角膜反射消失。颈部颈托固定,四肢肌张力减低,疼痛刺激左上肢可躲避,左下肢可屈曲,右上肢可见伸直反应,右下肢可屈曲,但较左侧差,双侧病理征阳性,双侧克氏征阴性,余神经系统查体不能配合。

(三)辅助检查

头颅 CT(图 3-1):去骨瓣减压术后,左侧额顶部硬膜外血肿,右侧顶骨骨折,脑水肿,蛛网膜下腔出血。

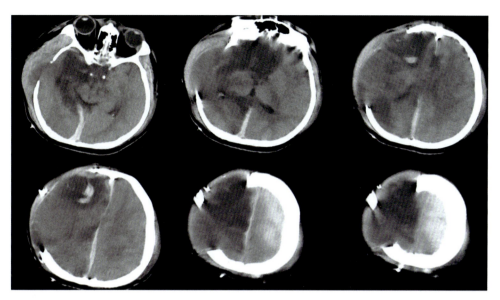

图3-1　头部CT（入院时）

（四）初步诊断

①闭合性颅脑损伤重型 去骨瓣减压术后；②多发性脑挫伤；③硬膜下血肿；④创伤性蛛网膜下腔出血；⑤脑疝；⑥颅骨骨折、颈椎骨折、胸椎骨折；⑦呼吸衰竭；⑧肺部感染。

诊疗过程

（一）进一步辅助检查

1. 完善头颈联合 CTA 及胸部 CT　评估患者血管情况，排查有无外伤后假性动脉瘤或血管夹层形成和肺部挫伤及感染情况。头颈联合 CTA 结果未见明确异常。胸部 CT 显示两肺下叶炎症，两侧胸腔积液，胸椎 $T_6 \sim T_{10}$ 压缩性骨折。

2. 有创动脉压监测　监测患者血压波动情况，精确调节平均动脉压。

（二）治疗

患者去骨瓣处张力明显升高，头部 CT 显示左侧额顶部硬膜外血肿，脑水肿明显，神经外科行"左侧额颞顶去骨瓣减压术+硬膜外血肿清除术+颅内压探头植入术"，术后复查头部 CT（图3-2）。

患者颅内压较高，床旁颅内压监测持续在 28～38 mmHg，脑水肿较重，给予深度镇静镇痛、脱水降颅压等治疗，颅内压控制不佳，遂行床旁体表亚低温治疗，以降低脑代谢。以监测膀胱温度代表核心温度，亚低温目标温度 34 ℃，达到目标温度后严格控制核心温度在目标温度。体表亚低温治疗第 2 天行床旁 TCD 监测（图3-3）显示左侧大脑中动脉流速偏快，右侧大脑中动脉流速较慢，PI 增高。结合颅内压监测结果，考虑颅内压增高引起脑血流改变。

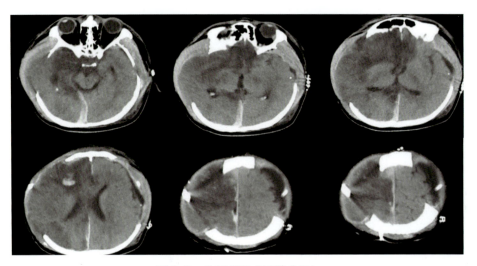

图 3-2　头部 CT(术后第 2 天)

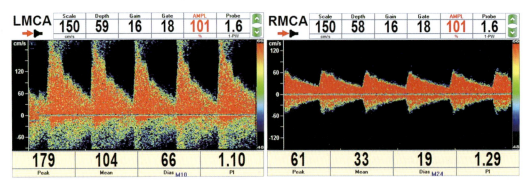

LMCA:流速 180 cm/s 左右,PI 指数 1.1,S1 峰和 S2 峰融合,收缩峰高尖。RMCA:流速偏慢,PI 指数偏高(流速 60 cm/s,PI 指数 1.26～1.33)。

图 3-3　床旁 TCD 监测(体表亚低温第 2 天)

　　随着亚低温治疗时间延长,患者颅内压逐渐下降,体表低温第 7 天时进行 TCD 监测(图 3-4),结果显示 LMCA 流速较前下降,血流频谱形态较前有所改变,RMCA 流速上升,PI 指数下降。结合颅内压下降(<20 mmHg),考虑颅内压下降后颅内灌注好转。

　　体表亚低温治疗 8 天后逐渐缓慢复温,复温后 48 小时内进行控制性常温。患者体表亚低温治疗期间无寒战、凝血功能障碍、血小板下降、下肢深静脉血栓形成等相关并发症发生。患者肺部感染较重(图 3-5),间断行纤维支气管镜吸痰,并根据肺泡灌洗液细菌培养结果调整抗生素应用。患者颅脑损伤较重,肺部感染重,自主咳痰能力差,短期拔管困难,行床旁气管切开术,术后逐渐调整呼吸机模式并成功脱机。动态复查头部 CT(图 3-6)患者颅内出血较前吸收好转,但新发双侧硬膜下积液,后行腰大池置管外引流。

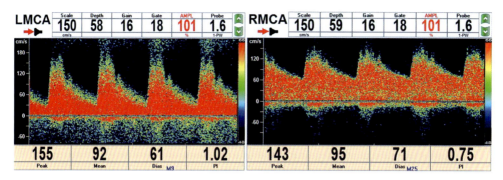

LMCA：流速150 cm/s左右，PI指数0.82～1.07，均在正常范围。RMCA：流速上升，PI指数下降（流速130 cm/s，PI指数0.74～0.75）。

图3-4　TCD监测（体表亚低温第7天）

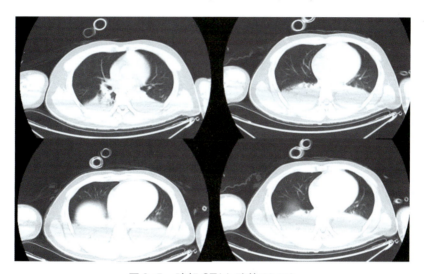

图3-5　肺部CT（入院第10天）

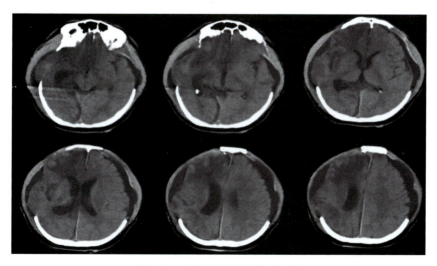

图3-6　头部CT（入院第18天）

（三）评估

脱机后为评估患者颅脑损伤程度行头部 MRI（图 3-7）：①重度颅脑损伤术后改变，右侧额顶颞枕叶、左侧颞叶、左侧侧脑室旁、双侧基底节区、胼胝体异常信号，考虑脑挫伤伴局部出血；②双侧额部硬膜外、右侧额顶颞枕部、大脑镰旁硬膜下出血（亚急性期）；③右侧额顶颞枕叶蛛网膜下出血（亚急性期），双侧侧脑室后角内积血；④右侧额顶颞部、左侧额颞部硬膜下积液；⑤幕上脑室系统扩大。

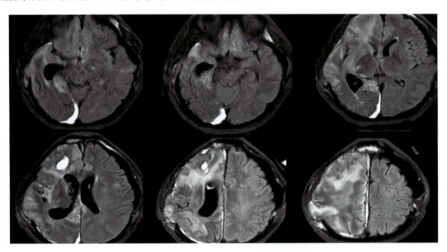

图 3-7　头部 MRI（脱机后）

头部 SWI（图 3-8）：①双侧额部硬膜外、右侧额顶颞枕部硬膜下、大脑镰旁、右侧额顶颞枕叶脑沟异常信号，考虑出血；②右侧额颞叶出血伴含铁血黄素沉积；③胼胝体压部、双侧侧脑室内含铁血黄素沉积。

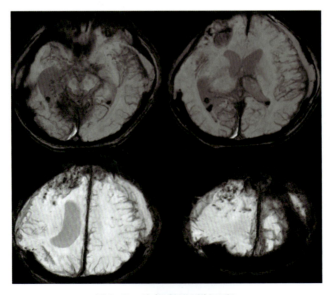

图 3-8　头部 SWI（脱机后）

头部弥散张量成像（DTI）（图3-9）：①右侧扣带束、右侧钩束未引出；②右侧下额枕束、右侧弓状束大部分未引出；③胼胝体束明显稀疏，可见大量断端；④左侧下额枕束前份局部稀疏；⑤右侧皮质脊髓束显示稀疏并向外侧移位。

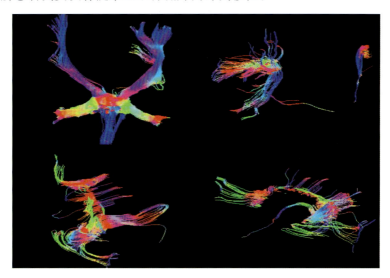

图3-9　头部DTI（脱机后）

动态复查头部CT（图3-10），患者双侧硬膜下积液较前未见明显变化，给予拔除腰大池引流管。动态复查胸部CT（图3-11），肺部感染较前明显改善。出院时患者自发睁眼，能配合部分指令动作。

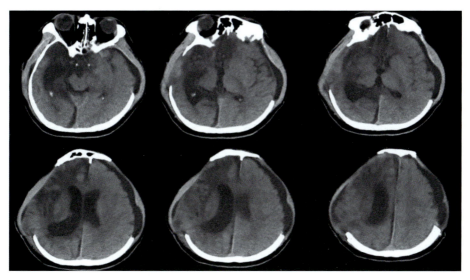

图3-10　头部CT（脱机后）

（四）修订诊断

①闭合性颅脑损伤重型 去骨瓣减压术后；②多发性脑挫伤；③硬膜下血肿；④创伤性

蛛网膜下腔出血;⑤脑疝;⑥硬膜下积液;⑦脑积水;⑧肺部感染;⑨颅骨骨折、颈椎骨折、胸椎骨折;⑩呼吸衰竭。

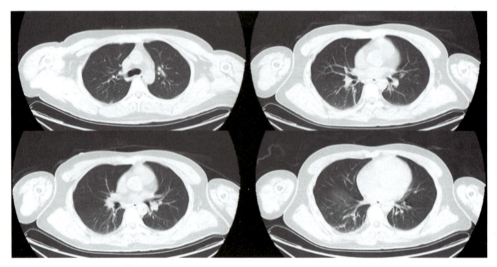

图 3-11　肺部 CT(脱机后)

(五)预后随访

发病 3 个月后随访患者意识水平清,精神状态可,言语清,右上肢可持物,左上肢不能抬举,可独立自行行走,左下肢行走拖曳。改良 Rankin 评分 3 分。发病 4 个月修复颅骨,术后复查头部 CT 提示硬膜下积液吸收,但存在脑积水(图 3-12)。

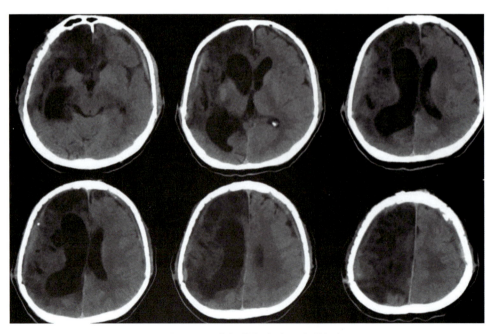

图 3-12　头部 CT(发病 4 个月)

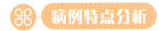 **病例特点分析**

（一）病例特点

1. 25 岁男性,既往史无特殊,急性起病,外伤史明确,有明确的神经系统缺损体征。

2. 颅脑损伤较重,虽积极行双侧去骨瓣减压术,术后监测颅内压仍较高,给予镇痛镇静、体表亚低温、脱水降颅压等治疗后,颅内压明显下降,颅内灌注明显改善。

（二）病例分析

1. **定位诊断** ①广泛大脑皮层。依据:患者意识浅昏迷,入科时查体,疼痛刺激左上肢可躲避,左下肢可屈曲,右上肢可见伸直反应,右下肢可屈曲,但较左侧差,双侧病理征阳性。头颅 CT 提示多处脑挫伤。②脑干。依据:入科查体双侧瞳孔不等大,直径左侧 3 mm,右侧 5 mm,左侧对光反射灵敏,右侧对光反射消失,左侧角膜反射灵敏,右侧角膜反射消失。③蛛网膜下腔。依据:头部 CT 提示蛛网膜下腔出血。

2. **定性诊断** 外伤性。依据:25 岁男性,既往史无特殊,外伤后急性起病,有明确的神经系统缺损体征,结合患者头部 CT 符合外伤性改变。

3. **合并症** 患者颅内压较高,给予深度镇痛镇静,同时体表亚低温治疗,治疗期间,自主咳痰能力极差,肺部感染进行性加重,根据肺泡灌洗液检查结果调整抗生素应用,并勤翻身、机械排痰,加强痰液引流后,动态复查胸部 CT 患者肺部感染逐渐有所改善,停用镇静及亚低温治疗后,患者胸部 CT 提示肺部感染改善较显著。

诊疗进展

重型颅脑损伤是临床上比较常见的神经外科急症,主要由直接或间接暴力作用于头部,导致脑组织损伤伴昏迷,主要评价标准是格拉斯哥评分(GCS)≤8 分或外伤后昏迷时间>6 小时。根据 GCS 评分及患者昏迷时间,颅脑损伤分为轻度(GCS 评分 13 ~ 15 分,创伤后昏迷时间<20 分钟)、中度(GCS 评分 9 ~ 12 分,创伤后昏迷时间 0.3 ~ 6.0 小时)、重度(GCS 评分≤8 分,创伤后昏迷时间>6 小时)。标准大骨瓣减压术是治疗重型颅脑损伤的有效方法之一,能有效清除血肿、降低颅内压,提高患者的生存率,但由于患者病情严重,需术后进一步治疗以提高预期效果。结合本例患者,双侧去骨瓣减压术后,颅内压仍波动在较高范围,积极应用体表亚低温治疗后患者颅内压有明显下降。

亚低温疗法是通过机体物理降温,使患者进入类冬眠状态,减少脑组织细胞氧自由基释放、减轻脑水肿及脑神经元毒性作用。20 世纪 80 年代亚低温疗法开始用于颅脑创伤的治疗。从临床定义来看,国际上目前将亚低温分为以下 4 度:轻度 33 ~ 35 ℃,中度 28 ~ 32 ℃,重度 17 ~ 27 ℃,极重度低于 16 ℃。一些动物实验表明,目标温度设定为 30 ℃的疗效要优于 33 ℃。但是对于人体来说,当体温低于 28 ℃时,常诱发心律失常、凝血功能障碍、严重的寒战或体表花斑形成等并发症,因此深低温治疗很少应用。亚低温治疗,即体温在 32～35 ℃时,研究发现上述并发症发生率较小,且能够达到很好的脑保护作用,在重度颅脑损伤辅助治疗中得到广泛应用。机制方面,亚低温对脑血流有调节作用,可以降低脑代谢率和改善细胞能量代谢、减少兴奋性氨基酸的释放、减少细胞内钙离子超载、减少氧自由基生成,从而减少神经元的坏死和凋亡,促进细胞间信号转导的恢复,减少脑梗死面积、减轻脑水肿、降低颅内压。

有研究表明,对于重度颅脑损伤来说,最佳亚低温治疗持续时间为 5 d,能有效缩短患者的昏迷时间,减少死亡率及致残率。治疗时间短于 5 天时不能有效阻止继发性脑损伤,而治疗时间超过 5 天可能会影响患者损伤组织的修复,这不利于患者机械功能的恢复且容易发生并发症。而亚低温治疗后的复温多主张缓慢复温,复温速度过快可引起复温性休克或复温后颅内压反跳性升高,导致病情再次恶化。研究表明,复温开始后应每 24 小时升高 1 ℃,而采用控制复温,延长复温时间,可减轻复温对脑温及颅内压的影响,减少复温后脑温及颅内压的波动。同时复温后继续控制体温,使体温保持在正常范围内,可进一步防止复温后可能出现的脑温急剧上升而引发继发性脑损害。

📝 诊疗总结

重型颅脑损伤在临床上比较常见,患者的伤残率、死亡率较高,必要时需要及早手术干预。亚低温治疗在降低脑代谢、颅内压方面,可以发挥重要作用。在亚低温治疗期间,有创颅内压监测、TCD 监测等多模态监测技术可以为亚低温的疗效及应用时间提供可靠的量化指标。

▌参考文献

[1] QIAO H B,YANG J,WANG C. Effect of cluster nursing based on risk management strategy on urinary tract infection in patients with severe craniocerebral injury [J]. Front Surg, 2021,8:826835.

[2] GAO Y,LIAO L P,CHEN P,et al. Application effect for a care bundle in optimizing nursing of patients with severe craniocerebral injury[J]. World J Clin Cases,2021,9(36): 11265-11275.

[3] WANG L,FAN S B,ZHAO Z P,et al. Change of levels of NGF,ACTH,and AVP in the cerebrospinal fluid after decompressive craniectomy of craniocerebral injury and their relationship with communicating hydrocephalus [J]. Evid Based Complement Alternat Med,2021,2021:1519904.

[4] HAN Z,SHI F,CHEN Y,et al. Relationship between miRNA - 433 and SPP1 in the presence of fracture and traumatic brain injury[J]. Exp Ther Med,2021,22(3):928.

[5] WANG H J,HE Y,LIANG R F,et al. A meta - analysis and systematic review of intracranial pressure monitoring on severe craniocerebral injury[J]. Ann Palliat Med,

2021,10(5):5380-5390.

[6]STOICA B A,FADEN A I. Cell death mechanisms and modulation in traumatic brain injury[J]. Neurotherapeutics,2010,7(1):3-12.

[7]KANEKO T,FUJITA M,YAMASHITA S,et al. Slow rewarming improved the neurological outcomes of prolonged mild therapeutic hypothermia in patients with severe traumatic brain injury and an evacuated hematoma[J]. Sci Rep,2018,8(1):11630.

第四章　中枢神经系统感染性疾病

案例十　化脓性脑膜炎并发颈内动脉假性动脉瘤

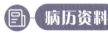 病历资料

（一）病史

患者男性,56 岁,以"发热 10 天,头痛 8 天,眼睑下垂 1 天"为主诉入院。

现病史: 患者 10 天前淋雨受凉后出现发热,体温最高 37.6 ℃,无头痛、咳嗽、咳痰、意识障碍、肢体无力等症状,给予退热药物应用效果不佳,仍间断发热。8 天前出现剧烈头痛,呈全头胀痛,发热时为著。当地医院头部 CT 示右侧基底节区、侧脑室旁陈旧性脑梗死,给予"退热药、卡马西平、头痛宁"(具体用量不详)后头痛稍好转。3 天前头痛再次加重,呈持续性,伴恶心、呕吐,呕吐为非喷射性胃内容物。2 天前出现高热,体温最高达 39.2 ℃。1 天前出现左侧眼睑下垂、睁眼不能、眼球运动不能,伴视物模糊、视物重影。头部MRI+MRA+MRV 示右侧基底节区、侧脑室旁陈旧性脑梗死,右侧大脑前动脉 A1 段显影不良,左侧横窦、乙状窦纤细。行腰椎穿刺,脑脊液压力 250 mmH$_2$O,白细胞计数 850×10^9/L,单核细胞百分比 90%,嗜中性粒细胞百分比 10%,总蛋白 212 mg/dL,氯化物 112 mmol/L,葡萄糖、腺苷脱氢酶(ADA)正常。给予"头孢曲松、甘露醇"等治疗,症状无改善,为进一步诊治至我院。自发病以来,患者意识清,精神差,饮食睡眠差,大、小便如常,近期体重无明显变化。

既往史: "高血压"病史 20 年,最高达 170/90 mmHg,平素规律服用"坎地沙坦片 4 mg/次,1 次/天",血压控制在(134～140)/80 mmHg;"糖尿病"病史 5 年,间断口服"二甲双胍",血糖控制不佳;"冠心病"病史 10 个月,未规律用药;3 个月前因左下肢无力,诊断为"脑梗死",经治疗遗留左下肢行走拖曳,近 3 个月口服"阿司匹林、阿托伐他汀"。

（二）体格检查

一般查体:体温 38.2 ℃,脉率 90 次/分,呼吸 20 次/分,血压 146/98 mmHg,心、肺、腹查体未见异常,肠鸣音 4 次/分。神经系统查体:神志清,精神差,高级智能活动正常,双眼球居中,左眼睑下垂,右眼各方向运动充分,左眼球居中、固定,水平及垂直运动受

限,右侧瞳孔直径约 3.0 mm,直接对光反射灵敏,间接对光反射消失。左侧瞳孔散大,直径约 5.0 mm,直接对光反射消失,间接对光反射灵敏(图 4-1),双侧角膜反射灵敏。左侧面部三叉神经第 1 支皮肤感觉分布区痛觉减退,双侧额纹、鼻唇沟对称,示齿口角无偏斜,伸舌居中。四肢肌张力正常,四肢肌力 5 级,四肢腱反射对称引出,指鼻及共济查体未见异常,深、浅感觉检查均未见明显异常。双侧病理征阴性,颈项强直,颏下 3 横指,双侧 Kernig 征阳性。

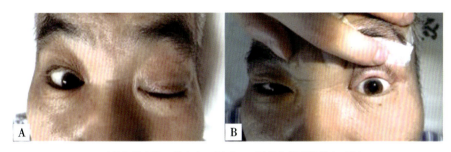

A. 可见右侧瞳孔正常大小,可内收;B. 可见左侧瞳孔散大、固定。

图 4-1　眼部表现

(三)辅助检查

1. 实验室检查　血常规:白细胞计数 $13.60×10^9/L$,血红蛋白 140.0 g/L,血小板计数 $366×10^9/L$,中性粒细胞百分比 81.7%。降钙素原 0.453 ng/mL,C 反应蛋白 112.25 mg/L,血沉 53.00 mm/h。糖化血红蛋白 6.89%,空腹血糖 9.19 mmol/L。肾功能、肝功能、凝血功能、血脂、心肌酶谱、传染病四项、甲状腺功能(简称甲功)三项、G 试验(β-D-葡聚糖试验)、GM 试验(半乳甘露聚糖抗原试验)、叶酸、维生素 B_{12}、同型半胱氨酸结果均未见明显异常。

2. 心电图及系统彩超检查　心电图:部分导联 ST 段呈水平型压低 ≥0.05 mV,性质待定。心脏彩超:主动脉瓣少量反流,左室舒张功能下降。颈部动脉彩超:右侧颈动脉斑块形成。肝胆胰脾及泌尿系统彩超、下肢静脉彩超均未见明显异常。

3. 影像学检查　头部 MRA(外院)(图 4-2)示左侧颈内动脉海绵窦段较对侧增宽。

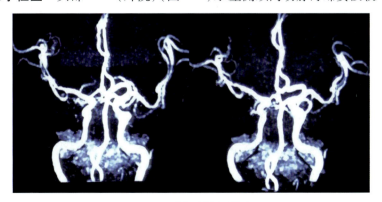

图 4-2　头部 MRA(外院)

（四）初步诊断

①发热、头痛待查：化脓性脑膜炎？②左侧动眼神经、滑车神经、展神经麻痹待查；③脑梗死恢复期；④高血压2级（很高危）；⑤2型糖尿病；⑥冠心病。

⏩ 诊疗过程

（一）进一步辅助检查

1. **腰椎穿刺术** 患者发热、头痛起病，外院查腰穿提示脑脊液压力升高，脑脊液细胞数明显增高，氯化物降低，考虑颅内感染，复查腰穿进一步完善脑脊液检查，动态观察、评价脑脊液情况，并进一步查找病原。脑脊液压力200 mmH$_2$O。脑脊液常规、生化、细胞学：白细胞计数200.0×10^6/L，单核细胞百分比39%，嗜中性粒细胞百分比56%，氯化物121.3 mmol/L，葡萄糖4.05 mmol/L，总蛋白760.2 mg/L。脑脊液电泳：IgG 72.20 mg/L，脑脊液白蛋白423.00 mg/L，血清白蛋白33.30 g/L，ALB商值12.70，IgG生成指数0.72，24 h CSF IgG合成率11.14。脑脊液抗酸染色、墨汁染色均阴性。脑脊液病毒全套、寄生虫全套、单纯疱疹病毒Ⅱ型DNA、结核分枝杆菌DNA、巨细胞病毒DNA、结明三项、ADA、脑脊液细菌培养均未见明显异常。

2. **头部MRI平扫+增强** 完善头部MRI平扫+增强检查明确是否存在海绵窦等颅内病变。头部MRI平扫+增强（图4-3）示左侧海绵窦内侧方囊状强化影，右侧基底节区陈旧性腔隙性脑梗死。

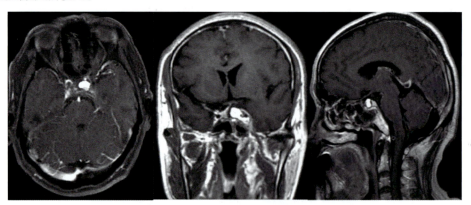

图4-3　头部MRI增强

静脉注入对比剂增强扫描可见左侧海绵窦内侧方一囊状强化影，大小约10 mm×11 mm×12 mm（上下径×前后径×左右径），左侧海绵窦较对侧增宽。

3. **头颈联合CTA** 进一步排查颅内动脉瘤，行头颈联合CTA检查（图4-4），结果显示左侧颈内动脉海绵窦段动脉瘤，左侧椎动脉颅内段结节状钙斑，相应管腔中-重度狭窄。

4. **筛查血流感染和结核感染** 完善血培养、血T-SPOT、肺部CT及留取痰抗酸染色。

连续 3 次血培养结果阴性,血 T-SPOT 阴性。胸部 CT:右肺尖小空洞,炎性? 右肺下叶慢性炎症。留取单次痰液抗酸液基涂片未见结核分枝杆菌。

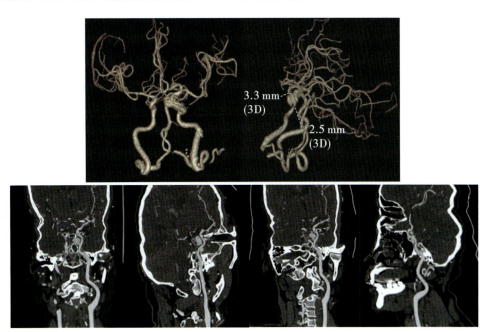

图 4-4　头颈联合 CTA

(二)治疗

结合患者病史、体征和脑脊液结果,考虑化脓性脑膜炎;头颈联合 CTA 提示左侧颈内动脉海绵窦段动脉瘤。综上,考虑患者为化脓性脑膜炎继发左侧颈内动脉海绵窦段夹层动脉瘤。治疗上给予脱水降颅压(甘露醇 50 g,每 8 小时 1 次)、抗感染(美罗培南 2.0 g,每 8 小时 1 次+万古霉素 1.0 g,每 12 小时 1 次)、控制血糖和血压,以及营养支持治疗等。鉴于患者颈内动脉海绵段夹层动脉瘤,请神经外科、介入科会诊,因考虑患者存在颅内感染,权衡获益及风险,建议待颅内感染控制后择期行介入手术治疗。入院第 5 天时患者头痛进行性加重,左眼视力进行性下降,左眼前 10 cm 仅见指数,急诊完善眼底照相检查,回示眼底动脉形态可,排除颈内动脉夹层远端撕裂累及眼动脉可能,考虑夹层动脉瘤瘤体进行性增大,占位效应导致视神经受压,动脉瘤破裂风险高。再次复查腰穿,脑脊液细胞数较前下降,体温热峰较前下降,再请介入科评估手术指征。充分与家属沟通病情,入院第 6 天行全脑血管造影术,术中证实左侧颈内动脉海绵窦段夹层动脉瘤并行“颅内夹层动脉瘤覆膜支架置入术”(图 4-5)。

术中见左侧颈内动脉海绵窦段一巨大假性动脉瘤,破口位于左侧颈内动脉海绵窦后膝段。

术后给予替洛非班持续泵入维持 30 小时,低分子量肝素钙针 5 000 IU,每 12 小时 1 次应用 3 天,随后口服阿司匹林 100 mg/d、氯吡格雷 75 mg/d,以防支架内血栓形成。

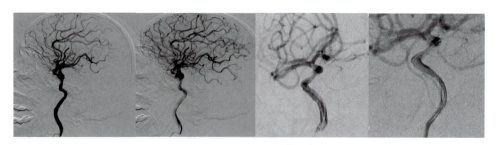

图 4-5　全脑血管造影

为进一步寻找化脓性脑膜炎的病因,完善鼻窦、颅底三维重建,结果显示头颅骨质连续性完整,双侧上颌窦、筛窦、蝶窦炎,未见骨质破坏。复查心脏彩超排除感染性心内膜炎。多次血培养结果阴性。经积极抗感染治疗,患者头痛症状好转,未再发热,视力逐渐恢复,左眼眼睑下垂、眼球活动、复视症状无明显好转。动态复查脑脊液显示细胞数逐渐下降(表 4-1),抗生素降阶梯应用,患者病情稳定,出院至当地医院继续治疗。

表 4-1　住院期间脑脊液化验结果

入院天数	压力/mmH$_2$O	白细胞计数/(×10^9/L)	生化			
			葡萄糖/(mmol/L)	总蛋白/(mg/L)	氯化物/(mmol/L)	乳酸/(mmol/L)
第 1 天	200	200	4.05	760.2	121.3	—
第 4 天	110	110	5.00	793.0	121.0	3.47
第 8 天	170	164	3.98	856.0	108.0	2.56
第 13 天	100	50	3.40	734.0	123.0	2.58
第 18 天	85	17	3.76	597.0	124.0	2.83
第 25 天	80	17	3.43	1000.3	128.0	2.26
第 32 天	140	3	3.59	757.0	122.0	2.44
第 41 天	50	9	4.56	698.0	120.0	3.06

(三)修订诊断

①化脓性脑膜炎;②左侧颈内动脉夹层动脉瘤 覆膜支架置入术后;③高血压 2 级(很高危);④2 型糖尿病;⑤脑梗死恢复期;⑥冠心病。

(四)预后随访

出院后规律口服双联抗血小板聚集药物,继续抗感染治疗。出院 20 天后在当地医院住院期间突发意识障碍,头颅影像学检查考虑大面积脑梗死,后病情恶化死亡。

病例特点分析

（一）病例特点

1. 患者 56 岁男性，急性起病，进行性加重，既往有高血压、糖尿病、脑梗死病史。

2. 以发热、头痛为首发症状，逐渐加重，出现视物成双，左眼眼睑下垂、眼球固定、瞳孔散大。

3. 神经系统查体可见左侧动脉神经、滑车神经、外展神经及三叉神经第 1 支神经纤维受损。

4. 腰椎穿刺脑脊液化验压力增高，白细胞计数明显增高，氯化物稍低。头部 MRI 增强提示左侧海绵窦内侧方囊状强化影。头颈联合 CTA 提示左侧颈内动脉海绵窦段动脉瘤。后患者头痛加重，左眼视力下降，考虑瘤体进行性增大，在继续抗感染治疗的基础上行全脑血管造影证实左侧颈内动脉海绵窦段夹层动脉瘤并行"颅内夹层动脉瘤覆膜支架置入术"。经积极治疗，患者未再发热，头痛好转，视力恢复，脑脊液细胞数降至正常范围。

（二）病例分析

1. **定位诊断** ①脑膜。依据：患者发热、头痛起病，查体可见颈项强直，颌下 3 横指，双侧 Kernig 征阳性。②海绵窦（左侧动脉神经、滑车神经、外展神经及三叉神经第 1 支）。依据：脑神经损害体征。③左眼视神经。依据：患者病程中出现左眼视力进行性下降。

2. **定性诊断** 感染性（细菌感染）。依据：患者急性起病，受凉后出现发热、头痛，进行性加重，腰穿压力增高，脑脊液白细胞计数明显增高，氯化物降低，完善检查排除结核、真菌、病毒等感染，应用美罗培南联合万古霉素抗感染治疗有效。

诊疗进展

颅内感染性动脉瘤（intracranial infected aneurysm，IIA）占所有颅内动脉瘤的 0.7%～5.4%，早期诊断困难，常常在发生破裂后才被识别，破裂出血后致残率和病死率极高。IIA 可由细菌、真菌、病毒感染后形成。草绿色链球菌属和金黄色葡萄球菌是引起 IIA 最常见的微生物，占 57%～91%。其他还包括表皮葡萄球菌、凝固酶阴性葡萄球菌、肠球菌属、棒杆菌属等。革兰氏阴性菌则较少报道。病毒所致 IIA 罕见。

IIA 典型病理改变是感染和动脉壁的破坏。在感染急性期，可见动脉内弹力膜破坏和内皮增生，在中膜或外膜可见炎症细胞浸润。目前，IIA 的感染途径有以下两种可能：一是血管内来源，二是血管外来源。血管内病原菌的传播，通常是感染性心内膜炎患者瓣膜的脓毒性栓子脱落，通过血液循环到达颅内动脉，在血流相对缓慢且狭窄的血管处停留，并破坏血管壁，所以 IIA 常见于血管远端。血管外来源的感染通常见于病原微生物引起脑膜炎或是脑膜周围结构炎症波及动脉管壁，感染经管壁外至管壁内，从外膜至平滑肌或是内膜，破坏管壁，形成 IIA，所以 IIA 倾向于出现在感染灶附近的血管，如海绵窦血栓性静脉炎累及相邻的颈内动脉海绵窦段。

未破裂 IIA 可以无典型神经系统症状,只有发热、体重减轻等非特异性临床表现,偶有大的 IIA 因为占位效应表现出神经功能障碍。破裂 IIA 的临床表现包括头痛、癫痫发作、眼肌麻痹、视力下降、鼻出血(当 IIA 位于颈内动脉的海绵窦部分时)、精神状态改变和局灶性神经功能障碍,由于破裂的 IIA 可能是假性或夹层动脉瘤,出血严重,症状也较重,死亡率较高。

CTA、MRA、DSA 可辅助诊断 IIA。DSA 是诊断 IIA 的"金标准",典型的影像特征包括位于非主干血管、瘤颈不明确、梭形(水滴样)、多发,以及在短期随访期间动脉瘤形态改变或者出现新发动脉瘤等。CTA 和 MRA 因其辐射伤害相对较小及非侵入性,常被用于代替 DSA 随访高危患者。

IIA 的诊断应根据病史、临床表现和辅助检查等综合判断。目前仅有 IIA 的推荐临床诊断标准。①必需标准:影像检查发现颅内动脉瘤。②辅助诊断标准:a. 感染史,感染性心内膜炎、脑膜炎、海绵窦血栓静脉炎、眼眶蜂窝织炎;b. 影像学特征,多发、血管远端、梭形、随访期间动脉瘤形态变化或新发动脉瘤;c. 其他证据,年龄<45 岁,近期腰椎穿刺史,住院期间发热或入院 1 周前有发热史,CT 或 MRI 示颅内出血。临床确诊 IIA 需要①+②(符合 a、b、c 中任意 3 点),临床高度怀疑 IIA 需要①+②(符合 a、b、c 中任意 2 点),临床疑似 IIA 需要①+②(符合 a、b、c 中任意 1 点)。

IIA 的治疗与囊性动脉瘤的治疗不同,因为 IIA 具有 3 个明显不同点:病原微生物引发、更高的破裂出血倾向、短时间内即可形成新的动脉瘤。早期发现和治疗 IIA 至关重要。治疗方案有抗生素治疗和外科治疗。鉴于破裂的高风险性,只要 IIA 在技术上可处理,都应积极进行外科手术或血管内治疗。破裂 IIA 多属于假性动脉瘤,瘤壁脆弱易破且缺乏清晰的瘤颈,在技术上对于手术夹闭瘤颈具有挑战性。应用覆膜支架治疗感染性颈动脉瘤破裂至今无统一认识。目前认为有效的控制感染是应用覆膜支架治疗感染性颈动脉瘤破裂的关键,必须做到:①针对致病菌类型,使用有效抗生素;②抗感染持续时间一般需 4 ~ 6 周;③感染病灶彻底清创、敞开引流;④外露覆膜支架用自体血管或软组织覆盖,并与脓腔分离;⑤密切观察应用覆膜支架后的局部症状,防止感染反复发生。此外,还应积极抗凝等治疗,防止覆膜支架内血栓形成。

📝 诊疗总结

该患者主要以发热、头痛起病,腰穿脑脊液化验支持颅内化脓性细菌感染,病程中迅速出现左眼眼睑下垂、左眼瞳孔散大、视物成双、左眼眼球运动障碍,并伴有左侧额部皮肤麻木、痛觉减退,行头颈联合 CTA 检查提示左侧颈内动脉海绵窦段假性动脉瘤形成,考虑患者脑膜炎波及动脉管壁,破坏管壁,形成感染性动脉瘤。该患者在积极抗感染基础上,颅内假性动脉瘤瘤体进行性增大,局部占位效应加重,提示高破裂风险。考虑动脉瘤部位以及患者情况给予"颅内夹层动脉瘤覆膜支架置入术"治疗,术后给予继续抗感染治疗及双联抗血小板聚集药物应用,但患者出院后在外院治疗过程中出现大面积脑梗死导致病情加重死亡,考虑可能为覆膜支架内血栓形成。因此,IIA 患者血管内治疗后需要高度警惕血栓形成,应查基因评判阿司匹林和氯吡格雷的应答情况,服药期间动态复查血栓弹力图以评价血小板功能和抑制情况,及时发现血小板抑制程度不足或过度情况,进行药物或剂量调整。

参考文献

[1] DUCRUET A F,HICKMAN Z L,ZACHARIA B E,et al. Intracranial infectious aneurysms: a comprehensive review[J]. Neurosurg Rev,2010,33(1):37-46.

[2] PETERS P J, HARRISON T, LENNOX J L. A dangerous dilemma: management of infectious intracranial aneurysms complicating endocarditis[J]. Lancet Infect Dis, 2006,6(11):742-748.

[3] MOLINARI G F, SMITH L, GOLDSTEIN M N, et al. Pathogenesis of cerebral mycotic aneurysms[J]. Neurology,1973,23(4):325-332.

[4] KANNOTH S, THOMAS S V. Intracranial microbial aneurysm (infectious aneurysm): current options for diagnosis and management[J]. Neurocrit Care,2009,11(1):120-129.

[5] KANNOTH S,THOMAS S V,NAIR S,et al. Proposed diagnostic criteria for intracranial infectious aneurysms[J]. J Neurol Neurosurg Psychiatry,2008,79(8):943-946.

[6] ESENKAYA A, DUZGUN F, CINAR C, et al. Endovascular treatment of intracranial infectious aneurysms[J]. Neuroradiology,2016,58(3):277-284.

案例十一 鼻源性脑脓肿(多种细菌混合感染)

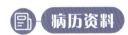 病历资料

(一)病史

患者女性,16 岁,以"发热 19 天,意识障碍 3 天"为代主诉入院。

现病史: 患者 19 天前无明显诱因出现间断发热,不伴咳嗽、头痛等,最高体温 39.1 ℃。14 天前洗澡后出现头痛,左侧额颞、眼眶周围持续胀痛,伴有干咳,仍间断发热。5 天前因间断发热、咳嗽、头痛去当地医院住院,行肺部 CT 示左肺上叶、右肺中叶微小结节,双侧胸腔少量积液。4 天前开始间断出现恶心、呕吐,左侧口角间断抽动,持续 1~2 秒缓解,无意识丧失及肢体抽动。3 天前出现反应迟钝,右下肢无力,随后出现呼唤无反应。行头颅 CT 示左侧额部颅板下可见梭形等低密度影;头部磁共振示纵裂池、左侧大脑半球硬膜下、右侧枕部硬膜下异常信号,考虑感染性病变,积脓、积液可能,软脑膜异常改变,考虑炎症,脑肿胀;头部 MRV 示脑静脉稍粗,左侧乙状窦局部较细。行腰椎穿刺术测脑脊液压力大于 400 mmH$_2$O,脑脊液白细胞计数 1832×10^6/L,嗜中性粒细胞百分比 60%,葡萄糖 2.35 mmol/L,氯化物 119 mmol/L,总蛋白 1662 mg/L。血培养提示革兰氏阳性球菌生长。当地给予抗感染治疗,今日复查腰穿,脑脊液白细胞计数 757×10^6/L,葡

萄糖 5.32 mmol/L,氯化物 129 mmol/L,总蛋白 1 245 mg/L。为进一步诊治来我院。自发病以来,患者进食减少,间断呕吐,意识不清后留置胃管、尿管。

既往史、个人史:既往有鼻窦炎病史,平素间断鼻塞,个人史无特殊。

(二)体格检查

一般查体:双肺呼吸音粗,双下肺可闻及散在湿啰音,心脏听诊未闻及明显异常,腹软,无压痛、反跳痛。神经系统查体:意识模糊,表情淡漠,疼痛刺激可睁眼,不言语,不能配合指令性动作,脑神经查体未见明显阳性体征。四肢肌张力减低,疼痛刺激左上肢可定位,左下肢可见屈曲,右侧肢体未见活动,双上肢腱反射(++),双下肢腱反射(+),右侧 Babinski 征阳性,左侧 Babinski 征阴性。颈项强直,颏下 3 横指,双侧 Kernig 征阳性。深浅感觉及共济查体不配合。

(三)辅助检查

1.**实验室检查** 血常规:白细胞计数 17.96×10^9/L,红细胞计数 3.29×10^{12}/L,血红蛋白 92 g/L,血小板计数 72×10^9/L。降钙素原 4.5 ng/mL。肝功能:白蛋白 23.6 g/L,总蛋白 70.7 g/L。电解质、肾功能、凝血功能、血脂、血糖、G 试验、GM 试验、T-SPOT 结果均正常。甲状腺功能:促甲状腺激素 0.148 μIU/mL,游离三碘甲状腺原氨酸、游离甲状腺素均正常。血沉 90 mm/h,C 反应蛋白 30.2 mg/L,白细胞介素-6 20.75 pg/mL。血病毒全套:EB 病毒 IgG、巨细胞病毒 IgG 阳性,余结果阴性。

2.**彩超检查** 甲状腺彩超示甲状腺双侧叶囊性结节(TI-RADS 分级:2 级)。心脏、肝胆胰脾、泌尿系统、盆腔彩超均未见明显异常。

3.**CT 检查** 头部 CT(图 4-6)示大脑镰、小脑幕左侧积液。肺部 CT(图 4-7)示双肺轻微炎症。

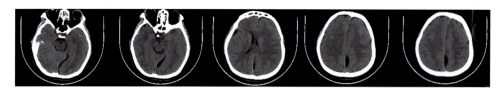

图 4-6 头部 CT

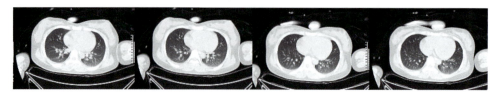

图 4-7 肺部 CT

(四)初步诊断

①颅内感染:细菌性? ②肺部感染;③脓毒血症;④血小板减少症;⑤低蛋白血症。

⊠ **诊疗过程**

（一）进一步辅助检查

1.脑脊液检查 复查腰穿，观察脑脊液细胞数变化，进一步查找病原菌。脑脊液压力大于 400 mmH_2O，脑脊液微混，脑脊液白细胞计数 90×10^6/L，嗜中性粒细胞百分比 13%，葡萄糖 5.62 mmol/L，氯化物 133 mmol/L，总蛋白 614 mg/L。脑脊液宏基因组二代测序（mNGS）:G^-口普雷沃菌，序列数 140;G^+星座链球菌，序列数 3;G^+极小陌生菌，序列数 3。

2.颅脑磁共振检查 明确颅内病灶变化。头部 MRI 平扫+增强（图 4-8）:大脑纵裂池、左侧额顶颞枕叶及右侧枕叶硬膜下异常信号，考虑感染性病变并积脓，左侧大脑半球皮层、右侧额顶颞枕叶皮层肿胀。增强扫描提示脑内软脑膜、左侧大脑半球硬脑膜及大脑镰异常强化，考虑炎症。

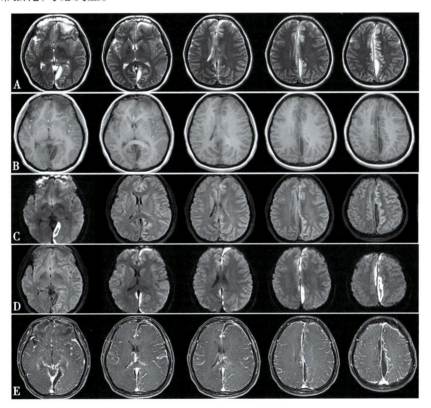

A. T_2WI;B. T_1WI;C. T_2FLAIR;D. DWI;E. T_1 增强。

图 4-8 头部 MRI 平扫+增强

大脑纵裂池、左侧额顶颞枕叶及右侧枕叶硬膜下可见条片状长 T_1 不均匀长 T_2 信号，黑水像呈低或等信号，DWI 高 b 值可见环形明显扩散受限高信号。左侧大脑半球皮层、右侧额顶颞枕叶皮层稍肿胀，呈长 T_2 信号，左侧为著，相应脑沟变浅。左侧侧脑室受压变窄，中线结构轻度右偏。

头部 MRA+MRV(图 4-9):MRA 未见明显异常;MRV 示上矢状窦额顶部管腔粗细欠均匀,未见充盈缺损,右侧横窦局部显影纤细浅淡。

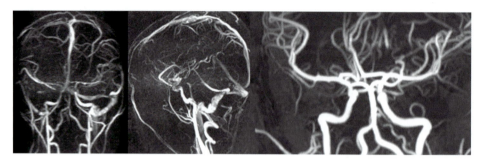

图 4-9　头部 MRV+MRA

3. 鼻窦 CT 检查　患者既往鼻窦炎病史,平素间断鼻塞,外院 MRI 提示鼻窦炎,查鼻窦 CT 明确鼻窦炎及是否存在鼻部骨质破坏。鼻窦 CT(图 4-10)示全组鼻旁窦炎、部分积液,鼻中隔偏曲,左侧下鼻甲肥大,鼻部骨质连续性良好。

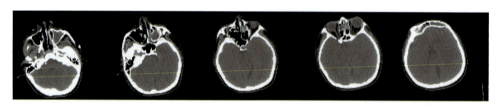

图 4-10　鼻窦 CT

4. 血培养、脑脊液培养　患者外院血培养提示革兰氏阳性球菌感染,入院后多次留取血培养未培养出细菌。脑脊液培养未见细菌生长。

(二)治疗

结合患者病史、外院血培养结果及入院后辅助检查结果,考虑脓毒血症、脑脓肿,入院后给予美罗培南联合万古霉素抗感染、脱水降颅压及对症支持治疗。患者入院后出现癫痫频发,给予丙戊酸、左乙拉西坦抗癫痫治疗,发作逐渐控制。请神经外科会诊后行脑脓肿切开引流术。术中脓液送检 mNGS:G^- 口普雷沃菌,序列数3975;G^- 牙髓卟啉单胞菌,序列数810;G^+ 乌力欧陆森菌,序列数 532;G^+ 星座链球菌,序列数 25;G^- 侵肺戴阿李斯特菌,序列数 141;G^+ 微小微单胞菌,序列数 132;G^+ 极小陌生菌,序列数 67。术后患者意识逐渐好转,可简单对答、配合握手,继续内科抗感染治疗,患者肌力逐渐改善,左侧肢体粗测肌力 4 级,右侧上肢 3 级、下肢 2 级。治疗期间复查腰穿,脑脊液细胞数逐渐下降。住院 20 天时左侧肢体肌力 5-级,右侧肢体肌力 4 级,脑脊液白细胞计数 $12×10^6$/L,嗜中性粒细胞百分比 1%,葡萄糖 3.38 mmol/L,氯化钠 128 mmol/L,总蛋白 1386 mg/L。住院治疗 45 天后患者病情稳定,神志清,无发热,四肢活动自如,肌力 5 级。复查头部 MRI 平扫+增强(图 4-11)示双侧大脑镰旁、左侧额叶异常信号,病变及周围水肿范围较前减小。

患者出院时继续口服利奈唑胺抗感染及抗癫痫药物。

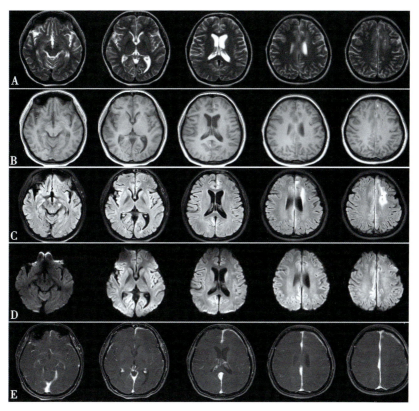

A. T$_2$WI；B. T$_1$WI；C. T$_2$FLAIR；D. DWI；E. T$_1$增强。

图4-11 复查头部MRI平扫+增强

双侧大脑镰旁、左侧额叶异常信号，病变及周围水肿范围较前减小。

(三)修订诊断

①脑脓肿；②鼻窦炎。

(四)预后随访

出院时Rankin评分1分。出院3个月后随访Rankin评分0分。

病例特点分析

(一)病例特点

1.16岁女性，既往可疑鼻窦炎病史。

2.急性起病，病程中高热、癫痫发作、意识障碍、肢体瘫痪。

3.神经系统查体：意识障碍、中枢性四肢瘫、脑膜刺激征阳性。

4.辅助检查：磁共振提示颅内可见大脑纵裂池、左侧额顶颞枕叶及右侧枕叶硬膜下异常信号,考虑感染性病变并积脓;脑脊液白细胞计数增高,细胞分类中性比例为主,脑脊液 mNGS 提示混合细菌感染。

(二)病例分析

1. 定位诊断　①广泛大脑皮层。依据:患者病程中存在癫痫发作、意识障碍及肢体瘫痪;头部 MRI 结果提示大脑纵裂池、左侧额顶颞枕叶及右侧枕叶硬膜下异常信号,左侧大脑半球皮层、右侧额顶颞枕叶皮层肿胀。②脑膜。头部 MRI 增强扫描提示脑内软脑膜、左侧大脑半球硬脑膜及大脑镰异常强化。

2. 定性诊断　感染性。依据:16 岁女性,急性起病,病程中伴有发热,脑脊液白细胞计数增高、葡萄糖及氯化物降低、总蛋白增高,脑脊液及脑脓肿穿刺液 mNGS 均提示混合细菌感染。

诊疗进展

脑脓肿的诊疗包括确定病原体、明确原发病,这决定着治疗策略和二级预防。95% 以上脑脓肿是由细菌引起,血流播散占比 30%～40%,主要继发于心内膜炎、肺部感染、牙源性感染。邻近部位播散占 40%～50%,主要继发于中耳炎或乳突炎、鼻窦炎、脑膜炎。一般人群发病率仍较低,估计为每年(0.2～1.9)/10 万人。男女比例在(2～3):1,诊断时患者的中位年龄为 30～40 岁,总体发病率正在增加中,尤其对于老年人和免疫功能低下人群。

脑脓肿的临床诊断,症状表现常没有特异性,可能出现头痛、意识状态改变、发热、局灶性神经功能损害和(或)癫痫发作的组合表现。典型的头痛、发热、局灶性神经功能缺损症状三联症只见于 20% 入院患者,因此可能会延误诊断,直至患者出现高颅压才被发现。

一旦头颅影像学检查疑诊脑脓肿,应在抗感染之前立即完善血培养检查,大约1/3患者可能有血培养阳性,约 2/3 脑脓肿患者具有典型的细菌组织学特征,其中 23% 是混合菌感染。最常见的病原体包括链球菌(主要是口腔链球菌)、葡萄球菌(主要是金黄色葡萄球菌)、革兰氏阴性杆菌(主要是肠杆菌)及厌氧菌。细菌鉴定的方法包括细菌培养和新的测序方法"宏基因组二代测序"(mNGS),mNGS 可使病原体检测阳性率从传统培养法的 66% 增加为 83%;混合菌感染的脑脓肿的病原体鉴别阳性率从 39% 升高到 62%。宏基因组学(对样本中的 DNA 的无差别测序)可用于未知病原体诊断(如病毒、真菌、细菌),以及获取微生物的整个序列(如抗生素耐药基因的测定)。这些新的更有效的方法,尤其是 mNGS 诊断,可能有助于明确脑脓肿的主要病原体,有利于确定目标抗生素治疗。但是检测到在传统培养中未发现的大量细菌,不能除外 mNGS 标本处理过程中污染的可能。

诊疗总结

本例患者 16 岁,女性,既往体健,有间断鼻塞症状,本次发热起病,热退后再次高热,并出现癫痫发作、意识障碍、肢体瘫痪。头颅影像学提示脑脓肿形成,经积极抗感染治疗症状逐渐好转。考虑本例脑脓肿感染途径:①患者既往间断鼻塞,影像学提示鼻窦炎,考虑细菌可能经鼻窦播散至颅内;②患者外院血培养提示革兰氏阳性球菌感染/生长,且血清降钙素原、血沉、C反应蛋白等炎症指标较高,提示血流感染,故颅内感染不除外血流播散,但脑脓肿mNGS提示多种混合细菌,血流感染亦可能是原发感染灶播散入血流;③mNGS提示口普雷沃菌序列数最高,该菌是人牙龈沟的优势菌,是多种口腔疾病的病原菌,但该患者并无牙龈感染病史,故牙源性感染证据不充分。病原学诊断方面,mNGS存在优势,尤其是当常规细菌培养未见病原学证据,阳性率偏低时,mNGS可以为抗感染方案调整提供精准指导。脑脓肿脓壁形成后给予手术治疗有利于感染控制、改善患者症状,但手术时机要严格把握。

参考文献

THY M,GAUDEMER A,D'HUMIÈRES C,et al. Brain abscess in immunocompetent patients: recent findings[J]. Cur Opin Infect Dis,2022,35(3):238-245.

案例十二　颅内毛霉菌感染

 病历资料

(一)病史

患者男性,38岁,以"咳嗽、咳痰20天,视力下降10天,肢体无力3天"为主诉入院。

现病史:患者20天前受凉后出现咳嗽、咳痰,后出现胸闷、气短,活动后加重,入我院呼吸ICU住院治疗,肺泡灌洗液培养提示"烟曲霉",诊断为"侵袭性气管支气管曲霉病",给予"伏立康唑"联合"哌拉西林他唑巴坦"治疗后胸闷症状好转,仍间断发热,体温波动在37~38℃。12天前晨起后出现左侧面部麻木,眼睑及左侧面部稍肿胀,口角歪斜,伸舌左偏,急查头颅MRI+MRA未见明显异常。10天前出现左眼睁眼不能,左眼球固定,左眼视力进行性下降。完善腰椎穿刺术:脑脊液白细胞计数23×10^6/L,总蛋白、葡萄糖、氯化物均正常。行头部MRI增强检查未见明显异常,疑诊"多脑神经炎",给予"甲波尼龙80 mg,2次/天"静脉应用,症状无改善。3天前突发右侧肢体无力,伴言语不清,症状进行性加重,转入神经重症科治疗。自发病以来,患者意识嗜睡,精神差,二便正常。

既往史:"糖尿病"病史2年,口服降糖药物,血糖控制差。呼吸ICU住院期间查血糖高,尿酮体(+++),尿蛋白高,考虑"糖尿病酮症酸中毒、肾炎综合征",给予对症处理。

(二)体格检查

一般查体:T 37.8℃,P 78次/分,R 20次/分,BP 119/81 mmHg。体形消瘦,营养不

良,颜面部轻度水肿。双肺呼吸音粗,双下肺呼吸音低,心律齐,各瓣膜听诊区未闻及明显杂音。腹软,肝脾肋下未触及,肠鸣音4次/分。神经系统查体:嗜睡,精神差,言语不能,查体部分配合。左眼眼睑下垂,左眼视力下降,眼前10 cm可见指动,双侧瞳孔不等大,左眼直径约5 mm,直接、间接对光反射消失,右眼瞳孔直径约3 mm,直接对光反射灵敏,间接对光反射消失。左眼眼球固定,右眼外展受限(图4-12)。左眼直接、间接角膜反射消失,右眼直接角膜反射存在,间接角膜反射消失,左侧额纹消失,双侧鼻唇沟变浅,张口受限,咀嚼无力,示齿不能,伸舌不能,双侧软腭上抬受限,咽反射迟钝。四肢无明显肌肉萎缩,右侧肢体肌张力降低,左侧肢体肌张力正常,右侧肢体肌力2级,左侧肢体肌力5级,四肢腱反射对称引出,双侧Babinski征、Chaddock征阳性。面部、全身痛觉检查无明显异常。颈项强直,颏下3横指,Kernig征阳性。

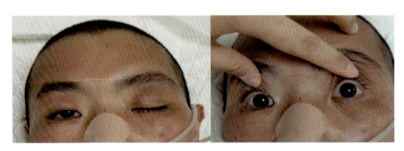

图4-12 眼部表现
左眼眼睑下垂,左眼球固定,右眼外展受限。

(三)辅助检查

1.**实验室检查** 血常规:白细胞计数21.01×10^9/L,红细胞计数5.07×10^{12}/L,血红蛋白159.0 g/L,血小板计数240×10^9/L,中性粒细胞百分比84.1%,淋巴细胞百分比11.1%。糖化血红蛋白10.30%。尿常规:酮体(+++)、蛋白(+)、葡萄糖(+++)。炎症指标:降钙素原0.299 ng/mL,C反应蛋白97.96 mg/L,白细胞介素-6 10.50 pg/mL。肝肾功能、电解质、凝血功能、甲状腺功能、传染病四项结果均未见明显异常。G试验、GM试验均阴性。T-SPOT结果阴性。血肿瘤标志物阴性。

2.**彩超检查** 心脏彩超、肝胆脾胰彩超、泌尿系彩超、双下肢深静脉彩超均未见明显异常。

3.**磁共振检查**

(1)头部MRI+MRA(入院第6天)结果未见明显异常。

(2)头部MRI增强(入院第10天)结果未见明显异常。

(3)海绵窦MRI增强及MRV(入院第13天)(图4-13)未发现海绵窦有占位性病变,左侧颈内动脉显影不良,MRV未见明显异常。

(4)复查头部MRI+MRA(入院第18天)(图4-14)示左侧额顶岛叶、左侧基底节区急性或亚急性脑梗死,左侧颈内动脉颅内段未见明确显示,考虑重度狭窄或闭塞,左侧大脑中动脉中重度狭窄。

4.脑脊液检查　腰椎穿刺术(入院第 11 天):脑脊液压力 90 mmH_2O,白细胞计数 $23\times10^6/L$,单核细胞百分比 94.6%,嗜中性粒细胞百分比 5.40%,脑脊液总蛋白 422 mg/L,乳酸、氯化物均正常,葡萄糖 5.44 mmol/L。脑脊液抗酸染色、墨汁染色均阴性,脑脊液病毒全套、寄生虫全套、结明三项、ADA 均阴性。脑脊液 mNGS 阴性。脑脊液细菌培养阴性。脑脊液脱髓鞘抗体及自身免疫性脑炎抗体均阴性。

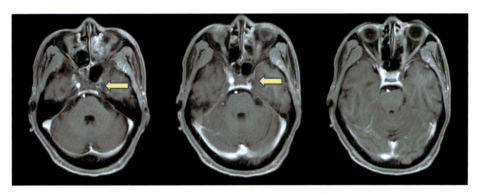

图 4-13　海绵窦 MRI 增强+头部 MRV

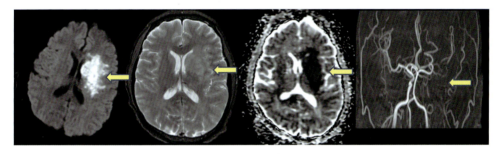

图 4-14　头部 MRI+MRA

(四)初步诊断

①颅内感染:真菌性? 细菌性? ②脑梗死;③左侧颈内动脉闭塞? ④侵袭性气管支气管曲霉病;⑤肺部感染;⑥2 型糖尿病 糖尿病酮症酸中毒;⑦肾炎综合征;⑧低白蛋白血症。

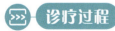

(一)进一步辅助检查

1.脑脊液检查　患者间断发热,先后出现海绵窦及颅内病变,既往脑脊液检查白细胞计数升高,考虑中枢神经系统感染可能性大。为进一步明确病原复查腰椎穿刺(入院第 19 天):脑脊液压力 90 mmH_2O,白细胞计数 $727\times10^6/L$,单核细胞百分比 44.6%,嗜中性粒细胞百分比 55.4%,脑脊液总蛋白 452 mg/L,乳酸 4.26 mmol/L,氯化物

119 mmol/L,葡萄糖 7.04 mmol/L。脑脊液抗酸染色、墨汁染色、病毒全套、寄生虫全套、结明三项、ADA 均阴性。

2.影像学检查

（1）海绵窦+眼部+颅脑 MRI 增强（图 4-15）：左侧三叉神经脑池段增粗并异常信号，考虑炎症？左侧视神经周围少量积液；左侧颈内动脉颅内段及左侧大脑中动脉管壁异常强化，左侧基底节区轻微强化，考虑梗死后改变。

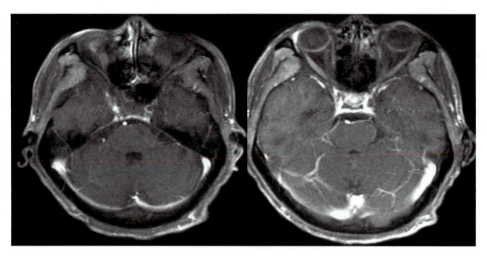

图 4-15　海绵窦+眼部+颅脑 MRI 增强

（2）头颈部 3D-SPACE 磁共振成像（图 4-16）：左侧颈内动脉、左侧大脑中动脉 M1 段管壁增厚并强化，考虑炎性病变可能。

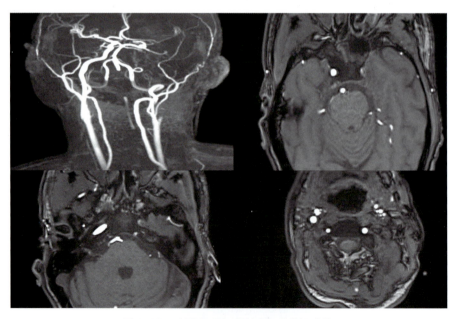

图 4-16　头颈部 3D-SPACE 磁共振成像

3.实验室检查　结缔组织病全套、ANCA全套、抗心磷脂抗体、血细胞因子均正常,C反应蛋白、血沉轻至中度升高,无明确系统性血管炎的实验室证据,激素治疗无效,排除自身免疫性因素导致动脉炎。考虑患者急性大动脉闭塞的原因为感染性动脉炎。

(二)治疗

结合患者为免疫功能受限人群,既往肺部曲霉菌感染,以及病史、临床表现、辅助检查结果,考虑目前诊断为真菌性脑膜脑炎,颅内曲霉菌病可能性大,停用激素,继续给予抗真菌伏立康唑针0.2g每12小时1次静脉应用,同时给予抗血小板聚集、营养支持等治疗。其间因肺部感染加重,行纤维支气管镜检查,留取肺泡灌洗液培养,结果回示鲍曼不动杆菌。根据药敏试验结果给予头孢哌酮舒巴坦3.0g每6小时1次联合替加环素100mg每12小时1次抗感染治疗。治疗6天后复查,行腰椎穿刺术,脑脊液白细胞计数950×10⁶/L,淋巴细胞百分比11%,单核细胞百分比12%,嗜中性粒细胞百分比77%,脑脊液总蛋白596.4mg/L,葡萄糖4.45mmol/L,氯化物117.8mmol/L。脑脊液细胞数进行性升高,患者临床症状无明显好转,仍间断发热,体温波动在37~38.6℃。

在患者试验性伏立康唑抗真菌治疗效果差,且多次行常规方法检测病原学均阴性的情况下,再次送检脑脊液mNGS,此次结果检出米根霉序列数615。结合患者宿主因素、临床证据、微生物间接证据确定患者为临床诊断的颅内毛霉菌感染,调整伏立康唑为两性霉素B脂质体[1mg/(kg·d)]静脉应用,后改为两性霉素B胆固醇硫酸酯复合物[4mg/(kg·d)]静脉应用,同时给予两性霉素B鞘内注射。复查头部MRI平扫+增强(图4-17)示双侧鼻窦炎症较前加重,余病灶较前变化不大。为进一步查找颅内毛霉菌感染来源及微生物学直接证据,请鼻科会诊行鼻内镜检查(图4-18),留取分泌物培养,结果为鲍曼不动杆菌,考虑定植,未找到真菌证据。

经积极治疗,患者体温好转,未再发热,意识转清,精神可,神经系统查体未见加重,脑膜刺激征阴性。动态复查腰穿,脑脊液结果提示细胞数逐渐下降(表4-2),病情稳定后转至当地医院继续康复治疗。

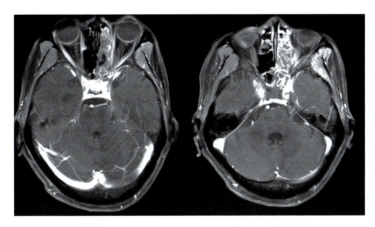

图4-17　头部MRI平扫+增强

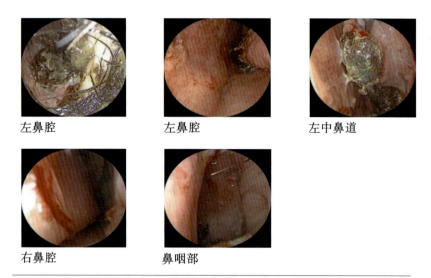

左鼻腔　　　　　　左鼻腔　　　　　　左中鼻道

右鼻腔　　　　　　鼻咽部

镜检所见：

左侧鼻腔、下鼻甲、中鼻甲表面较多干痂，下鼻甲后端部分坏死，左侧中鼻道较多脓性分泌物，取部分分泌物及干痂送化验，鼻中隔右偏，鼻咽部未见明显异常。

图 4-18　鼻内镜检查结果

表 4-2　腰椎穿刺脑脊液变化

入院天数	压力/mmH$_2$O	白细胞计数/(×10^6/L)	单核细胞百分比/%	嗜中性粒细胞百分比/%	总蛋白/(mg/L)	葡萄糖/(mmol/L)	氯化物/(mmol/L)
第 11 天	70	23	94.6	5.4	422.0	5.44	123.0
第 19 天	70	727	44.6	55.4	452.0	7.04	119.0
第 23 天	80	950	23.0	77.0	596.4	4.45	117.8
第 26 天	70	606	35.8	64.2	528.0	4.09	122.0
第 28 天	80	114	90.0	10.0	723.0	3.26	130.0
第 30 天	90	84	92.5	7.5	412.0	3.75	132.0

（三）修订诊断

①颅内毛霉菌感染；②左侧颈内动脉闭塞；③侵袭性气管支气管曲霉病；④肺部感染；⑤2 型糖尿病 糖尿病酮症酸中毒；⑥肾炎综合征；⑦低蛋白血症。

（四）预后随访

出院 3 个月随访，患者继续在当地医院抗真菌治疗，意识清，可经口进食，家人搀扶可站立，但视力仍未恢复，mRS 评分 4 分。出院 1 年后随访，患者遗留视力丧失、言语障碍，生活可自理，mRS 评分 2 分。

病例特点分析

（一）病例特点

1. 患者38岁男性，急性起病，病情短时间进行性加重。

2. 患者以呼吸道为首发症状，间断发热，住院期间先后出现多脑神经麻痹、海绵窦综合征的症状和体征，而后病情加重累及颈内动脉导致感染性动脉炎，出现言语不清、右侧肢体无力等局灶性神经功能缺损症状。

3. 患者为免疫功能受限人群，既往有糖尿病病史，血糖控制差，本次入院有糖尿病酮症酸中毒，肺部曲霉菌感染。

4. 神经系统查体主要累及海绵窦、多组脑神经、颈内动脉、左侧大脑半球及脑膜。

5. 海绵窦+眼部+颅脑MRI增强提示左侧三叉神经脑池段增粗并异常信号，考虑炎症，左侧颈内动脉颅内段及左侧大脑中动脉管壁异常强化，考虑炎性病变。

6. 脑脊液呈炎性改变，反复筛查无病毒、细菌、结核、寄生虫感染证据，最终再次送检mNGS提示毛霉菌。

（二）病例分析

1. **定位诊断** ①左侧视神经、动眼神经、滑车神经、三叉神经、外展神经、面神经、舌下神经。②左侧大脑半球。③脑膜。依据：神经系统查体体征及影像学表现。

2. **定性诊断** 感染性（毛霉菌）。依据：患者免疫功能受限，急性起病，伴有发热，腰椎穿刺脑脊液化验白细胞计数进行性增高，多核细胞为主，影像学提示炎性病变。反复筛查脑脊液无病毒、结核、细菌、寄生虫感染的证据，脑脊液mNGS检出米根霉，序列数较高，且应用伏立康唑效果差，两性霉素B脂质体治疗有效。

诊疗进展

毛霉病是一种由毛霉菌感染引起的侵袭性真菌疾病，具有较高的发病率和病死率，人类主要通过吸入真菌孢子囊而感染，偶尔可通过摄入被污染的食物或皮肤创伤而感染。毛霉菌目下有11个属和大约27个种与人类毛霉病感染有关，其中根霉属是导致全球毛霉病的最常见的致病属，其次是毛霉属。易感因素包括：糖尿病伴或不伴酮症酸中毒、血液系统恶性肿瘤、其他恶性肿瘤、器官移植、中性粒细胞减少症、长期糖皮质激素的使用、创伤、非法静脉吸毒、新生儿早产和营养不良等。控制不良的糖尿病是我国毛霉病最重要的危险因素。

毛霉菌可通过吸入、摄入被污染的食物或经破损的皮肤进入易感宿主，这些途径导致了鼻眶、脑、肺、胃肠道或皮肤/伤口感染。毛霉病的特征之一是其血管侵入特性，毛霉菌有极强的侵犯力和亲血管性，导致血管炎及血栓形成，引起血管闭塞和组织缺血性坏死，血管栓塞进一步加重了组织的缺氧和酸中毒，也加速了毛霉菌的繁殖和感染的扩散，并迅速形成大范围黑色坏死病。

毛霉病根据感染部位不同分为肺毛霉病、鼻-眶-脑毛霉病、皮肤毛霉病、肾毛霉病、胃肠毛霉病及播散性毛霉病等临床类型。鼻-眶-脑毛霉病发病从鼻旁窦开始,然后波及眼眶、面部、腭和(或)脑,是一种急性、进展快速、病情凶险的感染,常继发于严重的糖尿病酮症酸中毒或血液病。经鼻腔黏膜侵袭鼻旁窦,直接侵蚀鼻窦黏膜、骨壁,累及面部周围组织、眶周,并经眼眶进入颅内,可沿血管内壁生长;侵蚀、破坏管壁,导致坏死性血管炎、缺血性卒中,部分可形成动脉瘤破裂出血。亦可沿神经束膜扩散。

影像学检查对于疾病的评估非常重要,对于患面部疼痛、鼻窦炎、眼球突出症、眼肌麻痹或近期失明的糖尿病患者,强烈推荐颅脑 MRI 或 CT 检查以明确是否存在鼻窦炎和骨质破坏现象。如果诊断鼻窦炎,优先推荐内窥镜检查排查毛霉病。毛霉菌感染诊断的"金标准"为组织、无菌体液培养阳性或组织病理活检发现毛霉样菌丝。对于疑难重症病例,怀疑感染(包括毛霉菌感染)且常规方法检查阴性时,可以采集非污染组织标本、血液、脑脊液、浆膜腔积液及支气管肺泡灌洗液等进行 mNGS 检查,在相对罕见的毛霉菌感染及混合感染诊断层面具有一定作用。

毛霉病的治疗首先要积极处理基础疾病,包括控制血糖、纠正酸中毒、提高粒细胞水平、尽可能减少或停用糖皮质激素或免疫抑制剂药物。毛霉病治疗的重要原则是在条件允许的情况下及早进行外科治疗,包括局部清创、感染组织或脏器的切除。毛霉病的系统性抗真菌药物治疗可选药物包括两性霉素 B 脂质制剂及脱氧胆酸盐、艾沙康唑、泊沙康唑等。鼻-眶-脑毛霉病出现脑部累及,或播散性毛霉病累及中枢神经系统时,两性霉素 B 脂质制剂为首选药物,选用较高剂量疗效更好。对于危重病例,可以采用两性霉素 B 脂质制剂联合艾沙康唑。治疗持续时间主要取决于患者的临床情况。

该病病死率极高,局部感染病死率 20%~50%,而在播散性毛霉病中病死率可高达 70%~90%,因此,及早诊断和治疗将有助于降低患者病死率。

诊疗总结

该患者为青年男性,急性起病,病情短时间内进行性加重,既往糖尿病酮症酸中毒病史,属于免疫功能受限人群,以呼吸道症状为首发症状,住院期间出现面部组织肿胀,累及眶周导致视力障碍,并迅速累及海绵窦、多组脑神经,而后侵犯血管导致缺血性脑卒中,符合鼻-眶-脑型毛霉病的临床特点,但该患者无毛霉菌感染典型的鼻腔及外鼻表现,行鼻内镜检查留取分泌物行培养未发现真菌直接证据。多次行脑脊液常规感染筛查均阴性,伏立康唑效果差,再次采集脑脊液行 mNGS 检出毛霉菌且序列数较高,最终考虑为临床诊断的颅内毛霉病,先后应用两性霉素 B 脂质体、两性霉素 B 胆固醇硫酸酯复合物并联合两性霉素 B 鞘内注射,患者预后良好。

毛霉病是一种由毛霉菌感染引起的侵袭性真菌疾病,具有较高的发病率和病死率,当免疫功能受限人群出现毛霉菌感染的临床症状、影像学表现时,需尽早行真菌直接镜检、真菌培养、组织活检等以明确诊断。对于疑难危重症病例,当临床怀疑中枢神经系统毛霉菌感染且常规方法检查均阴性时,采集非污染组织标本脑脊液等进行 mNGS 检查,在早期诊断方面有一定作用。

参考文献

[1] 中国医药教育协会真菌病专业委员会,中国毛霉病专家共识工作组. 中国毛霉病临床诊疗专家共识(2022)[J]. 中华内科杂志,2022,62(6):597-605.

[2] HADZRI M H, AZARISMAN S M, FAUZI A R M, et al. Invasive rhimo-cerebral mucormycosis with orbital extension in poorly controlled diabetes mellitus[J]. Sinpapore Med J,2009,50(3):107-109.

[3] ARTIS W M, FOUNTAIN J A, DELCHER H K, et al. Mechanism of susceptibility to mucormycosis in diabetic ketoacidosis:transferrin and iron availability[J]. Diabetes,1982,31(12):1109-1114.

[4] RODEN M M, ZAOUTIS T E, BUCHANAN W L, et al. Epidemiology and outcome of zygomycosis:a review of 929 reported cases[J]. Clin Infect Dis,2005,41(5):635-653.

案例十三　中枢神经系统毛霉病

 病历资料

(一)病史

患者男性,34岁,以"腹痛、腹胀、呕血3天,加重伴意识丧失1天"为代主诉入院。

现病史:3天前无明显诱因出现上腹部疼痛、腹胀,伴恶心、呕血、黑便、头晕、乏力、心慌,无发热、咳嗽、咳痰、尿频、尿急、尿痛等症状。上述症状持续无缓解。1天前突发意识丧失,被送至当地医院。查血常规示 WBC $6.65×10^9$/L,RBC $2.71×10^9$/L,PLT $32×10^{12}$/L;降钙素原 47.34 ng/mL;肝肾功能:谷草转氨酶 297 U/L,肌酐 391 μmol/L;血氨 101 μmol/L。腹部超声:肝体积增大,肝内强回声光团,考虑肝内胆管结石,下腔静脉塌陷。全腹部CT:肝实质密度明显减低(考虑重度脂肪肝,肝损伤不除外),胆囊炎,胆囊内高密度影——胆囊结石可能,考虑小肠梗阻可能。当地医院诊断为"①重症肝炎 肝衰竭 肝性脑病;②酒精性肝病? ③感染性休克? 低血容量休克? ④肾功能不全失代偿期;⑤胆囊结石并胆囊炎;⑥小肠梗阻;⑦上消化道出血;⑧乳酸酸中毒;⑨低钾血症;⑩低钙血症",给予抗感染、降血氨、血浆置换、血液透析等治疗,症状无缓解。为进一步诊治至我院,急诊以"昏迷查因:肝性脑病?"为诊断收入呼吸重症监护病房。

既往史:体健。

个人史:嗜酒10年,饮白酒 100~200 mL/d。

(二)体格检查

一般查体:T 36.0 ℃,P 115次/分,R 20次/分,BP 80/53 mmHg(去甲肾上腺素、间羟

胺微量泵持续泵入）。全身黄染,双肺呼吸音粗,未闻及明显干、湿啰音。心律齐,心脉率一致,各瓣膜听诊区未闻及杂音。腹稍膨隆,腹部柔软,肠鸣音减弱,1~2次/分。神经系统查体:神志昏迷,双侧瞳孔直径2.5 mm,对光反射迟钝。双侧肢体肌张力减低,肌力检查不配合,四肢腱反射(+),双侧 Babinski 征、Chaddock 征阳性,余神经系统查体不配合。

(三)辅助检查

1. **实验室检查** 血气分析:pH 7.356,PO_2 222 mmHg,PCO_2 42.9 mmHg,乳酸5.6 mmol/L,碱剩余-1.5 mmol/L。血常规:白细胞计数 $9.3×10^9$/L,中性粒细胞百分比82.6%,淋巴细胞百分比8.7%,血红蛋白77.1 g/L,红细胞计数 $2.45×10^{12}$/L,血小板计数 $27×10^9$/L。血沉29 mm/h,C 反应蛋白165.25 mg/L,降钙素原78.14 ng/mL。血生化:肌酐450 μmol/L,谷丙转氨酶29 U/L,总胆红素215 μmol/L,直接胆红素187.7 μmol/L,间接胆红素28.1 μmol/L。血氨87.6 μmol/L。

2. **彩超检查** 腹部彩超提示肝弥漫性回声改变(脂肪肝),胆囊萎缩。心脏彩超、甲状腺彩超、泌尿系彩超均未见异常。

3. **头+胸+全腹 CT 检查** 患者腹痛、腹胀、呕血、黑便起病,病程中有发热,后出现脓毒症休克,完善全身 CT,寻找感染部位。头部 CT(图4-19)平扫未见明显异常。胸部 CT(图4-20)示双下肺坠积性炎症;双侧胸腔少量积液。全腹部 CT 平扫+增强(图4-21)示肝密度减低;胆囊结石、胆囊炎;小肠扩张、积液积气伴气液平,考虑梗阻。

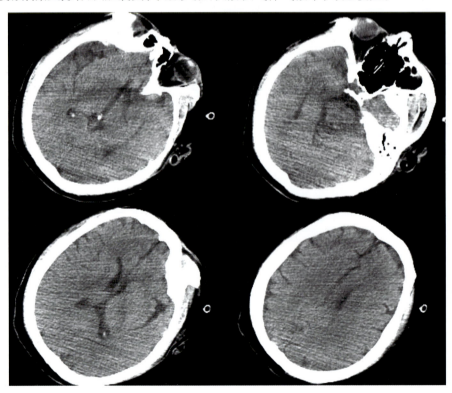

图4-19 头部 CT

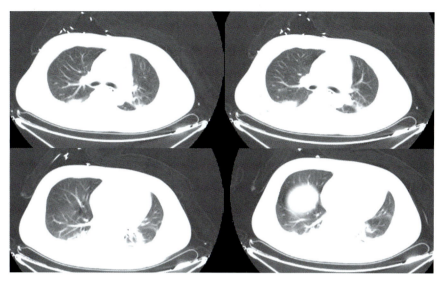

图 4-20　胸部 CT

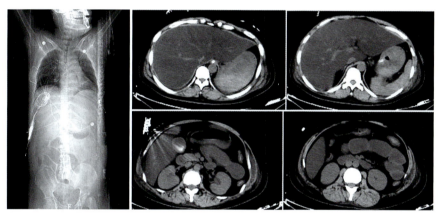

图 4-21　全腹部 CT

肝密度减低;胆囊结石,胆囊炎;小肠扩张、积液积气伴气液平,考虑梗阻。增强扫描后未见异常强化影。

4.**血培养检查**　患者感染指标较高,完善血培养查找病原菌,明确是否存在血流感染。血培养结果提示热带念珠菌。

(四)初步诊断

①脓毒症 脓毒性休克? ②多器官功能不全;③昏迷查因:肝性脑病? 脓毒症脑病? ④消化道出血;⑤肺部感染;⑥肠梗阻。

≫ 诊疗过程

患者因呕血、便血、发热伴昏迷入院,入院查炎症指标明显升高、多脏器功能不全,诊断考虑肠道感染致脓毒症休克、消化道出血,予以亚胺培南西司他丁抗感染治疗。行胃镜检查(图4-22)发现贲门撕裂,并在电镜下行止血术。

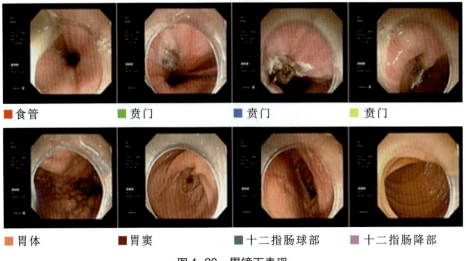

■食管　　　　　■贲门　　　　　■贲门　　　　　■贲门

■胃体　　　　　■胃窦　　　　　■十二指肠球部　　　■十二指肠降部

图4-22　胃镜下表现

经抗感染治疗,体温及降钙素原等指标逐渐好转,神志由昏迷转为昏睡,右侧肢体无自发活动。查体右侧肢体肌力0级,肌张力降低,腱反射活跃,双侧 Babinski 征、Chaddock 征阳性。转入神经重症病房继续治疗。

(一)进一步辅助检查

1.颅脑 MRI 检查

(1)头部 MRI 检查(图4-23):左侧侧脑室旁、左侧基底节区、左侧丘脑、左侧颞叶、右侧颞枕叶交界处异常信号,急性或亚急性梗死?

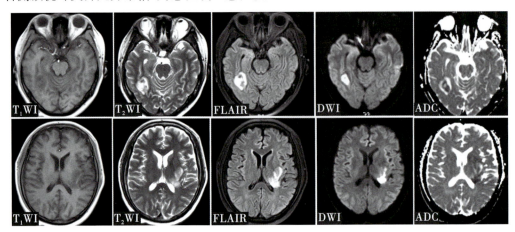

图4-23　头部 MRI

左侧侧脑室旁、左侧基底节区、左侧丘脑、左侧颞叶、右侧颞枕叶交界处可见点片状长 T_1 长 T_2 信号,DWI 高 b 值呈扩散受限高信号,ADC 呈低信号。

（2）头部 MRA+MRV+SWI（图 4-24）：脑 MRA 未见明显异常；脑 MRV 未见明显异常；脑 SWI 示左侧侧脑室旁、左侧基底节区、右侧颞枕叶交界处多发低信号，考虑梗死灶内伴含铁血黄素沉积。

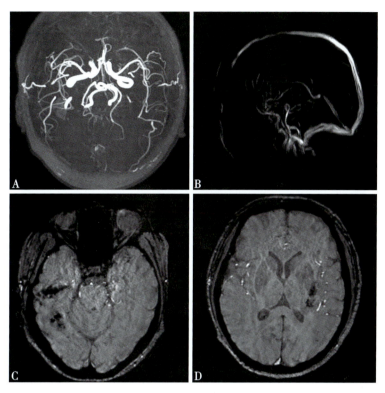

A. MRA；B. MRV；C、D. SWI。
图 4-24 头部 MRA、MRV 和 SWI

（3）患者意识水平再次下降，病情进展迅速，复查头部 CT（图 4-25）提示左侧基底节区及侧脑室旁、双侧颞枕叶多发脑梗死伴出血，病灶较前扩大。完善头部 MRI 增强检查（图 4-26），结果显示左侧侧脑室旁、左侧基底节区、左侧丘脑、左侧颞叶、右侧颞枕叶交界处病变，结合脑 MRI 平扫考虑脑梗死后改变。

2. **心脏彩超** 患者心脏超声显示二尖瓣前瓣毛糙并絮状弱回声，心包少量积液。

3. **痰液镜检** 患者痰液荧光染色镜检（图 4-27）：镜下可见毛霉样真菌丝、曲霉菌。患者皮肤可见黑色焦痂改变（图 4-28）。

4. **脑脊液检查** 脑脊液压力 200 mmH$_2$O，淡黄色，微浑；白细胞计数 144×10^6/L，单核细胞百分比 22%，嗜中性粒细胞百分比 78%；总蛋白 1353 mg/L，葡萄糖 2.15 mmol/L，氯化物 126 mmol/L。患者脑脊液检查提示混合细胞反应，以嗜中性粒细胞为主，考虑存在颅内感染。完善脑脊液 mNGS，提示微小根毛霉菌感染。

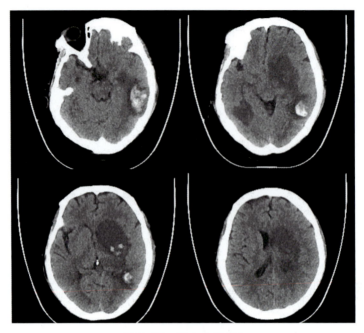

图 4-25　复查头部 CT

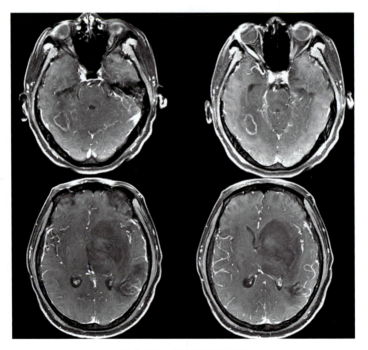

图 4-26　头部 MRI 增强

　　静脉注入对比剂后增强扫描：左侧侧脑室旁、左侧基底节区、左侧丘脑、左侧颞叶病变可见轻微条状强化。右侧颞枕叶交界处病变可见环形强化。左侧脑室呈受压改变，中线结构向右侧偏移。

标本类型：痰液　　送检日期：2021-12-22　　临床诊断：脓毒性休克

镜下所见：

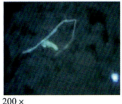 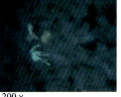

200×　　　　　　　　200×

检测结果：镜下可见无隔菌丝，呈90°角分枝，可疑毛霉样真菌丝。
镜下可见有隔菌丝，呈45°角分枝，提示曲霉菌。

图 4-27　痰液镜检报告

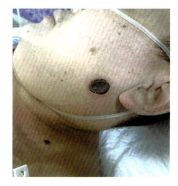

图 4-28　皮肤表现

（二）治疗

患者反复行血培养未见异常，完善外周血 mNGS 可见屎肠球菌、微小根毛霉菌、曲霉菌。多次行心脏超声检查提示瓣膜赘生物，感染性心内膜炎诊断明确。结合患者颅内多发梗死灶合并出血，考虑感染性心内膜炎导致的颅内多发栓塞。患者脑脊液提示混合细胞反应，以嗜中性粒细胞为主，脑脊液 mNGS 提示微小根毛霉菌。综上考虑微小根毛霉菌感染导致心内膜炎，菌栓脱落导致双侧大脑半球栓塞，并继发颅内微小根毛霉菌感染，予以两性霉素 B 静脉滴注+鞘内注射，以及泊沙康唑口服液口服治疗。患者症状仍继续加重，复查头颅影像学提示颅内占位效应明显，予以去骨瓣减压术+侧脑室引流术。患者经上述治疗后体温及脑脊液炎症指标好转，但患者在整个病程中反复便血，并多次行腹腔相关动脉的栓塞治疗，消化道出血仍未改善。患者行腹部 CT 提示肾周血肿，行肾动脉造影提示肾动脉瘤并行栓塞治疗。最终患者因气道出血，抢救无效死亡。

（三）修订诊断

①中枢神经系统毛霉病；②胃肠型毛霉病；③肾动脉瘤；④感染性心内膜炎。

🔲 病例特点分析

（一）病例特点

1. 患者 34 岁男性，长期大量饮酒史，急性起病，腹痛、腹胀、呕血、便血伴发热，后出现脓毒性休克、多脏器功能不全，病情进展性加重。

2. 患者病程中出现意识障碍、肢体瘫痪等神经系统功能缺损症状，头部影像学提示多灶梗死合并出血，脑脊液提示颅内感染，血和脑脊液 mNGS 均提示微小根毛霉菌感染。

（二）病例分析

1. **定位诊断**　双侧大脑皮层、左侧丘脑、内囊后肢、顶枕交界处、右侧颞叶。依据：患者意识障碍,右侧肢体上运动神经元性瘫痪,双侧病理征阳性。头部MRI提示左侧丘脑、内囊后肢、顶枕交界处、右侧颞叶多处梗死灶并出血。

2. 定性诊断 ①血管性。依据:患者出现意识障碍、右侧肢体无力,心脏超声显示二尖瓣前瓣毛糙并絮状弱回声,头部影像学提示双侧大脑半球多处梗死并出血,考虑心源性栓塞。②感染性。依据:患者以腹痛、腹胀、呕血等消化道症状起病,病程中出现发热、意识障碍和右侧肢体无力,入院时血常规、降钙素原等感染相关性指标较高,血mNGS可见屎肠球菌、微小根毛霉菌、曲霉菌,脑脊液提示为炎性改变,脑脊液mNGS检查可见微小根毛霉菌。考虑患者为微小根毛霉菌感染导致感染性心内膜炎,菌栓脱落导致脑梗死,并继发颅内感染。

3. 合并症

(1)胃肠毛霉病:患者本次以腹痛、腹胀、呕血、便血等消化系统症状起病,且在治疗感染性心内膜炎及中枢神经系统毛霉病的过程中,患者反复便血,行胃镜下电凝止血、胃十二指肠上动脉栓塞术、肠系膜上动脉栓塞术后仍便血,考虑患者同时存在胃肠型毛霉病。遗憾的是,因患者病重未能取得消化系统活检标本进一步验证。

(2)肾动脉瘤:患者住院期间血红蛋白下降,不能用单纯的消化道出血解释,遂行全腹CT扫描排查出血原因发现肾周血肿,行腹腔血管造影发现肾动脉瘤,并行肾动脉瘤的介入治疗,考虑毛霉菌侵犯肾动脉可能。

(3)感染性心内膜炎:患者以消化道症状起病,按细菌感染导致的脓毒症治疗后患者意识水平好转,头颅影像学提示两侧大脑半球同时存在病变,考虑患者可能为心源性栓塞。心脏超声可见瓣膜赘生物,血培养可见念珠菌,血mNGS可见屎肠球菌、微小根毛霉菌、曲霉菌。感染性心内膜炎诊断明确,真菌感染导致的心内膜炎可能性大。

诊疗进展

毛霉病是一种侵袭性真菌病,是由毛霉目真菌引起的危害较大的感染性疾病,具有组织破坏特点并进展迅速,延迟诊治则增加死亡率,须紧急干预。毛霉病的全因死亡率为40%~80%,取决于宿主基础状况和感染部位。毛霉病常见病原菌包括根霉属、毛霉属、根毛霉属等。毛霉病主要危险因素包括糖尿病(特别是糖尿病酮症酸中毒)、肿瘤化学或免疫疗法、实体器官和造血干细胞移植、使用去铁胺治疗、铁过载、获得性免疫缺陷综合征、静脉注射毒品、粒细胞减少、外伤及营养不良。毛霉病共分6型,即鼻-眶-脑型、肺型、播散型、皮肤型、胃肠型、单纯中枢神经系统型,以鼻-眶-脑型及肺型最常见。

毛霉病的治疗三原则:①立即纠正和控制引起毛霉病的病因;②积极采取外科清创手术或病灶切除手术,除系统性抗真菌治疗外,优先推荐尽早对毛霉病进行完整的外科手术治疗;③早期积极应用抗真菌药物全身治疗。对怀疑患有毛霉病的免疫功能低下患者,强烈推荐即刻启动治疗,同时应尽一切可能确诊。

毛霉病的具体治疗步骤如下。①一线单药疗法:在所有系统感染中,优先推荐两性霉素B脂质体(5~10)mg/(kg·d)进行一线治疗。如果发生严重肾毒性,可适时减量,但剂量低于 5 mg/(kg·d)的推荐证据不足。应该开始就应用最大剂量,不应缓慢增加剂量。对于无中枢神经系统受累患者,中度推荐 5 mg/(kg·d)两性霉素 B 脂质复合物。艾沙康唑也可用于毛霉病的一线治疗,其次是泊沙康唑缓释片和静脉剂型一线治疗。②一线联合治疗:抗真菌联合疗法证据尚不确切。有限数据支持多烯和唑类或多烯加棘白菌素类药物组合。在毒性无明显增加情况下,可合理予以联合治疗,联合用药的证据有限。③补救治疗:难治性毛霉病或药物不耐受导致治疗失败,可考虑补救治疗,优先推荐艾沙康唑、泊沙康唑缓释片或静脉剂型用于补救治疗,而泊沙康唑口服混悬液证据不足。如果艾沙康唑或泊沙康唑一线治疗失败,则优先推荐两性霉素 B 脂质体剂型。④治疗时间:治疗至免疫抑制状态逆转并且影像学完全恢复。在病情稳定之前,推荐静脉治疗。当转为口服治疗时,建议选用艾沙康唑或泊沙康唑缓释片。

毛霉病是一个急性疾病,需要及时诊治,更需要多学科配合。

诊疗总结

1. 经验教训分析　①长期饮酒患者,免疫力严重被抑制,有罹患不常见病原微生物感染或机会感染的风险;对于此类免疫力低下的患者,若经验抗感染治疗效果欠佳,要考虑到患者有混合感染和机会感染的可能,强烈建议此类患者早期积极完善病原微生物检查以尽早明确致病菌,如血培养、相关体液培养,有条件的尽早行相关体液 mNGS 检查。②影像学提示两侧大脑半球同时受累的梗死灶,且存在出血转化,要考虑心源性栓塞可能;结合患者长期不明原因发热,感染性心内膜炎需考虑。③影像学提示有局灶性病变的,积极抗感染治疗的同时,建议早期请神经外科会诊,评估患者能否行病灶切除术。④毛霉菌导致的感染,无论是否存在中枢神经系统感染,首选两性霉素 B 脂质体,并在初始治疗时即应用最大剂量,不应缓慢增加剂量。⑤若患者存在混合感染,需联合泊沙康唑治疗时,推荐应用泊沙康唑缓释片或静脉剂型。

2. 危重疑难点　①患者起病初亚胺培南西司他丁抗感染治疗有效,治疗过程中发现神经系统受累,从一元论考虑,推测中枢神经系统亦为细菌性感染,忽略了患者长期大量饮酒致机体免疫力受抑制,从而有罹患真菌感染等机会感染的风险。②患者头部影像学检查提示病灶同时累及两侧大脑半球、出血转化,符合心源性栓塞特点,结合患者发热,考虑患者存在感染性心内膜炎,反复行经胸心脏超声检查未见明显异常,给疾病诊断带来难度。若患者病情允许,建议尽早行经食管心脏超声检查。③患者行血液及脑脊液 mNGS 检查确诊中枢神经系统毛霉菌感染,但能覆盖毛霉菌的抗真菌药物只有两性霉素 B 和泊沙康唑、艾莎康唑,而泊沙康唑不能穿过血脑屏障,需联合鞘内注射。艾莎康唑口服生物利用度高达98%,在体内组织液中广泛分布,可以透过血脑屏障。但因上市时间较短,具体疗效及不良反应还无大样本数据。综上所述,中枢神经系统毛霉病治疗难度极大,可与外科商讨能否尽早行颅内病灶切除术,改善患者预后。

参考文献

［1］刘涵,廖勇,杨蓉娅,等.2013 欧洲毛霉病临床诊疗指南解读［J］.实用皮肤病学杂志,2014,7(3):201–203.

［2］中国医师协会神经外科医师分会重症专家委员会,北京医学会神经外科学分会神经外科危重症学组.神经外科中枢神经系统感染诊治中国专家共识(2021 版)［J］.中华神经外科杂志,2021,37(1):2–15.

［3］CORNELY O A,ALASTRUEY–IZQUIERDO A,ARENZ D,et al. Global guideline for the diagnosis and management of mucormycosis:an initiative of the European Confederation of Medical Mycology in cooperation with the Mycoses Study Group Education and Research Consortium［J］. Lancet Infect Dis,2019,19(12):e405–e421.

［4］BALDIN C,SOLIMAN S,JEON H H,et al. PCR–based approach targeting mucorales–specific gene family for diagnosis of mucormycosis［J］. J Clin Microbiol,2018,56(10):e00746–18.

［5］FU MH,LIU J,LIANG G Z,et al. Successful treatment of eczema–like mucormycosis in a child by combination of intravenous drip and percutaneous injection amphotericin B［J］. Mycopathologia,2019,184(2):309–313.

案例十四　中枢神经系统结核病

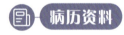 病历资料

(一)病史

患者女性,37 岁,以"发作性面部麻木 60 天,肢体无力 57 天,发热 55 天,意识模糊 6 天"为代主诉入院。

现病史:患者60 天前无明显诱因出现右侧面部麻木,伴舌根麻木,持续 5 分钟自行缓解,不伴肢体麻木,完善头部 MRI 未见明显异常,给予"阿司匹林、阿托伐他汀"治疗。57 天前突发右上肢无力,表现为右上肢不能抬起,右手不能持物,伴右上肢麻木,言语不清,持续约 5 分钟自行缓解。55 天前再次出现右上肢无力、麻木,言语不清,伴发热,体温 39.0 ℃,无寒战、头痛等症状,至当地县医院就诊,考虑"呼吸道感染",先后给予"左氧氟沙星""头孢米诺"等治疗,仍间断发热,上午为著。右上肢无力、麻木,言语不清仍间断发作。30 天前转至当地市医院就诊,考虑"支原体感染",予以"阿奇霉素"治疗后,未再发热。19 天前右上肢无力、麻木,言语不清发作频繁,且间断发热,体温最高达 38.5 ℃,查肺部 CT、头部 MRI、腰穿检查均未见异常(未见报告),考虑"肺部感染",给

予"亚胺培南"抗感染治疗,右上肢麻木、无力发作次数减少,体温正常。9天前出院,出院后口服"醋酸泼尼松片30 mg/d",并服用中药治疗,患者仍间断发热,体温最高达39.2 ℃。6天前患者出现意识模糊,睡眠增多,间断自言自语,可简单对答,不主动与人交流,伴恶心、呕吐。2天前意识模糊加重,自言自语增多,不能对答,不能完成家务劳动。为进一步诊治至我院。自发病以来,患者意识如上述,进食欠佳,睡眠可,二便如常,体重变化不详。

既往史:体健,否认近期疫苗接种史。

(二)体格检查

一般查体:T 38.9 ℃,P 70次/分,R 17次/分,BP 115/67 mmHg。心、肺、腹查体未见异常。神经系统查体:神志模糊,答非所问,高级智能检查不配合,双侧眼球位置居中,各方向运动充分,无眼震,双侧瞳孔等大等圆,直径3 mm,对光反射灵敏,双侧角膜反射存在,双侧额纹、鼻唇沟对称,张口、伸舌不配合。四肢可见自主活动,粗测肌力4级,四肢肌张力正常,双上肢腱反射(++),双下肢腱反射(+++),双侧病理征阴性。颈项强直,颏下3横指,双侧Kernig征阳性,余查体不配合。

(三)辅助检查

1. **实验室检查** 血常规:白细胞计数5.85×10^9/L,红细胞计数3.81×10^{12}/L,血红蛋白117.5 g/L,血小板计数172×10^9/L,中性粒细胞百分比90.8%。降钙素原0.306 ng/mL;C反应蛋白5.40 mg/L;白细胞介素-6 16.40 pg/mL。电解质:钠130 mmol/L。血清病毒抗体:柯萨奇病毒抗体IgG阳性,EB病毒抗体IgG阳性,麻疹病毒抗体IgG阳性,巨细胞病毒抗体IgG阳性。G试验、GM试验结果均正常。肝肾功能、凝血功能、甲状腺功能均未见异常。

2. **心电图和彩超检查** 心电图:正常范围心电图。心脏彩超、甲状腺彩超、颈部动脉彩超、肝胆胰脾及泌尿系彩超均未见明显异常。双侧颈部、锁骨上下、腋窝、腹股沟均未见明显异常肿大淋巴结。

3. **CT和MRI检查** 头部MRI平扫(图4-29):大脑皮层多发异常信号,左侧侧脑室旁、左侧基底节区异常信号,考虑急性或亚急性梗死可能。肺部CT(图4-30):右上肺可见淡薄结节影。右上肺结节,考虑炎性结节。

(四)初步诊断

①发作性肢体麻木无力查因:缺血性?炎性?免疫性?②发热、意识模糊查因:颅内感染?自身免疫性脑炎?中枢神经系统脱髓鞘?③肺部感染;④低钠血症。

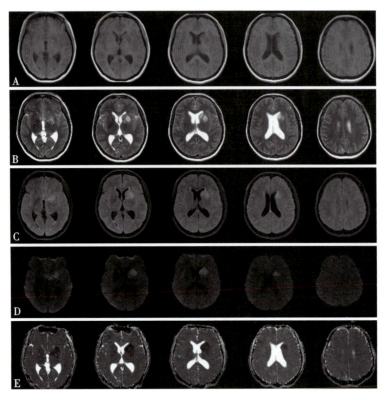

A. T_1WI；B. T_2WI；C. T_2FLAIR；D. DWI；E. ADC。

图 4-29　头部 MRI

左侧侧脑室旁、左侧基底节可见片状长 T_1 长 T_2 信号影,黑水像呈高信号
影,DWI 高 b 值可见弥散受限高信号影,ADC 信号减低。

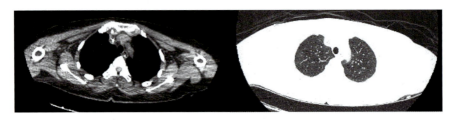

图 4-30　肺部 CT

▶▶ 诊疗过程

(一) 进一步辅助检查

1. **头部 MRI 增强+MRA+MRV**　完善头部 MRI 增强检查明确是否存在颅内炎症及协
助诊断颅内病灶性质,完善头部 MRA 及 MRV 明确颅内动脉及静脉窦是否存在血管狭窄
及静脉性梗死可能。头部 MRI 增强+MRA+MRV(图 4-31):MRI 增强示左侧侧脑室旁、
左侧基底节异常信号,考虑急性或亚急性梗死,双侧大脑半球、双侧小脑半球表面多发强
化信号,脑膜炎? MRA+MRV 未见明显异常。

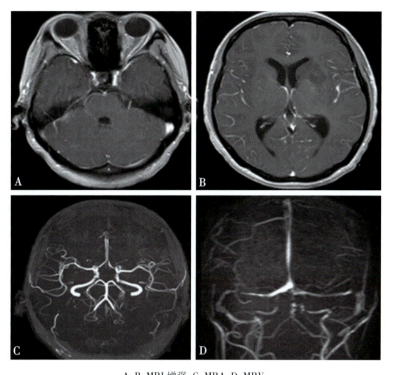

A、B. MRI 增强；C. MRA；D. MRV。

图 4-31　头部 MRI 增强+MRA+MRV

静脉注入对比剂增强扫描可见左侧侧脑室旁、左侧基底节异常信号斑点状轻度强化，双侧大脑半球、小脑半球表面见多发迂曲条状强化信号。

2.**脑脊液检查**　完善脑脊液检查明确是否存在颅内感染、自身免疫性脑炎及脱髓鞘病变。脑脊液压力大于 400 mmH$_2$O。脑脊液常规、生化、细胞学：白细胞计数 90×10^6/L，淋巴细胞百分比 66%，单核细胞百分比 14%，嗜中性粒细胞百分比 20%，总蛋白 543.3 mg/L，葡萄糖 2.09 mmol/L，氯化物 126.4 mmol/L。脑脊液病毒抗体、抗酸染色、墨汁染色、隐球菌荚膜抗原、细菌培养、自身免疫性脑炎抗体、脱髓鞘相关抗体等结果均阴性。脑脊液 mNGS 检出结核分枝杆菌复合群 7 个序列。

3.**筛查特殊病原体感染及系统性免疫性疾病**　患者反复发热，筛查结核、伤寒、副伤寒、布鲁氏菌病、疟疾、出血热等特殊感染及结缔组织病相关抗体，以及系统性免疫性疾病。血 T-SPOT：阴性对照孔 0，阳性对照孔正常，抗原 A（ESAT-6）孔 17 SFC/2.5×10^5 PBMC，抗原 B（CFP-10）孔 11 SFC/2.5×10^5 PBMC。伤寒、副伤寒、出血热、布鲁氏菌病、疟疾的相关抗体筛查均阴性。结缔组织病抗体（抗核抗体、抗心磷脂抗体、ANCA 等抗体）阴性。

4.**脑电图**　患者以发作性面部麻木、发作性右侧肢体麻木无力，伴言语不清症状起病，完善脑电图检查明确是否存在癫痫波。脑电图提示弥漫性慢波。

（二）治疗

患者发热、意识障碍，考虑颅内感染，入院后给予脱水降颅压、头孢曲松联合利奈唑胺抗感染治疗。入院后完善腰穿及头部 MRI 增强检查:腰穿脑脊液压力较高,脑脊液白细胞计数轻度增高,呈混合细胞反应,总蛋白轻度增高,葡萄糖含量降低;头部 MRI 增强扫描提示双侧大脑半球、小脑半球表面多发强化信号。后脑脊液二代测序检出结核分枝杆菌复合群 7 个序列,颅内结核分枝杆菌感染诊断明确,停用头孢曲松,给予异烟肼、利福平静脉滴注,乙胺丁醇、吡嗪酰胺口服抗结核治疗,同时继续应用利奈唑胺联合治疗。复查腰穿,脑脊液压力大于 400 mmH$_2$O,考虑颅内炎症反应较重,给予甲强龙(40 mg,每12 小时 1 次)静脉注射减轻炎症反应。复查头部 MRI 增强(图 4-32)示左侧侧脑室旁、左侧基底节异常信号,感染性病变? 双侧大脑半球、双侧小脑半球表面多发强化信号,脑膜炎? 患者病程中发作性面部麻木、发作性右侧肢体麻木无力伴言语不清,入院后未再发作,脑电图检查示弥漫性慢波,结合患者头部影像学结果考虑左侧侧脑室旁、基底节区病灶为感染性病灶,继续积极抗结核治疗。动态复查腰穿,脑脊液细胞数进行性升高,葡萄糖进行性下降,给予地塞米松(5 mg)鞘内注射隔日 1 次。其间动态复查脑脊液常规、生化、细胞学,结果见表 4-3。

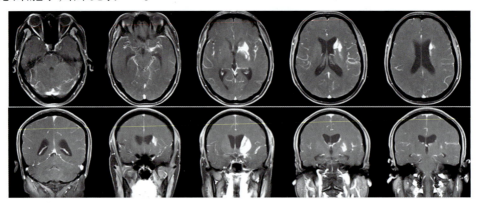

图 4-32　复查头部 MRI 增强

左侧侧脑室旁、左侧基底节异常信号可见斑片状明显强化,双侧大脑半球、双侧小脑半球表面见多发迂曲条状强化信号。

表 4-3　治疗期间脑脊液结果变化

入院天数	脑脊液压力/ mmH$_2$O	白细胞计数/ (×10^6/L)	淋巴细胞百分比/%	嗜中性粒细胞百分比/%	总蛋白/ (mg/L)	葡萄糖/ (mmol/L)	氯化物/ (mmol/L)
第 2 天	>400	90	66	20	543.3	2.09	126.4
第 3 天	>400	130	83	9	867.4	1.12	124.7
第 4 天	400	230	67	26	770.2	1.72	118.9
第 7 天	380	230	93	0	275.5	2.51	126.0
第 11 天	360	130	78	0	241.0	3.14	125.0
第 20 天	280	96	90	0	203.0	2.22	127.0
第 34 天	160	12	72	0	234.0	3.12	124.0

经治疗,患者意识转清,可简单对答,记忆力、计算力下降。抗结核治疗 2 周后复查头部 MRI(图 4-33)示左侧侧脑室旁、左侧基底节区及左侧颞叶异常信号,病灶范围较前缩小,T_1WI 信号增高。双侧大脑半球、双侧小脑半球皮层异常信号,幕上脑室系统稍宽。患者左侧侧脑室旁、基底节区病灶在 T_1WI 信号增高明显。完善头部 SWI 检查,结果显示左侧基底节区、左侧侧脑室旁异常信号,考虑为含铁血黄素沉积,提示感染灶内出血。患者脑室系统稍宽,完善脑脊液流动成像检查,提示幕上脑室系统稍扩张,中脑导水管中段隔膜影,中脑导水管处向下方向峰流速及向上方向峰流速明显降低,平均向下流量、平均向上流量均降低,净流量未测出。考虑梗阻性脑积水。

住院期间完善全腹部 CT、盆腔 CT 检查,筛查是否存在其他部位结核感染,结果均未见明显异常。经积极抗结核治疗,患者神志清,可正常对答,记忆力、计算力轻度减退,四肢活动自如,MMSE 评分 20 分,病情稳定后转当地医院继续治疗。

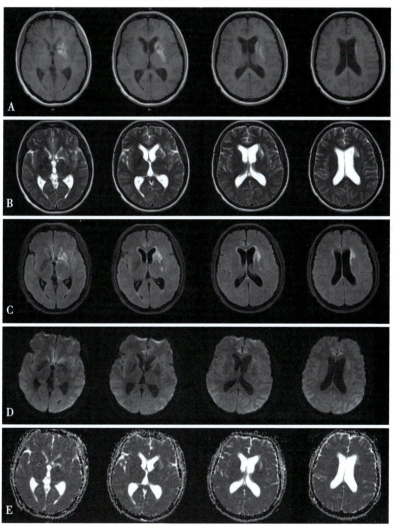

A. T_1WI;B. T_2WI;C. T_2FLAIR;D. DWI;E. T_1 增强。

图 4-33　头部 MRI(抗结核治疗 2 周后复查)

（三）修订诊断

①中枢神经系统结核病；②梗阻性脑积水。

（四）预后随访

患者 1 年后随访，神志清，对答切题，mRS 评分 0 分。

病例特点分析

（一）病例特点

1. 患者 37 岁女性，亚急性起病，进行性加重。

2. 患者初始症状为发作性右侧面部麻木、发作性右侧肢体麻木无力，伴言语不清，病程中伴有发热，病情逐渐进展，出现意识障碍。

3. 头部 MRI 提示左侧侧脑室旁、基底节区异常病灶，考虑感染合并出血，脑膜弥漫性强化明显；腰椎穿刺脑脊液压力明显增高，脑脊液提示细胞数、总蛋白增高，葡萄糖、氯化物降低，脑脊液二代测序检出结核分枝杆菌。经抗结核及激素治疗，患者意识好转，脑脊液指标明显好转，复查头部 MRI 提示病灶缩小。

（二）病例分析

1. **定位诊断**　①双侧大脑皮层、脑膜。依据：患者出现意识模糊，意识水平及意识内容下降，颈项强直，颏下 3 横指，双侧 Kernig 征阳性。头部 MRI 增强可见双侧大脑半球、小脑半球脑膜明显强化。②左侧侧脑室旁及左侧基底节区。依据：患者病程中反复出现发作性右侧肢体麻木无力伴言语不清，头部 MRI 提示左侧侧脑室旁及基底节区异常信号。

2. **定性诊断**　感染性。依据：患者以发作性神经功能缺损症状起病，病程中伴有反复发热，逐渐出现意识障碍，入院后查脑脊液提示脑脊液压力明显增高，细胞数、总蛋白增高，葡萄糖、氯化物降低，脑脊液二代测序检出结核分枝杆菌。头颅 MRI 提示双侧大脑及小脑表面明显强化，左侧侧脑室旁及基底节区病灶伴强化。

诊疗进展

中枢神经系统结核病主要由其他部位感染的结核分枝杆菌经血流播散至脑和脊髓实质、脑脊膜及其邻近组织形成病灶所致。若病灶破裂导致结核分枝杆菌释放入蛛网膜下腔或脑室则引起脑脊髓膜炎，若病灶逐步增大但并未破入蛛网膜下腔则形成结核瘤。结核病患者中约 1% 会发生中枢神经系统结核病。

中枢神经系统结核病起病急缓不一，以慢性及亚急性起病者居多，可表现为非特异性症状及神经系统症状。脑脊液通常出现以下变化：①压力增高，外观澄清或呈毛玻璃样；②白细胞计数为 $(100\sim500)\times10^6/L$，淋巴细胞为主，疾病早期部分患者可以嗜中性粒细胞为主；③总蛋白可升高到 $1\sim2\ g/L$；④葡萄糖低于 $2.2\ mmol/L$，95% 患者其脑脊液葡萄糖/血糖比值小于0.5。对怀疑中枢神经系统结核病的患者,推荐进行脑脊液结核分枝杆菌快速核酸检测、抗酸染色涂片及分枝杆菌培养。常规病原体筛查阴性时,可进一步行脑脊液病原学二代测序等新技术检查以提高病原学检出率。影像学及病理学诊断:基底池脑膜强化、脑积水、脑梗死和结核瘤是中枢神经系统结核病的主要影像学特征,可单独或联合发生。颅底脑膜强化伴或不伴结核瘤是结核性脑膜炎最常见的征象,其诊断特异性高。约20%的患者因闭塞性血管炎出现脑梗死,最常累及基底节、内侧豆纹动脉和丘脑动脉的供血区域。MRI增强检查对软脑膜病灶的显示优于CT检查。

所有中枢神经系统结核病强化期疗程不少于2个月,全疗程不少于12个月。强化期的抗结核治疗方案应包括不少于4个有效的抗结核药物,异烟肼、利福平、吡嗪酰胺被推荐作为优先选择的抗结核药物,乙胺丁醇、二线注射类药物为可选的初始抗结核药物。巩固期的抗结核治疗方案包括不少于2个有效的抗结核药物,推荐使用异烟肼和利福平。利福平单耐药及耐多药中枢神经系统结核病患者的抗结核治疗强化期不少于8个月,全疗程不少于20个月。

疑似中枢神经系统结核病患者应开始经验性抗结核治疗。一旦启动经验性抗结核治疗,除非诊断变更,否则建议完成整个抗结核治疗疗程。

诊疗总结

1. 经验教训分析　①患者以发作性神经功能缺损症状起病,临床诊断为短暂性脑缺血发作(TIA)。对于青年起病,既往无脑血管疾病的危险因素的患者,应积极寻找患者TIA发作的病因。②患者在神经功能缺损症状基础上,伴间断发热,颅内炎症可能性大,应及时行脑脊液检查。③患者脑脊液检查,不符合典型的颅内结核性炎症的改变,尽早行脑脊液二代测序检查,明确病原学。④本病例不足之处:患者抗结核效果理想,但未按诊治流程完成抗结核药物的耐药性分析。

2. 危重疑难点　①患者以发作性神经功能缺损症状起病,易误诊为脑血管疾病。②患者脑脊液变化符合炎症性改变,但不能区分结核分枝杆菌、真菌及布鲁氏菌感染,患者否认结核病史及结核病接触史,全身体格检查及影像学检查均未发现其他脏器结核感染的证据,给诊断来了一定的困难。

参考文献

[1] 中华医学会结核病学分会.结核分枝杆菌 γ-干扰素释放试验及临床应用专家意见(2021年版)[J].中华结核和呼吸杂志,2022,45(2):143-150.

[2] 梁建琴,陈志.糖皮质激素在结核病治疗中的合理应用专家共识[J].中国防痨杂志,2022,44(1):28-37.

[3] 中华医学会结核病学分会结核性脑膜炎专业委员会.2019中国中枢神经系统结核病诊疗指南[J].中华传染病杂志,2020,38(7):400-408.

案例十五　李斯特菌脑干脑炎

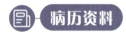 病历资料

（一）病史

患者女性,51 岁,以"发热伴头痛 1 周,加重 2 天"为代主诉入院。

现病史: 1 周前无明显诱因出现发热、咳嗽、咳痰,体温最高达 39 ℃,伴头痛、头晕,头痛为全脑胀痛,头晕时无视物旋转、视物重影,伴恶心、呕吐,呕吐物为胃内容物,无肢体麻木、无力等。当地医院按"感冒"予以对症治疗,症状减轻。5 天前再次发热,伴头痛、头晕,热峰不详,至当地医院行头部 MRI 示"上段颈髓及延髓右份、右侧桥臂内异常信号,考虑胶质瘤或转移瘤可能"。患者仍间断发热,头痛、头晕加重,间断呕吐。2 天前因出现呼吸急促转至 ICU,并出现四肢无力,伴视物重影,因咳痰无力给予经口气管插管。为进一步诊治至我院。自发病以来,患者意识清楚,精神差,饮食睡眠差,体重无明显变化。

既往史:"高血压"病史 5 年,规律服用"吲达帕胺片、缬沙坦片",收缩压控制在 150 mmHg 左右。2 个月前行"右乳导管内原位癌切除术",术后放疗 28 天,10 天前结束。

（二）体格检查

一般查体:经口气管插管,自主呼吸,呼吸短促,肺部听诊双肺呼吸音低,右下肺为著,心脏及腹部查体未见异常,肠鸣音 4 次/分。神经系统查体:神志清,双侧瞳孔等大等圆,直径 3 mm,直接、间接对光反射灵敏。左眼睑下垂,双眼球位置居中,可见自发水平眼震,右眼外展不全,左眼上下视运动受限,余各方向运动充分。右侧角膜反射消失,左侧角膜反射存在。右侧额纹、鼻唇沟浅,右眼睑闭合不全,右眼 Bell 征(+)。张口伸舌不能查,抬头、转颈无力。四肢肌张力减低,双上肢肌力 3 级,双下肢肌力 4 级,双上肢腱反射(++),双下肢腱反射(+)。双侧 Babinski 征、Chaddock 征、Pussep 征阳性。深浅感觉及共济查体不能配合。脑膜刺激征阴性,双侧 Lasègue 征阴性。

（三）辅助检查

1.实验室检查　血常规:白细胞计数 11.6×10^9/L,中性粒细胞百分比 86.6%,淋巴细胞百分比 5.4%。C 反应蛋白 24.50 mg/L;血沉 29.00 mm/h;降钙素原 0.34 ng/mL。血病毒全套:柯萨奇病毒、EB 病毒、麻疹病毒、巨细胞病毒抗体 IgG 均阳性。肝肾功能、电解质、心功能、凝血功能、传染病四项、T-SPOT、甲功三项、甲状腺抗体、结缔组织病全套、副肿瘤标记物、肿瘤标记物均无明显异常。血培养阴性。

2.心电图和彩超检查　心电图:窦性心动过缓,V2、V3 导联 ST 段略抬高,QT 间期明显延长。乳腺彩超:左侧乳腺低回声结节(BI-RADS 分类:3 类)。颈部动脉彩超:右侧颈

总动脉分叉处后壁内中膜增厚。心脏彩超:左室舒张功能下降。上腹部彩超:肝弥漫性回声改变(脂肪肝)。

(四)初步诊断

①颅内病变性质待查;②右乳导管内原位癌切除术后放疗后;③高血压1级;④肺部感染气管插管术后。

> **>>> 诊疗过程**

(一)进一步辅助检查

1.**脑脊液检查** 完善脑脊液检查明确是否存在颅内感染及脱髓鞘相关疾病,患者乳腺癌病史,完善脱落细胞学筛查明确是否存在异常细胞。脑脊液压力 270 mmH$_2$O;脑脊液常规、生化示白细胞计数 130×10^6/L,淋巴细胞百分比 60%,嗜中性粒细胞百分比 21%,单核细胞百分比 13%,总蛋白 580.5 mg/L,葡萄糖 4.03 mmol/L,氯化物 124.8 mmol/L;墨汁染色、抗酸染色、脑脊液病毒全套、细菌培养、碱性髓鞘蛋白、自身免疫性脑炎相关抗体及脱髓鞘疾病相关抗体结果均阴性。脑脊液电泳:免疫球蛋白 CSF 6.93 mg/dL,白蛋白商值 10.4×10^{-3};免疫球蛋白商值 8.11×10^{-3},24 h 鞘内合成率 11.95。

2.**影像学检查** 患者入院后病情进展,呼吸机辅助通气,暂予以完善头部及肺部 CT。头部 CT(图 4-34)示延髓片状低密度影,脑桥右侧份密度欠均匀。肺部 CT(图 4-35)示双肺炎症。

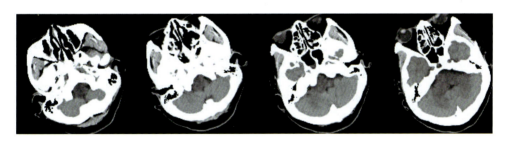

图 4-34 头部 CT

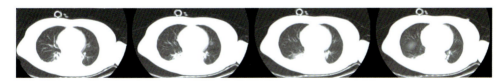

图 4-35 肺部 CT

(二)治疗

入院后患者意识水平进行性下降,监测血气分析提示二氧化碳潴留,考虑肺性脑病,给予呼吸机辅助呼吸后意识恢复。结合患者病史、脑脊液结果及头部影像学检查,考虑视神经脊髓炎谱系疾病(NMOSD)可能,治疗上给予脱水降颅压、抗病毒、激素冲击(甲强龙 1 g/d)、抗感染(哌拉西林他唑巴坦)、营养支持等治疗。激素冲击治疗 5 天后患者眼球活动及抬头转颈力量较前好转。复查腰穿,脑脊液压力 90 mmH$_2$O,脑脊液常规、生化、细胞学检查示白细胞计数 58×10^6/L,淋巴细胞百分比 95%,单核细胞百分比 4%,嗜中性粒细胞百分比 1%,总蛋白 459.7 mg/L,葡萄糖、氯化物均正常。甲强龙减量为 80 mg/d 继续应用。入院第 10 天成功撤机,因痰液较多未拔除经口气管插管,患者左上肢肌力较前好转,查体肌力 4 级,右侧肢体肌力无变化。患者脱机后完善头部 MRI 平扫+增强、MRS 及颈椎 MRI。头部 MRI 平扫(图 4-36)示延髓、右侧桥臂异常信号。增强后(图 4-37)可见多发环形强化(考虑转移瘤? 脱髓鞘病变? 炎性?)。头部 MRS 不支持典型肿瘤性病变(病变区 NAA 峰消失,Cho 峰及 Cho/Cr 比值较对侧未见升高)。颈椎 MRI 示颈髓未见异常信号。

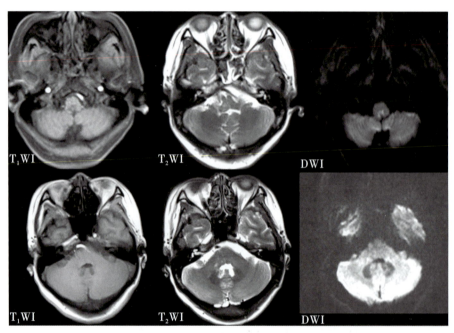

图 4-36 头部 MRI 平扫

延髓及右侧桥臂见片状稍长 T$_1$ 稍长 T$_2$ 信号影,DWI 可见轻度弥散受限。

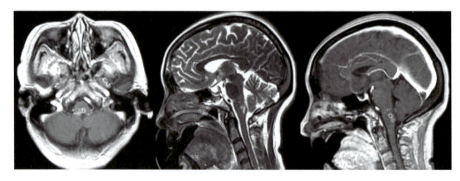

图 4-37 头部 MRI 增强

　　患者头部 MRI 增强扫描颅内病灶呈环形强化，MRS 不支持典型肿瘤性病变，考虑感染性病灶可能，再次复查腰穿，送检脑脊液 mNGS。腰穿脑脊液压力 220 mmH$_2$O，脑脊液常规、生化、细胞学示白细胞计数 $10×10^6$/L，淋巴细胞百分比 96%，单核细胞百分比 4%，总蛋白 297.1 mg/L，葡萄糖、氯化物均正常。脑脊液 mNGS 检出"李斯特菌（序列数 129）"。追问患者病史，发病前曾食用冰箱放置的剩饭，结合患者病史及检查结果，诊断"李斯特菌脑干脑炎"，抗生素调整为氨苄西林，激素予以减停。患者咳嗽力量差，痰液较多，短期内拔管困难，行床旁经皮气管切开术。术后病情稳定，神志清，双眼球各方向运动充分，可见水平眼震。右侧周围性面瘫好转，存在吞咽困难、饮水呛咳。肢体肌力逐渐好转，双上肢肌力 5 级，双下肢肌力 4 级，后转入神经内科普通病房。治疗 1 个月后复查头部 MRI 平扫（图 4-38）示延髓、右侧桥臂异常信号，较前相比病变范围有所缩小；增强后（图 4-39）可见延髓、右侧桥臂异常信号呈多发线片强化。患者咳嗽力量逐渐增强，肺部感染控制后，拔除气管套管，出院至当地医院继续治疗。

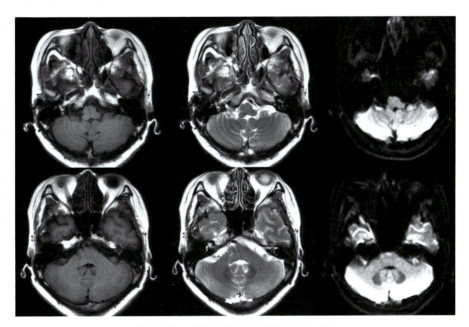

图 4-38　头部 MRI 平扫（治疗 1 个月）

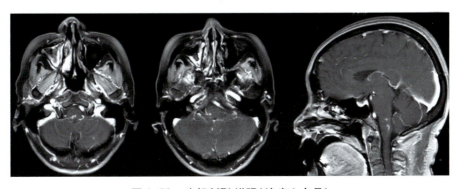

图 4-39　头部 MRI 增强（治疗 1 个月）

（三）修订诊断

李斯特菌脑干脑炎。

（四）预后随访

发病 3 个月时门诊复查头颅 MRI 平扫（图 4-40）示延髓、右侧桥臂异常信号较前缩小。增强扫描（图 4-41）可见延髓异常信号强化程度明显减轻，右侧桥臂异常信号未见强化。发病 1 年后随访，患者神志清，双上肢活动自如，双下肢肌力稍差，可自行行走，mRS 评分 1 分。

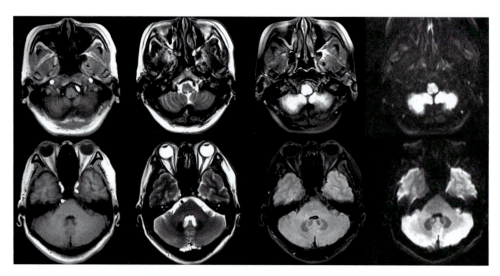

图 4-40　头部 MRI 平扫（发病 3 个月）

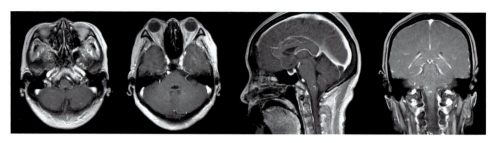

图 4-41　头部 MRI 增强（发病 3 个月）

病例特点分析

（一）病例特点

1. 患者 57 岁女性，急性起病，既往"高血压、右乳导管内原位癌切除术后放疗后"，此次以发热、头痛为首发症状,进行性加重,出现四肢无力、呼吸衰竭。

2.头部 MRI 提示延髓及右侧桥臂异常信号,增强扫描可见多发环形强化。腰穿脑脊液压力稍高,脑脊液细胞数轻度升高,呈混合细胞反应,总蛋白轻度升高,葡萄糖、氯化物正常。脑脊液 mNGS 检出李斯特菌。

3.完善脱髓鞘相关抗体、MRS、脑脊液脱落细胞学等检查,排除炎性脱髓鞘疾病及肿瘤等。

(二)病例分析

1.**定位诊断**　左侧中脑(动眼神经亚核)、右侧脑桥(面神经、展神经)、延髓(舌咽迷走、副神经)、双侧锥体束。依据:左眼睑下垂,左侧眼球上视下视受限,右侧周围性面瘫,右眼外展受限,右角膜反射消失,吞咽困难、饮水呛咳,抬头、转颈无力,四肢肌力下降,双侧病理征阳性。头部 MRI 提示延髓及右侧桥臂异常信号。

2.**定性诊断**　感染性。依据:患者 51 岁女性,近期肿瘤切除术后放疗,此次发病前曾食用冰箱放置的剩饭;急性起病,初始表现为发热、头痛,逐渐进展出现四肢无力、呼吸衰竭;腰穿脑脊液压力升高,脑脊液白细胞计数、总蛋白升高,mNGS 检出李斯特菌;头部 MRI 提示延髓及右侧桥臂异常信号,增强后呈多发环形强化。

诊疗进展

李斯特菌脑干脑炎是由单核细胞增生李斯特菌(LM)感染所导致的食源性疾病。LM 是耐冷耐酸的革兰氏阳性兼性厌氧杆菌,在 4 ℃的冰箱仍可以生长繁殖,因此被称为"冰箱杀手"。LM 在自然界中也较常见,可以污染肉类、蛋类、奶制品等食物,人类直接食用被污染的食物后可患李斯特菌病。LM 感染如累及中枢神经系统,脑膜炎是最常见的类型,也可累及脑实质,其中脑干脑炎是比较经典的类型,占比约 10%。感染人群多为免疫功能低下者,如恶性肿瘤、长期使用免疫抑制剂、器官移植术后的患者,孕妇也是易感人群。此外,李斯特菌脑干脑炎也可发生在健康人群中。追问病史,多数有食用不洁冷藏冷冻食物史。

李斯特菌脑干脑炎临床表现:早期表现为发热、头痛、恶心、呕吐等非特异性表现,后逐渐出现脑神经受损表现,如眼球活动障碍、眼睑下垂、视物重影、面瘫、延髓性麻痹、面部感觉异常等,亦会出现锥体束受损(肢体无力、病理征阳性)、呼吸肌麻痹、意识障碍等症状,部分合并脑膜刺激征。李斯特菌脑干脑炎常进展迅速,约 40% 患者会出现呼吸衰竭甚至呼吸骤停,与累及脑干呼吸中枢相关。

辅助检查:腰穿脑脊液压力轻中度升高,脑脊液常规、生化、细胞学改变缺乏特异性,脑脊液白细胞计数升高程度有一定差异,多为 $(100\sim500)\times10^6/L$,也有 $>1\,000\times10^6/L$,区别于典型化脓性脑膜脑炎。脑脊液总蛋白轻中度升高,多在 1 g/L 以内,葡萄糖、氯化物多正常,脑脊液乳酸多有明显升高。李斯特菌脑干脑炎的诊断依赖于脑脊液培养或者涂片见李斯特菌,但阳性率低。病原学 mNGS 的广泛应用于临床,大大提高了李斯特菌的检出率,灵敏度高且快捷,缩短了诊断周期,尤其是对于合并肺炎已给予抗感染治疗、含菌量低的患者,传统的培养及涂片很难发现病原,mNGS 由于其高灵敏度提高了李斯特菌的检出率。影像学方面,首选头颅磁共振,李斯特菌脑干脑炎病灶主要位于脑干下部(延髓、脑桥)、小脑、上颈髓,有时可以波及中脑、基底节区,相对少见。病灶表现为稍长 T_1、长 T_2 信号,增强可见环状、结节样强化。因李斯特菌脑炎累及的部位多位于第四脑室周围,以脑干、小脑、桥臂最为常见,被称为"菱形脑炎"。

李斯特菌脑干脑炎一线治疗药物主要是青霉素 G(2400 万 U/d)、氨苄西林(成人 12 g/d),单药使用或联合使用庆大霉素,联合使用有协同杀菌效果。成人如对青霉素过敏,可选择复方磺胺甲噁唑。总疗程至少 6 周,具体根据脑脊液检测结果进行调整。需注意的是,李斯特菌对头孢菌素天然耐药。

李斯特菌脑干脑炎病情严重,临床误诊率高,病死率高达 50% 左右,如经过及时的诊断、敏感抗生素的使用,病死率可降至 30% 以下,但仍有 60% 的患者会遗留神经系统后遗症,如视物重影、感觉异常、延髓性麻痹等。诊治不及时,可发展为脓毒症、多脏器功能衰竭,甚至导致死亡。

📝 诊疗总结

该病例症状表现为急性起病,以发热、头痛为首发症状,逐渐进展,随之出现脑干受累表现(眼球活动障碍、面瘫、延髓性麻痹、呼吸肌受累)。腰椎穿刺脑脊液压力轻中度升高,白细胞计数轻度升高,早期呈混合细胞反应,后逐渐以淋巴细胞为主,总蛋白轻度升高或正常,葡萄糖、氯化物正常。MR 提示病灶位于延髓、桥臂,靠近极后区,早期误诊为水通道蛋白 4(AQP4)阴性的 NMOSD,给予糖皮质激素冲击治疗。因入院时即合并肺部感染,同时使用哌拉西林他唑巴坦抗感染治疗,患者症状逐渐减轻,送检脑脊液 mNGS 检出李斯特菌(序列数 129),结合患者食用冰箱剩饭史,诊断为李斯特菌脑干脑炎。患者明确诊断前的治疗方案,使患者从症状到脑脊液动态指标,均有所好转,考虑与哌拉西林他唑巴坦的使用覆盖了李斯特菌相关。从该病例中汲取的经验是,遇到诊断考虑为脑炎的患者,建议尽早行脑脊液 mNGS 的检查,会对不典型病原学感染的早期诊断提供更大的帮助。

参考文献

[1]王晓娟,关鸿志,魏珂,等.中枢神经系统李斯特菌感染患者的临床和脑脊液二代测序结果分析[J].中华神经科杂志,2018,51(6):451-455.

[2] FREDERICKS P, BRITZ M, EASTMAN R, et al. Listerial brainstem encephalitis - treatable, but easily missed[J]. S Afr Med J,2015,105(1):17-20.

[3] KARLSSON W K, HARBOE Z B, ROED C, et al. Early trigeminal nerve involvement in Listeria monocytogenes rhombencephalitis: case series and systematic review[J]. J Neurol,2017,264(9):1875-1884.

[4] RAMADAN M, MCGRATH N M. Listeria rhomboencephalitis[J]. N Z Med J, 2011, 124(1344):98-102.

案例十六　布鲁氏菌性脑膜脑炎合并抗 N-甲基-D-天冬氨酸受体脑炎

📋 **病历资料**

（一）病史

患者男性,47 岁,以"间断头痛、发热 3 个月,视物成双 1 个月,加重 2 天"为主诉入院。

现病史: 患者 3 个月前无明显诱因出现头痛、发热,体温在 37～38 ℃波动,伴恶心、食欲减退、精神不振,无视物模糊、肢体无力麻木等症状。当地医院给予抗生素治疗,头痛及发热减轻。1 个月前头痛及发热症状加重,伴视物成双、视物模糊,入住我院。头部 MRI 示"双侧额顶叶、双侧侧脑室旁白质脱髓鞘"。脑脊液二代测序检出布鲁氏菌,外周血布鲁氏菌抗体阳性(1∶50)。给予抗感染(拉氧头孢、多西环素、利福平)、激素(甲泼尼龙)及对症支持治疗,患者头痛、发热好转后于 5 天前出院,出院后口服"复方磺胺甲噁唑、左氧氟沙星、多西环素、利福平、泼尼松"。2 天前再次出现头痛,伴发热,体温最高 38.4 ℃,间断有精神行为异常、不认人。为进一步诊治再次入院治疗。自发病以来,患者神志清,精神欠佳,进食差,睡眠可,大小便正常,体重下降 15 kg 左右。

既往史: 1 年前行"胆囊结石切除术",余无特殊。

个人史: 有羊接触史(有自家羊养殖场,屠宰羊 10 余年;屠宰羊时手曾受伤破损)。

（二）体格检查

一般查体:心、肺、腹查体未见异常。神经系统查体:神志清,精神差,近记忆力、理解力、计算力下降。双侧瞳孔等大等圆,直径约 3 mm,对光反射灵敏,左眼外展受限,余各方向运动充分,右眼各方向运动充分,无眼震,双侧额纹、鼻唇沟对称,张口、伸舌不配合。四肢肌力 5 级,四肢肌张力正常,深浅感觉、共济查体欠配合,Romberg 征阴性,走"一"字不稳,双侧病理征及脑膜刺激征阴性。

（三）辅助检查

1. **脑脊液检查**　外院脑脊液常规、生化、细胞学结果见表 4-4。
2. **影像学检查**　1 个月前头部 MRI 提示双侧额顶叶、双侧侧脑室旁白质脱髓鞘。

（四）初步诊断

①布鲁氏菌性脑炎;②胆囊结石切除术后。

表 4-4　入院前脑脊液检查动态结果

时间	压力/mmH₂O	白细胞计数/（×10⁶/L）	淋巴细胞百分比/%	嗜中性粒细胞百分比/%	总蛋白/（mg/L）	葡萄糖/（mmol/L）	氯化物/（mmol/L）
入院前 32 天	110	102	76	9	2145	1.50	119.8
入院前 29 天	140	110	54	43	1743	1.27	120.0
入院前 27 天	105	126	72	19	2022	2.21	119.0
入院前 17 天	100	132	73	21	2242	2.07	120.0
入院前 7 天	200	70	67	24	1866	2.67	120.8

诊疗过程

患者入院后持续高热,最高体温 40.0 ℃,入院第 2 天转入神经重症科。转入时意识模糊,答非所问,烦躁,不能配合简单指令动作,双眼眼球运动不配合,左侧额纹、鼻唇沟浅,口角右偏,伸舌不配合。四肢可见自发活动,双侧病理征阴性,颈项强直,颏下 5 横指,双侧 Kernig 征阳性,双侧 Brudzinski 征阴性。

（一）进一步辅助检查

1.**脑脊液检查**　完善脑脊液常规、生化、细胞学检查及二代测序,明确颅内布鲁氏菌感染情况。测脑脊液压力 300 mmH₂O;脑脊液常规、生化、细胞学检查示:白细胞计数 600×10⁶/L,淋巴细胞百分比 40%,单核细胞百分比 9%,嗜中性粒细胞百分比 49%,总蛋白定性阳性、定量 1 699.4 mg/L,葡萄糖 1.52 mmol/L,氯化物 113.9 mmol/L。脑脊液 mNGS 检出布鲁氏菌(序列数 81)。外周血 mNGS 未见异常。

2.**头部 MRI 平扫+增强**　明确颅内病灶情况。头部 MRI 平扫+增强(图 4-42)示双侧额顶叶、双侧侧脑室旁多发异常信号,考虑缺血,增强扫描脑实质未见明显异常强化,双侧顶颞枕部血管影增多。

3.**头部 FDG-PET**　结果(图 4-43)示右侧额颞顶叶及左侧颞叶多发氟代脱氧葡萄糖(FDG)代谢增高区,提示该区域存在炎症反应。

（二）治疗

入院后积极给予抗感染(静脉应用头孢曲松 2 g 每 12 小时 1 次、多西环素 0.1 g 每 12 小时 1 次、利福平 0.6 g 每天 1 次,联合复方磺胺甲噁唑 2 片每 12 小时 1 次口服)、激素抗炎(甲强龙 40 mg 每 12 小时 1 次)、脱水降颅压(甘露醇 50 g 每 6 小时 1 次)等治疗。治疗过程中患者出现精神行为异常加重,言语混乱、不认人。完善自身免疫性脑炎抗体检测,结果回示脑脊液 N-甲基-D-天冬氨酸受体(NMDAR)抗体 IgG 1∶3.2,考虑布鲁氏菌性脑膜脑炎合并抗 NMDAR 脑炎,加用丙种球蛋白冲击[0.4 g/(kg·d)],共 5 天]治疗。其间患者意识谵妄,间断高热,脑脊液结果提示炎症反应较重,给予鞘内注射地塞米松

5 mg。经积极治疗,患者体温好转,未再发热,意识逐渐好转,对答切题,记忆力、理解力、计算力轻度减退(MoCA 评分 23 分),余无阳性体征,其间复查腰穿脑脊液指标好转(表4-5),病情稳定,转出至神经内科普通病房继续治疗。

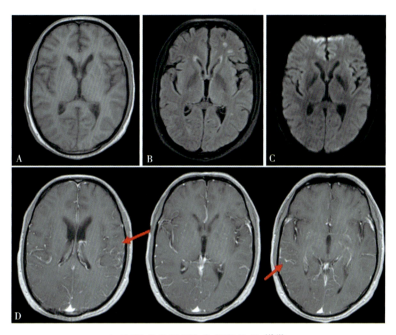

A. T₁WI;B. T₂FLAIR;C. DWI;D. T₁ 增强。

图 4-42 头部 MRI 平扫+增强

箭头所示增强扫描双侧顶颞枕部血管影增多。

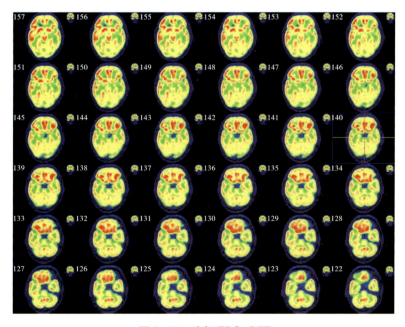

图 4-43 头部 FDG-PET

表 4-5　患者此次住院期间脑脊液检查动态结果

时间	压力/mmH$_2$O	白细胞计数/（×10^6/L）	淋巴细胞百分比/%	嗜中性粒细胞百分比/%	总蛋白/（mg/L）	葡萄糖/（mmol/L）	氯化物/（mmol/L）
入院第 3 天	300	600	40	49	1699.4	1.52	113.9
入院第 5 天	270	188	42	38	3179.0	3.59	115.2
入院第 9 天	270	290	34	46	1623.0	1.07	117.0
入院第 22 天	95	100	80	6	722.0	1.28	126.0
入院第 32 天	130	100	87	2	1415.0	1.91	129.8
入院第 43 天	80	46	89	0	810.0	2.35	128.0

（三）修订诊断

①布鲁氏菌性脑膜脑炎；②抗 NMDAR 脑炎。

（四）预后随访

患者于神经内科普通病房治疗 1 个月后出院，出院后规律口服"多西环素、利福平、复方磺胺甲噁唑、泼尼松"，泼尼松逐渐减量至停用。出院 3 个月后随访，患者未再出现发热、头痛，神志清，记忆力稍下降，Rankin 评分 1 分。

病例特点分析

（一）病例特点

1. 患者 47 岁男性，亚急性起病，有羊接触史，主要表现为发热、头痛、视物成双、视物模糊，病程中逐渐出现精神行为异常。

2. 头部 MRI 未见明显异常，头部 FDG-PET 提示右侧额颞顶叶及左侧颞叶多发 FDG 代谢增高区。外周血布鲁氏菌抗体阳性，脑脊液二代测序可检出布鲁氏菌，脑脊液抗 NMDAR 抗体阳性。

3. 经积极抗感染、免疫治疗，患者症状明显好转。

（二）病例分析

1. **定位诊断**　①脑实质及脑膜。依据：查体存在意识障碍，高级智能减退，脑膜刺激征阳性，头部 FDG-PET 提示右侧额颞顶叶及左侧颞叶多发 FDG 代谢增高区。②左侧外展神经核或外展神经，左侧面神经核或面神经。依据：患者病程中存在视物成双，查体存在左眼外展受限，左侧周围性面瘫。

2. **定性诊断**　①感染性。依据：47 岁男性，亚急性起病；羊接触史，以头痛、发热起病，脑脊液结果提示白细胞计数、总蛋白增高，葡萄糖、氯化物降低，脑脊液二代测序检出布鲁氏菌,头部 PDG-PET 提示有炎症病变。②自身免疫性。依据:患者病程中出现精神行为异常、谵妄,脑脊液抗 NMDAR 抗体阳性。

诊疗进展

　　布鲁氏菌病是一种多系统感染,可累及任何器官,临床表现多样。神经系统受累的布鲁氏菌病被称为神经型布鲁氏菌病(包括急性和慢性脑膜炎、脑炎和神经炎)。神经型布鲁氏菌病既没有典型的临床表现,也没有特定的脑脊液表现,其诊断依据是存在神经系统症状、有系统性布鲁氏菌感染的证据、脑脊液中存在炎症改变,不能用其他疾病解释,尤其是在布鲁氏菌病流行区的患者中。神经影像学和神经生理学评估结合微生物学诊断工具有助于并发症的诊断和评估。磁共振成像可以显示实质性病变和脑神经受累,增强检查是评估软脑膜受累的必要条件。治疗方面,对于神经型布鲁氏菌病,大多数专家支持使用 2 种或 3 种可穿过血脑屏障的药物,至少 6 周。联合治疗方案包含多西环素、利福平,以及头孢曲松或复方磺胺甲噁唑两者之一。布鲁氏菌主要在细胞内繁殖,多数抗菌药物穿胞能力较弱,且需要克服血脑屏障,普通药物难以进入细胞内杀死细菌,单一药物也难以杀死细菌,故布鲁氏菌病难以根治且易复发,应规范、足量、多疗程用药,并选择脂溶性好、具有较强细胞壁通透性和血脑屏障穿透作用的抗菌药物联合用药。在治疗过程中,应积极与患者和家属沟通,增加依从性,规范用药,减少复发。

　　抗 NMDAR 脑炎是一种于 2007 年发现的新型自身免疫性脑炎,好发于儿童、青年女性患者,部分可伴肿瘤,尤其是女性卵巢畸胎瘤。感染为抗 NMDAR 脑炎的诱因之一,26%~70% 的抗 NMDAR 脑炎患者存在病毒感染样前驱症状或者前驱感染事件,其中单纯疱疹病毒与抗 NMDAR 脑炎的关系一直受到关注。有研究发现,27% 的单纯疱疹性脑炎(HSE)患者可在起病后 2~16 周内继发自身免疫性脑炎,以抗 NMDAR 脑炎为主,其余包括抗 γ-氨基丁酸 A 型(GABAA)受体抗体及未知抗原等抗体。Hakamifard 等人在 2019 年报道一例因癫痫持续状态入院的 19 岁男性抗 NMDAR 脑炎的患者,而布鲁氏菌病可能是其触发因素。其他自身免疫性脑炎也可能与潜在感染相关,Magira 等报道了 1 例布鲁氏菌感染所诱发的抗甘氨酸(GlyR)抗体阳性伴强直和肌阵挛的进展性脑脊髓炎。

诊疗总结

　　布鲁氏菌病是全世界常见的人畜共患病之一,其中神经型布鲁氏菌病没有典型的临床特征,其常被误诊为其他感染。强调规范、联合、足量、多疗程用药;治疗过程中如患者出现病情反复或症状加重,应警惕感染后诱发免疫相关疾病,可完善自身免疫性脑炎抗体、脱髓鞘抗体等检测,及时调整治疗方案,改善患者预后。

参考文献

[1]SSOARES C N,DA SILVA M,LIMA M A. Neurobrucellosis[J]. Curr Opin Infect Dis,2023,36(3):192-197.

[2] ELBEHIRY A, ALDUBAIB M, MARZOUK E, et al. The development of diagnostic and vaccine strategies for early detection and control of human brucellosis, particularly in endemic areas[J]. Vaccines(Basel), 2023, 11(3):654.

[3] HAKAMIFARD A, NAGHIBI S N, HASHEMI FESHARAKI S S. Anti-NMDA receptor encephalitis presenting with status epilepticus: brucellosis as a possible triggering factor: a case report[J]. Int J Prev Med, 2019, 10:119.

[4] TTUMER G, KENAN U, ONDER E, et al, Neurobrucellosis: clinical and diagnostic features[J]. Clin Infect Dis, 2013, 56(10):1407−1412.

[5] GHANEM-ZOUBI N, KAGNA O, DABAJA − YOUNIS H, et al. The role of fluoro-deoxyglucose positron emission tomography/computed tomography in the management of brucellosis: an observational cohort study[J]. Open Forum Infect Dis, 2023, 10(1):704.

[6] MAGIRA E E, ALEXOPOULOS H, CHARITATOS E, et al. Progressive encephalomyelitis with rigidity and myoclonus(PERM): brucellosis as a possible triggering factor and long−term follow−up therapy with rituximab[J]. Ther Adv Neurol Disord, 2016, 9(1):69−73.

案例十七　海绵窦综合征(真菌、病毒感染)

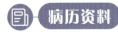 病历资料

(一)病史

患者女性,71 岁,以"右眼疼痛 3 天,视力下降 1 天"为主诉入院。

现病史:患者 3 天前无明显诱因突发右眼疼痛,伴右侧额颞部疼痛、心慌。1 天前突发右眼视力下降,就诊于眼科,拟诊为"视神经炎",给予"克林霉素磷酸酯 0.6 g、甲强龙 500 mg"静脉应用 1 天,症状无改善。行鼻窦 CT 示"左侧上颌窦、双侧蝶窦、筛窦炎"。鼻窦增强 MRI 示"海绵窦强化,右侧筛窦、双侧蝶窦、上颌窦炎"。鼻内镜检查示"双侧钩突肥大、嗅裂、中鼻道及咽部未见分泌物及新生物"。因海绵窦病变,不除外颅内感染转至神经重症科。自发病以来,患者神志清,精神欠佳,进食差,睡眠可,二便如常,体重无明显变化。

既往史:"2 型糖尿病"病史 13 年,空腹血糖最高 20 mmol/L,目前给予"胰岛素"治疗,未规律监测血糖;"冠心病"病史 10 余年;"头孢及青霉素"过敏,表现为皮肤红疹。

(二)体格检查

一般查体:心、肺、腹查体未见异常。神经系统查体:神志清,言语流利,高级智能查体未见明显异常,左眼视力粗测正常,右眼视力丧失,眼前无光感,右侧眼眶周围软组织水肿、眼睑肿胀、球结膜水肿,右侧眼睑下垂,左眼无异常。双侧瞳孔不等大,左侧直径 2.5 mm,右侧直径 5.0 mm,左侧瞳孔直接对光反应灵敏、间接对光反射消失,右侧瞳孔直

接、间接对光反应消失,左侧眼球各方向运动充分,右侧眼球居中固定,各方向运动均受限(图4-44),左眼闭目有力,右眼闭目因眼睑肿胀、疼痛不能配合。双侧额纹对称,左侧鼻唇沟浅,示齿口角右偏,伸舌居中,悬雍垂居中,咽反射存在。转颈耸肩有力,四肢肌力5级,肌张力正常,四肢腱反射对称引出,双侧病理征阴性。颈软,无抵抗,Kernig征阴性。

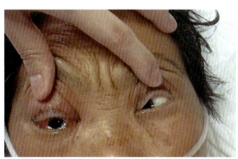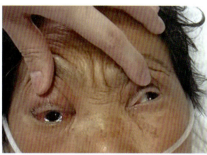

图4-44　眼部表现

(三)辅助检查

1. **实验室检查**　血常规:白细胞计数$12.96×10^9$/L,中性粒细胞百分比85.3%,血沉62 mm/h,C反应蛋白93.93 mg/L,白蛋白30.7 g/L,空腹血糖30 mmol/L。肾功能、电解质、甲状腺功能、传染病四项、尿常规、凝血功能均未见明显异常。

2. **鼻窦相关检查**　鼻窦CT(图4-45)示左侧上颌窦、双侧蝶窦、筛窦炎。鼻窦增强MRI(图4-46)提示海绵窦强化,右侧筛窦、双侧蝶窦、上颌窦炎。鼻内镜(图4-47)见双侧钩突肥大,嗅裂、中鼻道及咽部未见分泌物及新生物。

(四)初步诊断

①海绵窦病变性质待查;②鼻窦炎;③2型糖尿病;④冠心病。

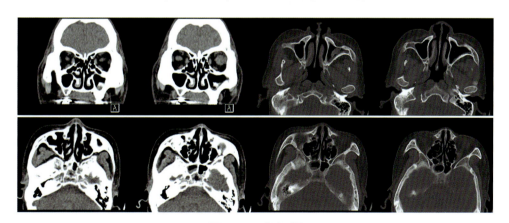

图4-45　鼻窦CT

左侧上颌窦、双侧筛窦及蝶窦见密度增高影。

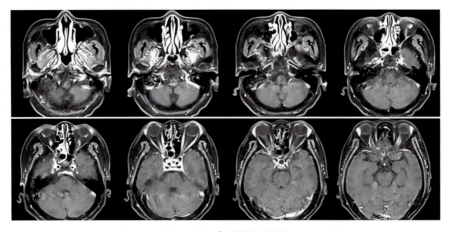

图 4-46　鼻窦增强 MRI

静脉注入对比剂后增强扫描,海绵窦可见明显强化。

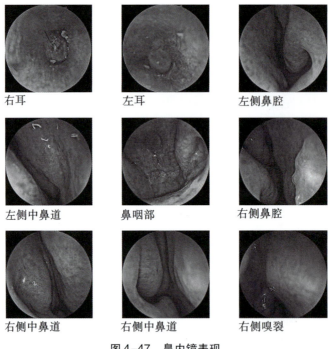

右耳	左耳	左侧鼻腔
左侧中鼻道	鼻咽部	右侧鼻腔
右侧中鼻道	右侧中鼻道	右侧嗅裂

图 4-47　鼻内镜表现

诊疗过程

(一)进一步辅助检查

1.脑脊液检查　患者鼻窦增强 MRI 提示海绵窦强化,行腰穿检查明确是否存在颅内感染。脑脊液压力 120 mmH$_2$O,无色、清亮,白细胞计数 510×10^6/L,嗜中性粒细胞百分比 52%,淋巴细胞百分比 42%,葡萄糖 9.5 mmol/L,氯化物 128 mmol/L,总蛋白 470.5 mg/L。脑脊液二代测序检出人类疱疹病毒 4 型,序列数 75。

2.**影像学检查**　明确是否存在颅内病变及了解血管情况。

（1）头部 MRI+MRA+MRV（图 4-48）示右侧额颞顶叶急性或亚急性脑梗死，右侧颈内动脉眼段-交通段局限性狭窄，左侧横窦、乙状窦显影纤细，考虑先天变异可能。

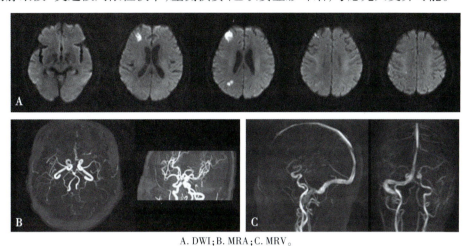

A. DWI；B. MRA；C. MRV。

图 4-48　头部 MRI、MRA、MRV

（2）头部和视神经 MRI：明确颅内及海绵窦区病变情况，了解视神经走行及右眼球局部情况，协助诊断病变性质。MRI（图 4-49）示右侧眼眶球后肌锥间隙、右侧眼球周围、右侧眼睑周围皮下软组织异常信号；右侧视神经球后段增粗并异常信号；右侧内直肌增粗并水肿；蝶窦右份异常信号；右侧海绵窦较左侧增宽且强化欠均匀；左侧上颌窦腔内异常信号。考虑真菌感染可能。

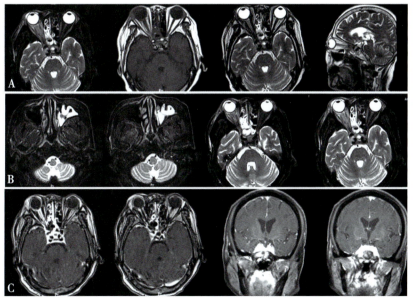

A. 视神经 MRI 平扫；B. 视神经 MRI 平扫；C. 头部 T_1 增强。

图 4-49　头部和视神经 MRI

右侧视神经球后段增粗，呈条片状稍长 T_1 稍长 T_2 信号，压脂呈稍高信号。静脉注入对比剂后增强扫描，右侧视神经球后段周围见条片状明显强化信号，右侧海绵窦较左侧稍宽且强化欠均匀。

（二）治疗

结合患者病史、体征及辅助检查结果，考虑鼻源性海绵窦感染。患者头部磁共振提示左侧上颌窦腔内异常信号，考虑真菌感染可能。鼻腔中定植细菌包括球菌、杆菌、厌氧菌、真菌，而引起鼻窦炎感染者多为混合感染，即真菌合并细菌感染，故该患者应用美罗培南联合伏立康唑抗感染方案。为明确是否可行活检确定病原菌，请鼻科及神经外科会诊，考虑海绵窦区活检风险较高，未行活检。经积极治疗，患者右眼疼痛及局部水肿逐渐好转，但视力无改善。复查腰穿，脑脊液压力 150 mmH$_2$O，无色、清亮，白细胞计数 $51×10^6$/L，淋巴细胞百分比 99.2%，葡萄糖 5.8 mmol/L，氯化物 123 mmol/L，总蛋白 525 mg/L。脑脊液二代测序检出人类疱疹病毒 4 型，序列数 336。患者两次脑脊液二代测序均检出人类疱疹病毒 4 型，结合其脑脊液特点，考虑海绵窦真菌感染合并病毒感染，调整治疗为美罗培南+伏立康唑+喷昔洛韦治疗。

（三）修订诊断

①海绵窦综合征（真菌、病毒感染）；②脑梗死；③2 型糖尿病；④冠心病。

（四）预后随访

患者病情好转后出院，院外继续应用抗真菌药物。半年后随访，患者右眼失明，余无异常。

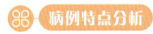 病例特点分析

（一）病例特点

1. 患者 71 岁女性，急性起病，既往糖尿病病史，血糖控制不佳，入院初期随机血糖达 30 mmol/L，存在免疫力低下基础。

2. 患者以右眼疼痛为首发症状，随后迅速出现右眼视力丧失，查体示右侧视神经、动眼神经、滑车神经、展神经受累。

3. 头部 MRI 增强提示右侧海绵窦增宽且强化欠均匀、左侧上颌窦腔内异常信号，考虑真菌感染可能。

4. 腰穿脑脊液提示白细胞计数明显增高，脑脊液二代测序检出人类疱疹病毒 4 型。经抗感染治疗复查腰穿，脑脊液细胞数明显下降。

（二）病例分析

1. **定位诊断** ①右侧视神经、动眼神经、滑车神经、展神经及其传导通路。依据：患者右眼视力下降，眼前无光感，右侧眼睑下垂、眼球居中固定，右侧瞳孔散大，左侧瞳孔直接对光反应灵敏、间接对光反射消失，右侧瞳孔直接、间接对光反应消失。②右侧眼静脉回流通路。依据：右侧眼眶周围软组织水肿、眼睑肿胀、球结膜水肿。③右侧皮质核束。

依据:左侧中枢性面瘫。结合影像学结果,综合定位于右侧海绵窦-眶尖区、右侧大脑半球。

2. 定性诊断　①感染性(真菌、病毒)。依据:患者 71 岁女性,既往糖尿病病史,平素血糖控制不佳,此次急性起病,症状迅速进展,鼻窦 CT 提示双侧蝶窦、筛窦及左侧上颌窦炎症,头部 MRI 提示海绵窦增宽并强化,上颌窦腔内异常信号,考虑真菌感染可能。脑脊液示白细胞计数明显增高,嗜中性粒细胞百分比 52%,脑脊液二代测序检出人类疱疹病毒 4 型。②血管性。依据:患者 71 岁女性,既往糖尿病病史,头部 MRA 提示右侧颈内动脉眼段局限性狭窄,存在大动脉粥样硬化基础。病程初期患者进食差,存在低灌注诱因,且患者此次考虑海绵窦区感染,感染可能侵及海绵窦区颈内动脉系统,出现颈内动脉系统供血区梗死或感染播散。头部 MRI 提示右侧额颞顶叶梗死灶。

⏳ 诊疗进展

鼻-眼-脑型感染(rhino-orbital-cerebral mycosis,ROCM),属于急性侵袭性真菌性鼻窦炎(invasive fungal rhinosinusits,IFRS)。目前 ROCM 发病率约占真菌性鼻窦炎的 14.2%,特别定义 ROCM 的主要原因在于此特殊类型具有极高的致死、致残率,迄今治愈率仍未有明显提高,致死率仍高达 60%~85%。

一般情况下,真菌常作为机会致病菌存在于鼻腔、鼻窦,因其缺乏角化酶,无法侵蚀正常上皮,但是在糖尿病、器官移植后应用免疫抑制药物、肿瘤、应用糖皮质激素、侵入性的检查及治疗、高龄等高危因素的基础上,常继发真菌感染。IFRS 病情发展迅速,病程从发病到进展期一般少于 4 周。感染菌种主要为毛霉与曲霉。

IFRS 侵袭途径分为直接蔓延与经血管侵袭两种途径,由邻近鼻旁窦病灶直接蔓延导致的颅内真菌感染占中枢神经系统感染的绝大部分,上颌窦多见(>70%),蝶窦次之。

1. ROCM 临床表现　与真菌侵袭部位相关,症状表现具有一定的定位作用。其中前期鼻窦部骨质破坏、进展期眶尖综合征、后期静脉窦综合征表现均高度提示真菌感染可能。磁共振检查可见一个或多个鼻窦受累,常位于单侧,可有窦腔软组织密度影、黏膜增厚,伴窦壁骨质侵袭破坏并向窦外浸润,颅眶后可见球后软组织影,眶壁骨质不连续,颅内见海绵窦及脑实质异常信号影。GM 试验、G 试验对早期诊断真菌感染具有重要的辅助作用。真菌培养具有明确诊断的作用,但其阳性率相对较低,且培养周期长,而 ROCM 病程进展迅速,因此真菌培养虽是明确诊断的重要手段,但是对于指导治疗有一定的延迟性。目前对于确诊真菌感染尤其是曲霉感染的"金标准"为病理活检。行鼻窦穿刺取黏膜,获取病变组织进行病理检查,经特殊染色后显微镜下若查见菌丝,结合患者症状,即可诊断真菌感染。同时病理活检能够初步判断菌属,对于治疗用药有重要的指导意义,且病理活检钳取软组织行真菌培养阳性率高于血培养与脑脊液培养。

2. ROCM 的治疗　①外科治疗。ROCM 病情险恶,急剧进展,但真菌感染未控制期是手术禁忌。然而考虑 ROCM 预后,手术治疗仍是极其重要的治疗手段,确诊后尽早手术治疗,在真菌感染未完全控制时不回避手术根治是大部分文献的共识。考虑 ROCM 极高的致死率,早期积极和广泛地手术切除真菌感染失活组织是有利的选择。但 ROCM 合并的基础病变常有明确的手术禁忌。因此,需要根据患者整体病情制订合理的治疗方案。②保守治疗。在高度怀疑真菌感染时,预防性应用抗真菌药物,而不是待确诊真菌感染后使用,可以减慢病程进展,为早期手术创造较好的手术条件。氟康唑、伊曲康唑、卡泊芬净等药物目前已被证实对于真菌感染尤其是曲霉感染具有广谱的治疗作用,且肝、肾等毒副作用相对较小。两性霉素 B 是具有高性价比的广谱抗真菌药物,是治疗曲霉和毛霉感染的有效药物,两性霉素 B 脂质体有着与两性霉素 B 几乎一致的药效,但肝、肾、血液系统损伤等副作用相对较小。因二者毒副作用相对较大,一般不用于预防性治疗。

3. ROCM 预后　ROCM 病程爆发性进展,初诊为 ROCM 时,若有影像学支持,则需及早治疗,此期即给予伊曲康唑、卡泊芬净等广谱抗真菌药物预防治疗,同期即行鼻窦穿刺病理活检。若活检确诊即可尽早行外科手术治疗。后期根据菌属不同和药敏试验选择敏感性抗生素,进行双联治疗,同时需兼顾基本病的诊治与支持治疗。

总之,ROCM 病情险恶,进展迅速,预后极差。ROCM 的疾病特点决定了该病易误诊误治,得不到早期诊治,该病极易致死、致残。在日常诊疗中,遇到有 ROCM 易感因素的鼻窦炎症状时需考虑该病可能。早期筛查、预防性的诊治对于降低 ROCM 发病率及改善预后具有决定性的意义,同时也是目前存在的巨大挑战。

诊疗总结

该患者海绵窦感染诊断明确,但具体病原学不确定,考虑海绵窦区活检风险极高,结合患者症状无进行性加重,脑脊液及影像学表现无快速进展,外科手术活检可能导致感染播散,故未能完成海绵窦区病原学检测。对该患者我们经验性抗感染,药物选择结合我国鼻窦炎病原学文献资料,鼻源性海绵窦感染多为混合感染,故采用抗真菌联合抗细菌治疗。抗真菌药物选择方面,我国人群鼻窦感染菌种主要为毛霉与曲霉,毛霉感染易侵袭血管,进展较快,结合患者右眼疼痛、失明后体征未再加重,未波及左侧海绵窦,未出现大面积脑梗死,毛霉可能性较小,故选用覆盖曲霉感染的伏立康唑治疗。此外,该患者脑脊液二代测序两次检出人类疱疹病毒 4 型,考虑合并病毒感染。此类鼻−眼−脑型感染多属混合感染,需考虑细菌、真菌之外,还有病毒感染可能,在临床中我们需要高度重视此类患者的诊治。

▌ 参考文献

[1]黄艳飞,王丽赟,王玫.1050 例鼻窦炎病原菌分析[J].临床检验杂志,2018,36(7):545−548.

[2]隋文君,胡旭辰,刘向祎.慢性真菌性鼻−鼻窦炎病原学分析[J].国际检验医学杂志,2022,43(7):786−790.

[3]中华医学会重症医学分会.重症患者侵袭性真菌感染诊断与治疗指南(2007)[J].中华内科杂志,2007,46(11):960−966.

案例十八　流行性乙型脑炎并周围神经病变

病历资料

（一）病史

患者女性,43 岁,农民,以"发热、意识障碍 3 天"为代主诉入院。

现病史: 3 天前无明显诱因出现发热,热峰 39.0 ℃,伴全身不自主抖动、牙关紧闭,有精神行为异常,不能正常交流,无咳嗽、咳痰、恶心、呕吐等,于当地医院查头部及胸部 CT、腹部彩超均未见明显异常,给予"热毒宁、左氧氟沙星、奥司他韦胶囊"治疗症状无改善,意识障碍进行性加重。2 天前行全血病原学检查:嗜肺军团菌阳性,乙型流感病毒阳性,副流感病毒阳性。降钙素原 0.076 ng/mL,白细胞介素-6 16.46 pg/mL。甲状腺功能:促甲状腺激素 0.02 μIU/mL,抗甲状腺球蛋白抗体 751.41 IU/mL,甲状腺球蛋白 0.34 ng/mL。1 天前行腰椎穿刺术,脑脊液白细胞计数 120×10⁶/L,总蛋白 600 mg/L,葡萄糖 4.5 mmol/L,氯化物 134.2 mmol/L。头颅 MRI 提示双侧尾状核、豆状核、丘脑及双侧海马区对称性异常信号影,增强未见强化。当地医院考虑"免疫相关脑炎、左侧丘脑急性/亚急性脑梗死"。给予"更昔洛韦针"等治疗,治疗过程中因患者昏迷,呼吸困难,给予经口气管插管。为进一步诊治至我院,自发病以来,患者意识障碍,留置胃管、尿管,体重无明显变化。

既往史: "甲状腺功能亢进"病史 1 年,已停用药物 2 个月。

（二）体格检查

一般查体: T 37.3 ℃,P 95 次/分,R 20 次/分,BP 97/67 mmHg,贫血貌,双侧睑结膜苍白。肺部听诊双下肺可闻及湿啰音,心律齐,腹软,肝脾肋下未触及,双下肢无水肿。神经系统查体:意识中昏迷,经口气管插管状态,GCS 评分 2T(E1VTM1),双眼球位置居中,双侧瞳孔等大等圆,直径 3 mm,对光反射灵敏,角膜反射存在,头眼反射存在。双侧额纹、鼻唇沟对称,四肢肌张力减低,四肢无自发活动,疼痛刺激无反应,双上肢腱反射(++),双下肢腱反射(+++),双侧病理征阴性。颈项强直,颏下 4 横指,双侧 Kernig 征、Brudzinski 征阴性,余神经系统查体不配合。

（三）辅助检查

1. 实验室检查　血常规:白细胞计数 4.18×10⁹/L,红细胞计数 4.03×10¹²/L,血红蛋白 73.0 g/L,血小板计数 235×10⁹/L。肝功能示白蛋白 31.9 g/L。PCT 0.12 ng/mL。血清病毒全套:柯萨奇病毒阳性,巨细胞病毒抗体 IgG 阳性,EB 病毒抗体 IgG 阳性。游离三碘甲状腺原氨酸 2.79 pmol/L,游离甲状腺素 7.84 pmol/L,促甲状腺激素 0.080 μIU/mL。肾功能、电解质结果均正常。

2.**心电图和彩超检查**　心电图:窦性心动过速,多导联 T 波低平,性质待定。甲状腺彩超:甲状腺弥漫性回声改变,甲状腺双侧叶囊实性结节(TI-RADS 分级 3 级)。颈部动脉彩超、腹部彩超、心脏彩超及双下肢深静脉彩超均未见异常。

3.**CT 检查**　头部 CT(图 4-50)示双侧丘脑区及双侧基底节区脑梗死?肺部 CT(图 4-51)示双肺炎症,右肺为著。

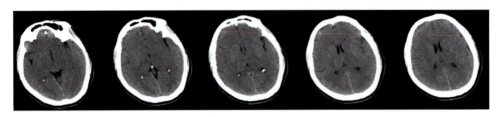

图 4-50　头部 CT

双侧丘脑区及双侧基底节区可见斑片状稍低密度影,边界不清。

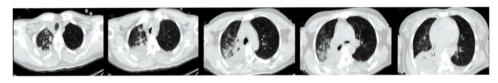

图 4-51　肺部 CT

(四)初步诊断

①发热、意识障碍查因:颅内感染? 自身免疫性脑炎? ②肺部感染;③低蛋白血症;④贫血。

>>> **诊疗过程**

(一)进一步辅助检查

1.**影像学检查**　头颅 MRI 平扫+增强(图 4-52)示中脑、双侧海马、双侧禽距、双侧丘脑、双侧尾状核头异常信号,考虑炎性病变;头部 MRA(图 4-52)+MRV 未见明显异常。

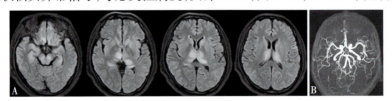

A.T_2 FLAIR 可见双侧海马、双侧禽距、双侧丘脑、双侧尾状核头异常信号;B.
MRA 未见明显异常。

图 4-52　头部 MRI+MRA

2. 脑脊液检查 脑脊液压力 270 mmH$_2$O,白细胞计数 28×10^6/L,淋巴细胞百分比 79%,单核细胞百分比 16%,激活单核细胞百分比 5%,总蛋白 395.8 mg/L,葡萄糖 3.69 mmol/L,氯化物128.2 mmol/L。脑脊液病毒抗体、结核分枝杆菌菌种鉴定、墨汁染色、抗酸染色、细菌培养均阴性。血及脑脊液自身免疫性脑炎抗体均阴性。脑脊液二代测序未检出病原微生物。

3. 自身免疫病相关抗体筛查 结缔组织病全套、血管炎等自身免疫病相关结果阴性。抗甲状腺过氧化物酶抗体 136 IU/mL,抗甲状腺球蛋白抗体 504 IU/mL,促甲状腺受体抗体 1.88 IU/L。

4. 肿瘤、副肿瘤筛查 肿瘤标志物、副肿瘤相关检查结果均阴性。

（二）治疗

患者发热起病,迅速出现意识障碍,脑脊液结果提示细胞数、总蛋白轻度升高,头部 MRI 显示病灶集中在中线部位,对称性分布。患者发病季节为秋季,考虑流行性乙型脑炎可能,送检血和脑脊液乙型脑炎病毒抗体,给予喷昔洛韦、丙种免疫球蛋白冲击[0.4 g/(kg·d),共 5 天]、激素(甲强龙 80 mg,每 12 小时 1 次,逐渐减量)及对症支持治疗。后血和脑脊液乙型脑炎病毒抗体检测结果回示阳性,流行性乙型脑炎诊断明确。入院后患者痰液较多,呼吸困难,肺部感染较重,给予呼吸机辅助通气。

治疗第 7 天,患者意识逐渐好转,由昏迷转为昏睡,能配合简单指令。神经系统查体发现患者右侧周围性面瘫,四肢肌张力减低,四肢疼痛刺激无反应,四肢腱反射(+)。肌电图检查结果:左腓肠肌内侧头、左胫前肌及左肱二头肌未见自发电位,运动单位电位(MUP)未引出;双面神经颞支及颊支支配肌未见自发电位,MUP 发放密度减少;右面神经颊支周围运动传导潜伏时延迟;左正中神经周围运动传导速度减慢;左正中神经 F 波潜伏时正常,出波率降低;双下肢被检神经周围运动传导速度减慢;双胫神经 H 反射潜伏时延迟;余四肢被检肌和神经周围运动及末梢感觉传导功能均未见异常;左面神经颞支及颊支、右面神经颞支周围运动传导均未见异常(提示:周围神经部分病损)。综合查体及肌电图结果考虑患者周围神经受累,进一步完善神经节苷脂抗体检查,血神经节苷脂抗体结果阴性。复查腰穿,脑脊液压力 200 mmH$_2$O,白细胞计数 55.00×10^6/L,蛋白定性弱阳性,总蛋白461.00 mg/L,葡萄糖、氯化物均正常。脑脊液细胞因子 14 项:白细胞介素(IL)-6 11.39 pg/mL,IL-8 382.94 pg/mL,IL-10 6.37 pg/mL,IL-17A 5.10 pg/mL,干扰素(IFN)-γ 5.63 pg/mL。脑脊液电泳:白蛋白 CSF 14.89 mg/dL,白蛋白 Ser 3285.00 mg/dL,免疫球蛋白 CSF 14.95 mg/dL,免疫球蛋白 Ser 2976.50 mg/dL,白蛋白商值 4.53×10^{-3},免疫球蛋白商值5.02 ×10^{-3},IgG 指数 1.11,24 h 鞘内合成率33.23。等电聚焦检测寡克隆区带(OB)Ⅱ型:仅于 CSF 中见到 OB,且 OB>2 条。考虑炎症反应较重,累及周围神经,再次给予丙种免疫球蛋白冲击治疗,同时继续应用激素。

治疗第 14 天,患者出现意识水平下降,昏睡–浅昏迷,意识内容较差,不能配合简单指令动作,GCS 评分 5T(E3V1M1),双上肢腱反射(+),双下肢腱反射(++),双上肢近端肌力 1 级,远端肌力 2 级,双下肢肌力 1 级。急查头部 CT(图 4-53):右侧丘脑稍高密度影。患者脱呼吸机后复查头部 MRI(图 4-54):中脑、双侧海马、双侧禽距、双侧基底节区、双侧丘脑异常信号,较之前 MR 范围稍扩大,右侧丘脑病变内新见少量出血。

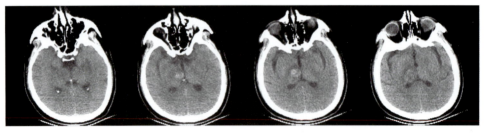

图 4-53　头部 CT(治疗第 14 天)

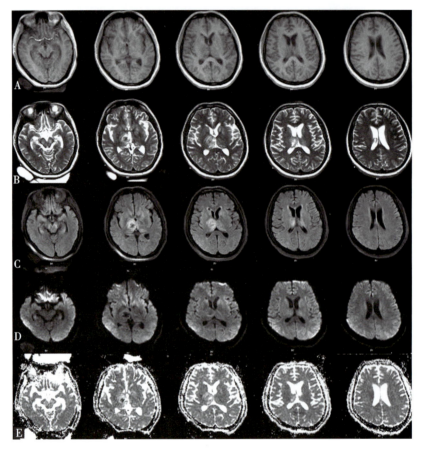

A. T$_1$WI;B. T$_2$WI;C. T$_2$FLAIR;D. DWI;E. ADC。

图 4-54　头部 MRI

中脑、双侧海马、双侧禽距、双侧基底节区、双侧丘脑可见点片状稍长 T$_1$ 长 T$_2$ 信号,黑水序列呈稍高信号,右侧丘脑异常信号内可见斑片状短 T$_1$ 信号。

　　患者颅内病灶出现出血转化,结合脑脊液检查结果,考虑患者意识障碍加重与丘脑出血、颅内炎症反应剧烈有关,增加激素剂量(甲强龙 80 mg,每 12 小时 1 次)。患者 2 次丙种球蛋白冲击联合激素治疗,意识改善不明显,因患者抵抗力差,肺部感染较重,存在激素冲击治疗禁忌证,给予免疫吸附治疗。经过 2 个疗程免疫吸附治疗后,患者意识水平好转,有自发睁眼,可配合简单指令动作,GCS 评分 10T(E4V2M4),双上肢近端肌力1 级,远端肌力 3 级,双下肢肌力 3 级。其间患者反复发热,肺部感染较重,行床旁经皮气管切开术,加强痰液引流。经积极治疗,患者意识转清,气管切开处封堵后拔管,病情平稳后转出重症监护室继续康复治疗。

(三)修订诊断

①流行性乙型脑炎;②周围神经病变;③桥本甲状腺炎。

(四)预后随访

1 个月后患者能够在家人的搀扶下走路,反应迟钝,MMSE 评分 20 分。复查头部MRI(图 4-55)示中脑、双侧海马、双侧禽距、双侧基底节区、双侧丘脑异常信号,较前对比范围明显缩小。1 年后随访,患者日常活动自如,可正常交流,mRS 评分 1 分,MMSE 评分为 21 分。

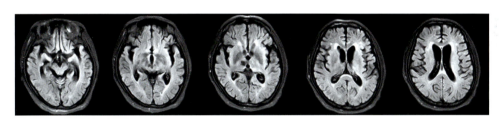

图 4-55　头部 MRI(出院 1 个月)

病例特点分析

(一)病例特点

1. 患者 43 岁女性,秋季发病,急性起病,初始表现为高热,后迅速出现意识障碍。

2. 头部 MRI 提示病灶主要集中在中线位置,腰穿脑脊液结果显示白细胞、总蛋白轻度增高,血和脑脊液中乙型脑炎病毒抗体阳性,排除自身免疫性脑炎、颅内细菌和结核分枝杆菌感染等。

3. 患者病程中出现周围性面瘫、四肢下运动神经元瘫痪,肌电图检查证实周围神经受累。

4. 患者经丙种免疫球蛋白、激素治疗意识好转后再次出现意识障碍加重,复查头部MRI 提示合并出血,给予免疫吸附治疗后,意识及四肢肌力好转。

(二)病例分析

1. **定位诊断**　脑膜、双侧尾状核头、双侧丘脑、中脑。依据:查体见意识中昏迷,脑干反射存在,颈项强直,颏下 4 横指,头颅 MRI 结果支持。

2. 定性诊断 感染性。依据:患者 43 岁女性,秋季发病,急性起病,表现为高热伴意识障碍;头部 MRI 提示颅内多发对称性异常信号,主要靠近中线位置;脑脊液结果提示白细胞、总蛋白轻度升高;血液及脑脊液乙型脑炎病毒抗体阳性。

诊疗进展

流行性乙型脑炎(简称乙脑)是由乙型脑炎病毒(简称乙脑病毒)感染所引起的急性传染病,是一种经蚊虫传播的急性中枢神经系统传染病,也称日本脑炎。乙脑发病具有季节性,多于夏秋季节流行。临床上急性发病,主要表现为发热、头痛、癫痫发作、脑膜刺激症状和意识障碍等症状。乙脑没有特定的有效治疗方法,早期诊断及治疗是预防和控制乙脑的关键。本病死亡率很高,一些幸存者有严重的后遗症。

流行型乙型脑炎的传染源包括家畜、家禽和鸟类,猪是主要传染源,蚊子是主要传播途径,人群普遍易感。临床上主要分为轻型、普通型、重型和极重型。极重型起病急骤,体温在 1~2 天内上升至 40 ℃以上,出现癫痫持续状态、昏迷、呼吸衰竭,危及生命。血常规可见白细胞计数波动于 $(10 \sim 20) \times 10^9/L$。脑脊液检查提示压力高,外观清亮,白细胞计数增高,多在 $(50 \sim 500) \times 10^6/L$,早期以嗜中性粒细胞增高为主,后期以淋巴细胞增高为主,总蛋白轻度增高,葡萄糖、氯化物正常。部分患者脑脊液中红细胞增多,可能为脑实质出血坏死引起。血液和脑脊液中乙脑病毒 IgM 阳性。头颅 MR 检查可见大脑皮层、颞叶、丘脑、中脑、延髓、小脑等部位对称或不对称的异常信号。部分患者可见肌电图证实的周围神经受累。

本例患者中枢神经及周围神经弥漫受累,是首例应用蛋白 A 免疫吸附联合抗病毒、激素、丙种免疫球蛋白方案治疗成功的病例。新近研究发现鸟苷三磷酸类似物可通过干扰 RNA 聚合酶反应而抑制 RNA 病毒复制,喷昔洛韦在细胞内可被转化为鸟苷三磷酸类似物喷昔洛韦三磷酸盐,这可能是其抗乙脑病毒的机制。本例患者发病早期脑脊液中 IL-8、INF-γ、IL-6 增高提示细胞因子炎症风暴明显。这不仅可能是患者前期发热、癫痫发作、意识障碍、脑膜刺激征较明显的原因,同时也是造成血脑屏障通透性增加,渗漏至脑脊液中的白细胞和总蛋白增高的原因。该患者各种病变的可能机制包括:①病毒复制直接引起神经元损害和功能障碍;②大量炎症及促炎性细胞因子释放,引起炎症反应导致损伤进一步加重;③激起体液免疫,产生针对自身神经系统或其他组织的抗体,抗体介导的损伤。因此,本例患者治疗需要针对多种病理机制进行多靶点治疗。

蛋白 A 免疫吸附疗法通过将循环抗体和免疫复合物与固定化配体结合,选择性地清除它们,已被证明是一种安全和有效的治疗方法,适用于自身免疫病。该患者为确诊的乙脑患者,从整个病程来看,患者病初表现为大脑半球受累征象,经抗病毒和免疫治疗后,患者神志好转,但患者出现周围神经受累征象,再次予以丙种球蛋白及激素治疗期间,患者神志再次转为昏迷,考虑患者乙型脑炎病毒感染可能继发了免疫异常,从而导致中枢及周围神经弥漫受累,试用蛋白 A 免疫吸附治疗后患者神志转清,肌力好转,证实了上述推理。

📝 诊疗总结

　　患者以发热伴意识障碍起病,秋季发病,影像学提示中线结构受累,脑脊液提示白细胞、总蛋白轻度升高,高度怀疑乙型脑炎病毒感染,查血及脑脊液乙型脑炎病毒抗体阳性,流行性乙型脑炎诊断明确。患者在治疗过程中出现周围神经损害的体征,肌电图证实为周围神经损伤,考虑病毒感染继发体液免疫损伤所致,丙种免疫球蛋白及激素治疗后效果欠佳,蛋白A免疫吸附治疗后,患者神志及肢体肌力好转。本病例提示我们,若考虑感染继发的体液免疫导致的损伤,除激素、丙种球蛋白、血浆置换等免疫治疗外,可试用蛋白A免疫吸附治疗。上述治疗需大规模临床研究予以证实。

▌参考文献

[1]KAKOTI G, DUTTA P, RAM DAS B, et al. Clinical profile and outcome of Japanese encephalitis in children admitted with acute encephalitis syndrome[J]. Biomed Res Int,2013,2013(1):152656.

[2]WANG G W, LI H N, YANG X J, et al. Guillain-Barré syndrome associated with JEV infection[J]. N Engl J Med,2020,383(12):1188-1190.

[3]MA J N, HAN W, JIANG L. Japanese encephalitis-induced anti-N-methyl-D-aspartate receptor encephalitis:a hospital-based prospective study[J]. Brain Dev,2020,42(2):179-184.

[4]VERMA R, PRAHARAJ H N, PATIL T B, et al. Acute transverse myelitis following Japanese encephalitis viral infection:an uncommon complication of a common disease[J]. BMJ Case Rep,2012,2012:bcr2012007094.

[5]SÜFKE S, LEHNER H, UHCENBUSCH-KÖRWER I, et al. Safety aspects of immunoadsorption in IgG removal using a single-use, multiple-pass protein A immunoadsorber(LIGASORB):clinical investigation in healthy volunteers[J]. Ther Apher Dia,2017,21(4):405-413.

[6]ZHANG B J, YU D J, ZHU Q, et al. Protein A immunoadsorption for the treatment of refractory anti-N-methyl-D-aspartate receptor encephalitis:a single-center prospective study[J]. J Neurol Sci,2021,428:117568.

[7]ZANG Q L, WANG Y T, GUO J S, et al. Treatment of severe Japanese encephalitis complicated with Hashimoto's thyroiditis and Guillain-Barré syndrome with protein A immunoadsorption:a case report[J]. Front Immunol,2022,12:807937.

[8]MIAO W, GUO J S, ZHANG S Y, et al. The effect of a combined ganciclovir, methylprednisolone, and immunoglobulin regimen on survival and functional outcomes in patients with Japanese encephalitis[J]. Front Neurol,2021,12:711674.

案例十九　破伤风

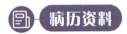 病历资料

（一）病史

患者男性,59 岁,以"言语不利 3 天,张口困难、饮水呛咳 2 天"为主诉入院。

现病史:患者 3 天前无明显诱因出现言语不利,吐字不清,无饮水呛咳,无意识丧失,无恶心、呕吐。行头部 MRI 提示未见异常。2 天前上述症状加重,出现张口困难、饮水呛咳,伴胸闷。上述症状进行性加重,为求进一步治疗遂至我院。自发病以来,患者意识清,进食差,睡眠正常,大小便正常,体重无减轻。

既往史:"高血压"病史 10 余年。

（二）体格检查

一般查体:心、肺、腹查体未见异常。神经系统查体:意识清楚,精神差,言语不清,高级智能活动正常。无眼睑下垂,眼球位置居中,双侧眼球各方向运动充分,无复视、眼震,双侧瞳孔等大等圆,直径约 3 mm,直接、间接对光反射灵敏,调节反射存在。咀嚼有力,张口困难,悬雍垂及咽反射不能查,有饮水呛咳、吞咽困难、声音嘶哑。转颈耸肩受限,伸舌不配合。四肢肌张力增高,四肢肌力 5 级。共济运动查体不配合。深浅感觉基本正常,四肢腱反射(++),双侧 Babinski 征、Chaddock 征阴性。颈部抵抗,双侧 Kernig 征阴性。

（三）辅助检查

1. **实验室检查**　入院后查血常规、肝肾功能、电解质、凝血常规、甲状腺功能等均未见明显异常。

2. **彩超检查**　双下肢静脉超声示双侧肌间静脉血栓形成。心脏彩超、颈部动脉彩超、肝胆胰脾彩超结果均未见异常。

3. **MRI 检查**　外院头颅及全脊髓 MRI 结果显示未见明显异常。

（四）初步诊断

①进行性言语不能伴吞咽困难查因:脑干病变? 吉兰-巴雷综合征? 重症肌无力? ②下肢肌间静脉血栓形成;③高血压 3 级(高危)。

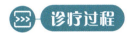 诊疗过程

（一）进一步辅助检查

1.**肌电图**　四肢肌电图结果回示:四肢被检神经周围运动及末梢感觉传导功能未见异常;双胫神经 H 反射未见异常;四肢被检肌未见异常电位发放。

2.**脑脊液检查**　脑脊液压力 120 mmH₂O,外观清亮,白细胞计数 $5×10^6$/L,葡萄糖 7.36 mmol/L,氯化物 146 mmol/L,总蛋白 172 mg/L。血及脑脊液自身免疫性抗体阴性。

（二）治疗

入院后第 2 天因呼吸困难,端坐呼吸,指脉氧饱和度下降,给予经鼻气管插管,连接呼吸机辅助通气。患者出现阵发性全身痉挛,结合患者病史、体征,追问家属病史,患者入院 10 天前有脚底被铁钉刺伤史,考虑破伤风。治疗上给予破伤风免疫球蛋白(5250 IU)多点肌内注射、奥硝唑联合青霉素抗感染、镇痛镇静、缓解肌张力、纠正电解质紊乱、雾化化痰、营养支持及对症支持治疗。经积极治疗后患者肢体痉挛症状减轻,逐渐停用镇静药物后出现阵发性肌张力增高、大汗、高热、心率快,考虑阵发性交感神经兴奋发作,给予右美托咪定、咪达唑仑及瑞芬太尼静脉持续泵入,联合口服巴氯芬及氯硝西泮。患者颈部僵硬、张口困难症状好转,交感神经兴奋症状减轻后,逐渐减停镇静药物,脱机后出院。

（三）修订诊断

①破伤风;②阵发性交感神经过度兴奋;③高血压 3 级(高危)。

（四）预后随访

出院 6 个月后随访,症状完全好转,无后遗症状。

病例特点分析

（一）病例特点

1.患者 59 岁男性,急性起病,病前有明确外伤史,以言语不利、张口困难为首发表现。查体言语不清,颈部僵硬,四肢肌张力高,张口困难。

2.磁共振检查排除脑血管病,腰穿、肌电图检查排除周围神经病变及脱髓鞘病变。

（二）病例分析

1.**定位诊断**　①脑干运动神经元、神经肌肉接头。依据:查体可见张口困难、饮水呛咳、吞咽困难,转头耸肩受限,四肢肌张力增高,伴有全身痉挛,后累及呼吸肌出现呼吸困难。②自主神经(交感神经)。依据:患者病程中出现阵发性肌张力增高、大汗、高热、心率快。

2.定性诊断 炎症(破伤风梭菌)。依据:患者 59 岁男性,急性起病,症状迅速发展,病前有被铁钉刺伤史,辅助检查排除脑血管病、周围神经病变及脱髓鞘病变。

⧖ 诊疗进展

破伤风是一种由破伤风梭菌经由皮肤或黏膜伤口侵入人体后引起的急性感染性疾病。以肌肉痉挛和张口困难为特征表现。该疾病最常见于未接种疫苗的个体或免疫力下降的老年患者。

破伤风梭菌可以通过破损的皮肤进入体内,通常是污染的物体造成的伤口(如被泥土、粪便、痰液污染的伤口,钉子或针造成的穿刺伤,烧烫伤,挤压伤,烟花爆竹炸伤等),伤口内有坏死组织。另外还有一些较少见的感染途径,如表皮伤口、手术操作、昆虫咬伤、牙齿感染、开放性骨折、慢性伤口、静脉药物滥用等。

破伤风梭菌分泌破伤风痉挛毒素和破伤风溶血素,引起特征性的"强直性痉挛"。破伤风痉挛毒素可封闭抑制性的神经介质,从而影响神经和肌肉运动终板的相互作用,表现为全身骨骼肌的持续性强直和阵发性痉挛,重症患者可出现喉痉挛、窒息、肺部感染和器官功能衰竭。该病的潜伏期可持续 1~60 天,平均 7~10 天。症状的严重程度取决于与中枢神经系统的距离,潜伏期越短症状越严重。一旦神经毒素进入脑干,就会出现自主神经功能障碍,通常在症状发作的第 2 周,患者可能出现不稳定的血压和心率、出汗、心动过缓和心搏骤停。症状可持续数周至数月,死亡率为 10%。幸存者经常出现运动和长期神经精神并发症,许多人完全康复。

破伤风的诊断主要依靠外伤史及临床表现,张口受限、苦笑面容、肌张力增高为特征性表现,压舌板试验敏感性及特异性均较高。诊断困难时可考虑实验室诊断方法,伤口组织的破伤风梭菌培养或 PCR 检测阳性,可确诊破伤风,但阴性不能排除诊断。

破伤风需要与脑膜炎、狂犬病、口腔及咽部感染、颞下颌关节紊乱病、癔症、士的宁中毒、药物诱导的肌张力障碍、僵人综合征等疾病进行鉴别。

破伤风治疗的主要原则:镇静镇痛和肌松药控制痉挛、纠正自主神经功能障碍以避免耗竭;彻底清创和抗破伤风梭菌治疗;中和循环系统中的毒素;对症支持治疗。

破伤风患者需要镇静镇痛甚至肌松治疗以控制肌肉痉挛,可以使用苯二氮䓬类药物、右美托咪定、芬太尼等。抗生素在破伤风的治疗中发挥辅助作用,建议给予抗生素以抑制伤口中的破伤风梭菌增殖,推荐的一线用药有甲硝唑和青霉素。破伤风毒素对神经系统的损伤是不可逆的,因此发病后应尽快中和循环系统中的毒素。要尽快使用人破伤风免疫球蛋白、破伤风抗毒素。人破伤风免疫球蛋白剂量为 3000~6000 IU,破伤风抗毒素的剂量为 50 000~200 000 IU。破伤风患者应注意避免声光刺激,减少不必要的操作,在操作前增加镇静药物的剂量。破伤风患者易合并呼吸衰竭,需要加强气道管理,必要时尽早气管插管,给予机械通气,并及时气管切开。

📝 诊疗总结

　　破伤风虽然是一种致命性感染,但是如果能给予患者及时有效的诊断和治疗,有望得到较好的预后。症状严重的患者应入住 ICU 进行密切监测和机械通气。积极鼓励成人加强破伤风的主动免疫,在发生破伤风时及时给予规范的被动免疫,能显著降低破伤风的发病率和死亡率。

参考文献

[1]中国创伤救治联盟,北京大学创伤医学中心.中国破伤风免疫预防专家共识[J].中华外科杂志,2018,56(3):161-167.

[2]中国医师协会急诊医师分会.成人破伤风急诊预防及诊疗专家共识(2018年)[J].临床急诊杂志,2018,19(12):801-811.

[3]RHINESMITH E, FU L D. Tetanus disease, treatment, management[J]. Pediatr Rev, 2018,39(8):430-432.

[4]OKAZAKI Y,ICHIBA T,FUJISAKI N,et al. Understanding the trajectory to a diagnosis of tetanus:a descriptive study[J]. Cureus,2023,15(1):e33287.

第五章 自身免疫性脑炎和脑脊髓炎

案例二十　脊髓亚急性联合变性合并抗CASPR2抗体相关脑炎

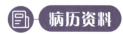 病历资料

（一）病史

患者女性,53岁,以"进行性双下肢无力伴精神异常5个月,意识障碍11天"为代主诉入院。

现病史: 患者5个月前无明显诱因出现双下肢无力,行走不稳,伴精神异常,表现为表情淡漠,不理人,被害妄想,伴有食欲缺乏,未诊治。2个月前双下肢无力逐渐加重,搀扶下行走,至当地医院就诊,诊断为"精神分裂症",治疗后肢体无力无改善,精神异常有所好转。11天前出现意识障碍,呼之不应,四肢无力,伴非喷射性呕吐,呕吐物为胃内容物,急至当地医院就诊,行气管插管及对症治疗。10天前行头部+肺部+全腹部CT检查,结果显示透明隔变异,两肺感染并两肺下叶膨胀不全,两侧胸腔积液,盆腹腔积液,肝囊肿。予以相关治疗,意识转清,可正常对答,自主进食。8天前再次出现意识障碍,呼之不应,经治疗后意识好转。其间行全脊髓MRI,结果显示脑桥、延髓、颈胸髓对称性异常信号,结合临床考虑继续性脱髓鞘疾病可能,透明隔变异。1天前患者再次出现意识障碍,呼之不应,当地医院给予气管插管。为进一步诊治遂至我院,急诊以"①双下肢无力查因;②呼吸衰竭;③气管插管术后"收入我科。自发病以来,患者意识如上述,进食差,睡眠差,意识不清后留置导尿,体重明显减轻。

既往史: 8年前因下肢无力、嗜睡、被害妄想及饮食差等症状,诊断"精神分裂症",服用"苯海索、氨磺必利、舒眠胶囊",半年症状好转后停药。近2~3年基本全素食,近1年间断饮食差。无高血压、糖尿病、心脏疾病、脑血管病病史,无肝炎、疟疾病史。

（二）体格检查

一般查体:经口气管插管,呼吸机辅助呼吸。双肺呼吸音粗,双下肺可闻及湿啰音。心、腹查体未见明显异常。神经系统查体:意识模糊,有自发睁眼,不能配合指令动作,双侧瞳孔等大等圆,直径约3mm,双侧对光反射灵敏,双眼眼球位置居中,各方向运动不配

合,无自发眼震,双侧角膜反射存在。双侧额纹、鼻唇沟对称,闭目有力。双上肢肌张力正常,双下肢肌张力降低。双上肢有自发活动,疼痛刺激可定位,双下肢无自发活动,疼痛刺激可见双下肢伸直。双下肢可见肌肉萎缩。双上肢腱反射(+++),双下肢腱反射(+),双侧 Babinski 征阳性。脑膜刺激征阴性,双侧深浅感觉查体不配合,指鼻试验及共济查体不配合。

(三)辅助检查

1. **实验室检查** 血常规示白细胞计数 $10.01×10^9/L$,红细胞计数 $2.95×10^{12}/L$,血红蛋白 103.9 g/L,血小板计数 $377×10^9/L$,中性粒细胞百分比 84.1%,平均红细胞体积 105.10 fL,平均红细胞血红蛋白含量 35.23 pg;降钙素原 0.18 ng/mL;C 反应蛋白 23.86 mg/L;维生素 B_{12} 含量 183 pg/mL,叶酸 3.26 mg/mL;B 型脑钠肽前体 $2\ 140.00$ pg/mL;肝功能示谷丙转氨酶 56 U/L,白蛋白 29.0 g/L;凝血功能示 D-二聚体 0.80 mg/L,纤维蛋白(原)降解产物 6.20 mg/L;同型半胱氨酸 9.22 μmol/L。肾功能、电解质、肌钙蛋白、心肌酶、传染病四项、糖化血红蛋白、甲状腺功能、血脂、血糖、肿瘤标志物、结缔组织病全套、尿常规均未见明显异常。

2. **心电图和彩超检查** 心电图:窦性心动过缓。甲状腺彩超示甲状腺双侧叶囊实性结节(TI-RADS 分级 3 级)。心脏彩超示心包积液(少量),左室舒张功能下降。双下肢静脉彩超示左侧小腿肌间静脉血栓形成。颈部动脉、肝胆脾胰及泌尿系统彩超均未见明显异常。

3. **CT 检查** 头部 CT 未见明显异常。肺部 CT(图 5-1)示双肺部炎症。

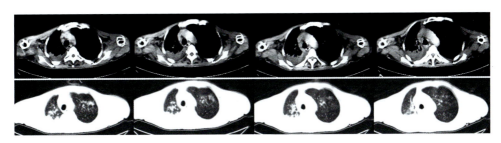

图 5-1 肺部 CT

(四)初步诊断

①意识障碍、肢体无力查因;②巨幼细胞贫血;③呼吸衰竭;④精神分裂症? ⑤肺部感染;⑥肝功能异常;⑦低蛋白血症;⑧下肢肌间静脉血栓形成。

诊疗过程

(一)进一步辅助检查

1. **脑脊液检查** 脑脊液压力 150 mmH_2O,白细胞计数 $2×10^6/L$,总蛋白定性阴性、定量 339.8 mg/L,葡萄糖 3.16 mmol/L,氯化物 125 mmol/L。脑脊液电泳未见异常。

2.影像学检查　头部 MRI(图 5-2):双侧额顶叶、双侧侧脑室旁脑白质脱髓鞘,延髓、脑桥未见异常信号。颈髓 MRI 平扫+增强(图 5-3):颈胸髓内异常信号,炎症或脱髓鞘? 胸髓、腰髓及马尾神经未见明显异常,静脉注入对比剂后增强扫描提示脊髓内未见明显异常强化信号影。

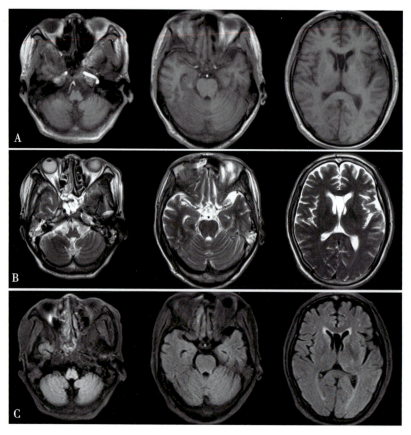

A. T_1WI;B. T_2WI;C. T_2FLAIR。

图 5-2　头部 MRI

3.肌电图　NCS 示四肢部分被检神经周围运动及末梢感觉传导异常;EMG 示双胫前肌呈神经源性改变;MEP 示双下肢及右上肢锥体束传导未引出,左上肢锥体束传导未见异常,右上肢及左下肢脊髓刺激周围段传导延迟。左上肢及右下肢脊髓刺激周围段传导未见异常;SSEP 示双上肢深感觉传导路 N20 传导潜伏时延迟,双下肢深感觉传导路 P40 传导未引出。

4.脑电图　重度异常脑电图,背景为弥漫性 5.5~6.5 Hz 低中波幅的 θ 波节律,夹杂大量 1.5~2.5Hz 高波幅的 δ 波呈阵发性中长程发放。

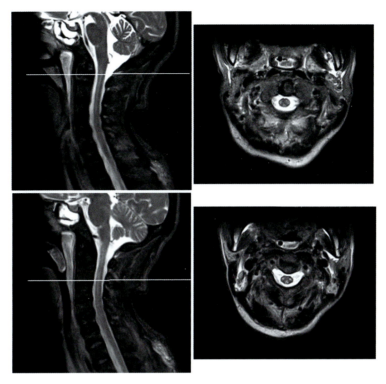

图 5-3　颈髓 MRI

可见颈髓内条片状高信号。

(二)治疗

患者血常规提示巨幼细胞贫血,血维生素 B_{12} 水平偏低,平素饮食结构单一,以双下肢无力伴精神症状为首发表现,结合脊髓 MRI 结果,考虑脊髓亚急性联合变性可能,给予补充维生素(维生素 B_{12}、维生素 B_1、维生素 B_6、叶酸)、铁剂及抗感染、雾化化痰、加强营养等治疗。

经治疗患者意识稍好转,可配合完成部分指令动作,双下肢肌力 3 级,脱机拔管后间断言语错乱。自身免疫性脑炎相关抗体提示:抗接触蛋白关联蛋白 2(CASPR2)抗体 IgG阳性(抗体滴度:脑脊液 1∶10,血液 1∶100),脑脊液及血脱髓鞘抗体阴性。考虑存在抗CASPR2 抗体相关脑炎,给予丙种免疫球蛋白冲击[0.4 g/(kg·d),共 5 天]联合激素冲击(甲强龙 1.0 g/d,共 3 天,以后剂量每 3 天减半)治疗。

患者长期饮食差,血维生素 B_{12} 水平下降,请消化科会诊后完善胃镜、自免胃肠五项及胃功能检查,胃镜结果提示慢性食管炎及急性胃炎改变,抗内因子抗体及抗胃壁细胞抗体阴性,检查结果不支持自身免疫性胃炎,给予促胃肠动力等药物对症治疗。患者抗CASPR2 抗体阳性,进一步筛查肿瘤,行全身 PET-CT 检查未见明显异常。经治疗患者意识明显好转,配合简单指令动作,但有焦虑,间断有被害妄想,请精神医学科会诊后给予喹硫平口服。患者神志清,精神可,精神症状减轻,双下肢近端肌力 4 级,远端肌力

3级,激素改为口服泼尼松60 mg,逐渐减量,后出院至当地医院康复治疗。

(三)修订诊断

①脊髓亚急性联合变性;②抗CASPR2抗体脑炎;③精神分裂症。

(四)预后随访

出院3个月后随访,患者间断有被害妄想症状,mRS评分2分。

病例特点分析

(一)病例特点

1. 患者53岁女性,隐匿起病,以双下肢无力伴精神症状为首发症状,缓慢加重。11天前出现间断意识障碍。

2. 患者近2~3年素食,1年前出现食欲减退,体重明显减轻。

3. 患者血常规提示巨幼细胞贫血,血维生素B_{12}水平下降,四肢肌电图提示周围神经、脊髓侧索及后索损伤,脊髓MRI提示颈髓对称性异常信号。合并有脑脊液和血抗CASPR2抗体IgG阳性。经补充维生素、免疫球蛋白联合激素冲击治疗后,患者症状明显好转。

(二)病例分析

1. **定位诊断** ①脊髓及周围神经。依据:患者四肢无力,双下肢为著,查体可见双下肢肌力下降,双下肢肌肉萎缩,双下肢肌张力降低,双下肢腱反射(+);四肢肌电图提示周围神经、脊髓侧索及后索损伤,脊髓MRI提示颈髓异常信号。②大脑皮层。依据:患者出现间断意识障碍,累及呼吸,查体未见脑神经受累体征;辅助检查提示颅内未见明显异常,脑电图提示重度异常脑电图。

2. **定性诊断** ①代谢性。依据:患者53岁女性,慢性病程,进行性加重,既往饮食结构单一,血常规提示巨幼细胞贫血,血维生素B_{12}水平下降。脊髓MRI增强提示颈髓异常信号未见强化,脑脊液结果正常,未见炎性改变。②自身免疫性。依据:患者53岁女性,慢性病程,急性加重,头部MRI及脑脊液常规、生化、细胞学未见异常,血和脑脊液抗CASPR2抗体IgG阳性。

诊疗进展

(一)脊髓亚急性联合变性

脊髓亚急性联合变性(subacute combined degeneration of the spinal cord,SCD)是由于人体对维生素B_{12}的摄入、吸收、结合、转运或代谢出现障碍,体内维生素B_{12}含量不足,从而引起的中枢和周围神经系统变性疾病,主要累及脊髓后索、侧索及周围神经,也可有视神经损害,少数可出现中枢神经系统受累的症状。维生素 B_{12} 又称钴胺素(cobalamine),是正常红细胞生成、核酸及核糖体合成与髓鞘形成等生化代谢中必需的辅酶,由膳食来源获得,如肉、蛋和乳制品。SCD 多在中年后发病,无性别差异,呈亚急性或慢性起病,数周或数月内病情逐渐加重。

常用辅助检查包括血清维生素 B_{12} 水平检测、血清甲基丙二酸和同型半胱氨酸检测、脊髓 MRI 检查及神经电生理检查。血清维生素 B_{12} 水平测定正常者并不能完全排除 SCD 的诊断。对于有典型临床特征者,即使血清维生素 B_{12} 水平在正常范围内,只要对维生素 B_{12} 治疗反应良好,仍应视为有维生素 B_{12} 缺乏。临床症状及血清维生素 B_{12} 水平降低是诊断 SCD 的可靠依据。

SCD 可同时累及脊髓的多个节段,以颈髓后索或侧后索同时受累为主,表现为髓鞘脱失、变性及空泡化。脊髓 MRI 表现为颈、胸段后索或侧索对称性 T_2WI 高信号,矢状位表现为垂直方向上节段异常信号,轴位表现为“反兔耳征”或“倒 V 征”。增强扫描病灶有可能强化,治疗后病灶可缩小或消失,与临床症状及体征的好转呈正相关。对于疑诊病例,如维生素 B_{12} 水平在正常范围,MRI 异常信号则更有意义。

患者具有 SCD 症状和巨幼细胞贫血时,应高度怀疑 SCD 的诊断;如没有贫血,仍不能完全排除维生素 B_{12} 缺乏的诊断,需完善相关辅助检查,为诊断提供依据。

(二)抗 CASPR2 抗体相关脑炎

抗接触蛋白相关蛋白 2(contactin-associated protein 2,CASPR2)抗体相关脑炎是极少见的自身免疫病。CASPR2 在神经系统中分布广泛,CASPR2 抗体可造成神经系统多部位损害。常呈亚急性或慢性病程,有 7 项主要临床症状:边缘系统症状、小脑性共济失调、周围神经兴奋性增高(肌肉颤搐、痉挛、束颤)、自主神经功能障碍、失眠、神经性疼痛、体重减轻。77% 的患者会出现上述 7 项症状中的 3 项或以上,61% 出现 4 项或以上,这有别于富亮氨酸胶质瘤失活蛋白 1(LGI1)或 NMDAR 抗体阳性相关疾病。同时累及中枢和周围神经系统为该病特征性的临床表现。

辅助检查:实验室检查大多数正常。25% 的 CASPR2 抗体阳性患者会出现脑脊液异常,表现为细胞数和(或)蛋白水平增高。头部 MRI 通常正常,30% 可显示颞叶内侧 T_2 高信号,甚至皮质萎缩,部分可出现脑膜增强改变。头部 MRI 表现与疾病严重程度并不完全相关,但 MRI 异常的患者中,其信号改变可能反映疾病发展过程。

对于抗 CASPR2 抗体相关脑炎患者,免疫治疗作为首选,以糖皮质激素、免疫球蛋白和血浆置换作为一线免疫治疗手段。据文献报道,0~32% 的抗 CASPR2 抗体相关脑炎患者可筛查出肿瘤,以胸腺瘤最多见,膀胱癌、肺癌、子宫内膜癌等也有少量报道,故患者应进行详细的肿瘤筛查。早期合理的免疫治疗干预可有效地改善患者预后。

📝 诊疗总结

此患者病例特点:病史较长,隐匿起病,既往有精神分裂症病史。此次病程为 5 个月,肢体无力伴精神异常。临床诊断为脊髓亚急性联合变性、自身免疫性脑炎、精神分裂症。脊髓亚急性联合变性合并系统性自身免疫病比较常见,常有文献报道。但合并自身免疫性脑炎,尤其是抗接触蛋白相关蛋白2抗体脑炎罕见,目前尚未有相关报道。此患者的既往基础疾病、此次5个月前发病的脊髓亚急性联合变性和11天前出现的意识障碍,在临床症状上会有重叠与干扰。在进行疾病的诊断时,需仔细询问患者的既往病史、相关的生活方式与饮食习惯,并需要考虑到可能的鉴别诊断,以做出较为全面的诊断,避免漏诊,才能获得较好的治疗效果。

参考文献

[1]中华医学会神经病学分会,中华医学会神经病学分会周围神经病协作组,中华医学会神经病学分会肌电图与临床神经电生理学组,等.中国亚急性联合变性诊治共识[J].中华神经科杂志,2020,53(4):269-273.

[2]IRANI S R,ALEXANDER S,WATERS P,et al. Antibodies to Kv1 potassium channel-complex proteins leucine-rich,glioma inactivated 1 protein and contactin-associated protein-2 in limbic encephalitis,Morvan's syndrome and acquired neuromyotonia[J]. Brain,2010,133(9):2734-2748.

[3]GADOTH A,PITTOCK S J,DUBEY D,et al. Expanded phenotypes and outcomes among 256 LGI1/CASPR2-IgG-positive patients[J]. Ann Neurol,2017,82(1):79-92.

[4]中华医学会神经病学分会神经感染性疾病与脑脊液细胞学学组.中国自身免疫性脑炎诊治专家共识(2022年版)[J].中华神经科杂志,2022,55(9):931-949.

案例二十一 双重抗神经元抗体阳性自身免疫性脑炎

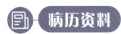 病历资料

(一)病史

患者男性,54岁,以"发作性肢体抽搐、烦躁8天,加重半天"为代主诉入院。

现病史:患者8天前突发意识障碍,呼之不应,伴四肢抽搐、牙关紧闭,持续约20分钟自行缓解,醒后不能回忆。至当地医院,查头部+胸部CT示脑实质未见明显异常;肺气肿,右肺门及右下肺软组织灶,肿瘤性病变可能。抽搐发作8小时后再次抽搐,表现同前,急送至ICU,行腰椎穿刺术,脑脊液检查结果显示白细胞计数13×10⁶/L,葡萄糖及氯化物正常。给予抗癫痫等治疗后未再发作抽搐,仍有意识模糊,间断烦躁。5天前再次出现抽搐发作,呼吸衰竭行气管插管并呼吸机辅助通气。半天前烦躁加重,为进一步诊治至我院。

既往史:"高血压"病史4年,血压最高220/100 mmHg,未监测血压及用药。无糖尿病、心脏疾病、脑血管病病史,无肝炎、疟疾病史。

（二）体格检查

一般查体：经鼻气管插管，呼吸机辅助通气。听诊双肺呼吸音粗，可闻及湿啰音。心、腹查体未见明显异常。神经系统查体：药物镇静状态，RASS 评分−1 分。双侧眼球位置居中，双侧瞳孔等大等圆，直径约 3.5 mm，对光反射灵敏，双侧角膜反射存在。双侧额纹、鼻唇沟对称。四肢肌张力正常，四肢腱反射对称引出，疼痛刺激双上肢可定位，双下肢可屈曲，双侧病理征未引出，脑膜刺激征阴性，余神经系统查体不能配合。

（三）辅助检查

1. **实验室检查**　血常规示白细胞计数 $13.09×10^9$/L，血红蛋白 141.0 g/L，血小板计数 $145×10^9$/L，中性粒细胞百分比 79.3%，血白蛋白 25.9 g/L；降钙素原 0.16 ng/mL；白细胞介素−6 130.00 pg/mL；C 反应蛋白 135.31 mg/L；癌胚抗原 7.81 ng/mL。肾功能、甲状腺功能、血脂、心肌酶、BNP、传染病四项结果均未见明显异常。

2. **影像学检查**　胸部增强 CT（图 5−4）示肺气肿，双肺炎症（部分间质性），右肺结节，右肺门及右下肺软组织灶，肿瘤性病变可能，纵隔多发淋巴肿大。

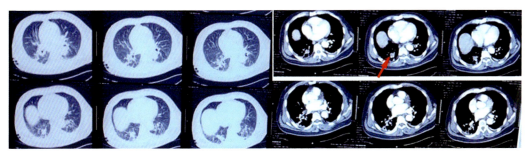

图 5−4　胸部增强 CT

（四）初步诊断

①抽搐、意识障碍查因：自身免疫性脑炎？②症状性癫痫；③肺部占位；④肺部感染；⑤下肢肌间静脉血栓形成；⑥低蛋白血症；⑦低钾血症；⑧高血压 3 级（很高危）。

▷▷▷ 诊疗过程

（一）进一步辅助检查

1. **腰椎穿刺术**　脑脊液压力正常，白细胞计数 $14×10^6$/L，葡萄糖 5.79 mmol/L，氯化物 131 mmol/L，总蛋白 269.9 mg/L，淋巴细胞百分比 64%，单核细胞百分比 36%。脱落细胞学未见异常细胞，病毒、结核、真菌等检查阴性。

2. **影像学检查**　头部 MRI 平扫+增强未见明显异常。

3. 自身免疫性脑炎相关抗体 脑脊液：抗 γ-氨基丁酸 B 型受体抗体 IgG 阳性(1：10)，抗谷氨酸受体(NMDA 型)抗体 IgG 阳性(1：3.2)。血清：抗 γ-氨基丁酸 B 型受体(GABA_BR)抗体 IgG 阳性(1：100)，抗谷氨酸受体(NMDA 型)抗体 IgG 阳性(1：32)。

4. 肿瘤相关检查 纤维支气管镜活检肺组织病理：小蓝圆细胞恶性肿瘤，考虑小细胞癌。免疫组化结果：AE1/AE3(核旁点状+)，CK5/6(−)，P40(−)，TTF−1(+)，SYN(+)，CgA(部分核旁点状)，CD56(+)，LCA(−)，SMARCA4(+)，Ki−67(+，约80%)。

(二)治疗

入院后完善检查，结合患者脑脊液结果及肺部病理结果，考虑小细胞肺癌合并双重抗神经元抗体阳性的自身免疫性脑炎。给予丙种免疫球蛋白冲击[0.4 g/(kg·d)，共5 天]、甲强龙冲击(甲强龙 1.0 g/d，共 3 天，以后剂量每 3 天减半)及抗感染、抗癫痫、营养支持等治疗。未再有癫痫发作，意识转清，可简单对答，间断有精神症状。因患者小细胞肺癌，转至肿瘤科行"依托泊苷+卡铂"方案化疗。

(三)修订诊断

①双重抗神经元抗体阳性自身免疫性脑炎；②小细胞肺癌；③高血压 3 级(很高危)。

(四)预后随访

出院 3 个月后随访间断仍有精神症状，mRS 评分 1 分。出院 6 个月后随访，精神症状消失，mRS 评分 0 分。

病例特点分析

(一)病例特点

1. 患者 54 岁男性，急性起病，以癫痫、意识障碍、精神症状为主要症状。

2. 头部 MRI 平扫+增强检查未见明显异常；脑脊液常规、生化、细胞学检查轻度异常，脑脊液脱落细胞学未见异常细胞，血及脑脊液抗 γ-氨基丁酸 B 型受体抗体 IgG 及抗谷氨酸受体(NMDA 型)抗体 IgG 阳性；胸部 CT 提示肺部肿瘤性病变；纤维支气管镜活检肺组织病理考虑小细胞肺癌。

3. 经积极丙种免疫球蛋白及糖皮质激素治疗后，患者症状逐渐好转。

(二)病例分析

1. **定位诊断** 双侧大脑皮层、边缘系统。依据：患者以癫痫发作、意识障碍、精神症状为主要症状，查体可见意识水平下降，间断烦躁。

2. **定性诊断** 自身免疫性。依据：患者 54 岁男性，急性起病，脑脊液白细胞轻度升高，血、脑脊液抗谷氨酸受体(NMDA 型)抗体 IgG 及抗 γ-氨基丁酸 B 型受体抗体 IgG 阳性，且免疫治疗有效。

诊疗进展

自身免疫性脑炎（autoimmune encephalitis，AE）是指一类由自身免疫机制介导的脑炎，多以急性或亚急性起病，以癫痫发作、认知功能障碍及精神行为异常等边缘性脑炎为主要临床表现，部分患者可合并肌强直、肌痛等。目前 AE 患病比例约占脑炎病例的 10%~20%，以抗 N-甲基-D-天冬氨酸受体（NMDAR）脑炎最常见，约占 AE 病例的 54%~80%，其次为抗富含亮氨酸胶质瘤失活蛋白 1（LGI1）抗体相关脑炎与抗 γ-氨基丁酸 B 型受体（$GABA_BR$）抗体相关脑炎等。

自 2007 年抗 NMDAR 脑炎被发现以来，之后陆续有其他抗体被发现，随着抗体谱系的扩展和确诊患者的不断增多，相对少见的双重抗神经元抗体阳性的现象也越来越受到关注。双重抗体阳性患者多合并肿瘤，预后差，组合有以下分类：抗神经元细胞内抗原抗体和抗神经元表面抗原抗体两类不同抗体双重阳性、不同抗神经元表面抗原抗体双重阳性。一般认为抗 NMDAR 抗体阳性的男性合并肿瘤罕见，合并抗 $GABA_BR$ 抗体阳性，可能是恶性肿瘤诱发抗 $GABA_BR$ 抗体产生。

AE 患者同时出现多种抗体阳性（抗神经元抗体或其他系统自身抗体），可能与患者本身存在自身免疫病有关，但引起这种现象的具体机制尚不能明确。双重抗神经元抗体阳性 AE 患者多以边缘性脑炎为主要临床表现，可有周围神经病变、小脑性共济失调等神经元抗体相关临床表现的叠加和变异。双重抗神经元抗体阳性的患者多合并肿瘤，副肿瘤相关抗体检测阳性可协助明确诊断，合并肿瘤患者预后差。

多重抗神经元抗体阳性的 AE 临床表现多样，会增加临床诊疗难度，但目前在治疗上和单一抗体 AE 一致，均以丙种免疫球蛋白、糖皮质激素和血浆置换为一线治疗，并结合患者实际情况，合并肿瘤时选择手术切除或者放化疗。

诊疗总结

合并肿瘤且双重抗神经元抗体阳性的自身免疫性脑炎患者一般预后较差。该患者急性起病，有癫痫发作、精神行为异常，合并小细胞肺癌，进而辅助自身免疫性脑炎的早期诊断。临床中针对双重抗神经元抗体阳性的自身免疫性脑炎患者需积极进行肿瘤筛查。

参考文献

[1] REN H，FAN S，ZHAO Y，et al. The changing spectrum of antibody-mediated encephalitis in China[J]. J Neuroimmunol，2021，361：577753.

[2] 李欢欢，程仙送，封兰兰，等. 多重抗神经元抗体阳性自身免疫性脑炎临床特点分析[J]. 中华神经科杂志，2021，54（2）：92-98.

[3] HÖFTBERGER R，TITULAER M J，SABATER L，et al. Encephalitis and GABAB receptor antibodies：novel findings in a new case series of 20 patients［J］. Neurology，2013，81（17）：1500-1506.

案例二十二 抗富亮氨酸胶质瘤失活蛋白 1 抗体相关脑炎

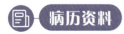 病历资料

（一）病史

患者男性,63 岁,以"意识模糊伴精神行为异常 10 天,加重伴气喘 3 天"为代主诉入院。

现病史:患者 10 天前无明显诱因出现意识模糊、精神行为异常,表现为不认识人、双手不自主摸索、不能正常沟通交流,其间有肢体抽搐（家属描述不详）,持续约 1 分钟缓解。至当地医院就诊,头部+胸部 CT 示左侧基底节区脑梗死、肺气肿、支气管炎。诊断为"肺性脑病",给予相关治疗,症状无改善。3 天前患者上述症状加重,伴胡言乱语、气喘、大小便失禁,为进一步诊治,至我院急诊,以"①意识模糊查因:脑血管病? ②慢性阻塞性肺疾病"为初步诊断收入我科。自发病以来,患者意识如上述,进食、睡眠差,大小便失禁。

既往史:"慢性阻塞性肺疾病"病史 20 年,规律应用"噻托溴铵吸入粉雾剂及富马酸福莫特罗吸入剂"。"冠状动脉粥样硬化性心脏病"病史 10 年。"心脏黏液瘤"术后 5 年。无外伤、输血史,无食物、药物过敏史。

（二）体格检查

一般查体:桶状胸,呼吸浅快,呼吸费力,肺部听诊双肺呼吸音低,双肺可闻及哮鸣音,心脏听诊未闻及异常,腹软,无压痛、反跳痛,肠鸣音 3 次/分。神经系统查体:意识模糊,自发睁眼,言语混乱,高级智能查体不能配合。双眼球位置居中,各方向运动充分,无眼震,双侧瞳孔等大等圆,直径约 3 mm,对光反射灵敏。双侧额纹、鼻唇沟对称,张口、伸舌居中。四肢可见自发活动,粗测肌力 5 级,四肢肌张力正常,四肢腱反射对称引出,双侧病理征阴性,共济查体不配合,双手可见有不自主摸索样动作,深浅感觉查体不配合。颈软,无抵抗,双侧 Kernig 征阴性。

（三）辅助检查

1. **实验室检查** 血气分析示 pH 7.44,PO_2 56 mmHg,PCO_2 49 mmHg;血常规示白细胞计数 7.73×10^9/L,红细胞计数 4.33×10^{12}/L,血红蛋白 130.1 g/L,血小板计数 202×10^9/L,中性粒细胞百分比 82.2%;B 型脑钠肽前体 371.00 pg/mL;降钙素原<0.07 ng/mL;电解质示钾 3.18 mmol/L,钠 140 mmol/L;肝功能示谷丙转氨酶 64 U/L,白蛋白 35.7 g/L,球蛋白 26.8 g/L。凝血功能、心肌酶、肌钙蛋白、传染病四项、甲状腺功能、肿瘤标志物结果未见明显异常。

2. **彩超和心电图** 肝胆胰脾及泌尿系统彩超:肝脏弥漫性回声改变（脂肪肝）,胆囊壁毛糙,双肾囊肿。心脏彩超:主动脉瓣退行性变并轻度关闭不全,三尖瓣轻度关闭不全,左室

舒张功能下降。颈部动脉彩超:左侧颈总动脉斑块形成并轻度狭窄。下肢静脉彩超:双侧小腿肌间静脉血栓形成。心电图:窦性心动过速,ST 段部分导联压低,T 波多数导联低平。

3. CT 和磁共振检查　胸部 CT(图 5-5)示肺气肿、肺大疱,左肺散在结节,部分考虑陈旧性病变。头部 MRI+MRA(图 5-6)示右侧基底节区、右侧岛叶急性或亚急性脑梗死;头部 MRA 示动脉硬化。

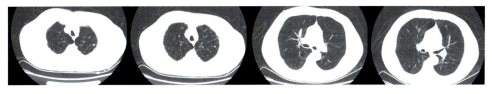

图 5-5　胸部 CT

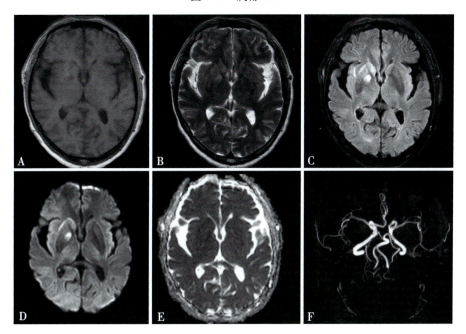

A. T_1WI;B. T_2WI;C. T_2FLAIR;D. DWI;E. ADC;F. MRA。

图 5-6　头部 MRI+MRA

(四)初步诊断

①意识障碍查因:脑炎? ②脑梗死;③癫痫? ④下肢肌间静脉血栓形成;⑤低钾血症;⑥慢性阻塞性肺疾病;⑦冠状动脉粥样硬化性心脏病;⑧心脏黏液瘤术后。

▷▷ 诊疗过程

(一)进一步辅助检查

1. 腰椎穿刺术　脑脊液压力 170 mmH₂O,白细胞计数$2.0×10^6$/L,红细胞计数$2.0×10^6$/L,淋巴细胞百分比 69% ,单核细胞百分比 31% ,总蛋白 243. 1 mg/L,葡萄糖 4. 28 mmol/L,氯

化物 121.8 mmol/L。脑脊液电泳:白蛋白 18.30 mg/dL,白蛋白 Ser 3361.00 mg/dL,免疫球蛋白 Ser 633.20 mg/dL,白蛋白商值 5.44×10^{-3}。脑脊液病毒全套、细菌培养未见异常。自身免疫性脑炎相关抗体:血清抗 LGI1 抗体 IgG 阳性(滴度 1∶32),脑脊液抗 LGI1 抗体 IgG 阳性(滴度 1∶3.2)。

2. 床旁脑电图 监测期间患者无肢体抽搐,未见癫痫波,脑电图见弥漫性慢波。

(二)治疗

患者入院后监测血气分析提示二氧分压高、氧分压偏低,头部 MRI 结果提示脑梗死,但与患者临床症状不符,结合患者慢性阻塞性肺疾病病史,考虑肺性脑病可能,经解痉、平喘、雾化等治疗 3 天后患者呼吸困难改善,肺部听诊呼吸音清,未闻及明显干湿啰音,血气分析提示 PO$_2$ 109 mmHg、PCO$_2$ 48 mmHg,但意识模糊未见好转,间断胡言乱语。血和脑脊液抗 LGI1 抗体 IgG 阳性,修订诊断为抗 LGI1 抗体相关脑炎。给予激素冲击(甲强龙1.0 g/d,共 3 天,以后剂量每 3 天减半)联合血浆置换(连续 5 次),同时给予护胃、补钾、补钙及对症支持治疗。经治疗患者意识好转,可简单对答,对答切题,双手不自主摸索减轻,呼吸平稳。因自身免疫性脑炎常伴发肿瘤,建议筛查肿瘤。

(三)修订诊断

①抗 LGI1 抗体相关脑炎;②脑梗死;③下肢肌间静脉血栓形成;④低钾血症;⑤慢性阻塞性肺疾病;⑥冠状动脉粥样硬化性心脏病;⑦心脏黏液瘤术后。

(四)预后随访

出院 6 个月后电话随访,患者神志清,未再有言语错乱,双手无不自主运动,mRS 评分 0 分。

病例特点分析

(一)病例特点

1. 患者 63 岁男性,急性起病,以意识模糊、精神行为异常、可疑癫痫为主要临床表现。

2. 既往存在慢性阻塞性肺疾病病史,病程中伴有呼吸困难,本次入院后查血气分析提示二氧分压高、氧分压偏低,考虑肺性脑病,但经治疗后意识障碍无明显改善。

3. 头部 MRI 提示右侧基底节区及岛叶梗死灶,但与临床症状不符合;脑脊液常规、生化、细胞学结果正常,脑脊液及血清抗 LGI1 抗体 IgG 阳性,且血清抗体滴度高于脑脊液抗体滴度,经激素冲击联合血浆置换治疗后患者意识明显好转。

(二)病例分析

1. 定位诊断 ①大脑皮层。依据:患者以意识模糊、精神行为异常、疑似癫痫为主要临床表现,查体可见意识模糊,言语混乱,高级智能查体不能配合,脑神经查体未见异常,床旁脑电图检查提示弥漫性慢波。②右侧基底节区及右侧岛叶。依据:头部影像学表现。

2.**定性诊断** ①自身免疫性。依据:患者63岁男性,急性起病,出现意识模糊、精神行为异常,脑脊液常规、生化、细胞学结果正常,血清、脑脊液抗LGI1抗体IgG阳性。②缺血性。依据:患者头部MRI提示右侧基底节区及右侧岛叶梗死灶,颈部动脉彩超提示左侧颈总动脉斑块形成并轻度狭窄。

⏳ 诊疗进展

抗富亮氨酸胶质瘤失活蛋白1(LGI1)抗体相关脑炎是一种由抗LGI1抗体介导并且与神经元细胞膜表面蛋白相关的自身免疫性脑炎,临床主要表现为癫痫发作、面-臂肌张力障碍发作、认知功能障碍、精神行为异常以及顽固性低钠血症等。确诊主要依赖于血或脑脊液中抗LGI1抗体的检出。早期诊断和早期免疫抑制干预可明显改善预后,能够有效减少复发。

血清或脑脊液抗LGI1抗体阳性是诊断该病的"金标准"。中老年患者,急性或亚急性起病,表现为癫痫发作、记忆力减退及精神行为异常,特别是特征性的面-臂肌张力障碍发作和低钠血症。头颅MRI或PET可见颞叶内侧或基底节异常改变,尤其是PET提示基底节区代谢增高,应考虑抗LGI1抗体相关脑炎可能,需尽快对患者的血清及脑脊液进行抗LGI1抗体检测,如果检测结果为阳性可确诊。抗LGI1抗体相关脑炎同时应注意与其他抗体类型自身免疫性脑炎、桥本脑病、病毒性脑炎、副肿瘤相关性脑炎、朊蛋白病等进行鉴别诊断,以免延误治疗。

📝 诊疗总结

患者入科时,癫痫的病史家属提供不清,主要症状表现为意识模糊、言语错乱,血气分析提示二氧化碳升高、氧分压下降,结合既往存在慢性阻塞性肺疾病病史,所以肺性脑病作为初期的主要鉴别诊断。经治疗后神经系统症状改善不明显,行脑脊液自身免疫性脑炎相关抗体的测定最终明确诊断。对老年人有基础疾病,或者临床症状表现不典型时,需仔细鉴别,考虑到自身免疫病的可能。

参考文献

[1]中华医学会神经病学分会.中国自身免疫性脑炎诊治专家共识[J].中华神经科杂志,2017,50(2):91-98.

[2]VAN SONDEREN A,SCHREURS M W,WIRTZ P W,et al. From VGKC to LGI1 and Caspr 2 encephalitis:the evolution of a disease entity over time[J]. Autoimmun Rev,2016,15(10):970-974.

[3]KEGEL L,AUNIN E,MEIJER D,et al. LGI proteins in the nervous system[J]. ASN Neuro,2013,5(3):167-181.

[4]THOMPSON J,BI M,MURCHISON A G,et al. The importance of early immunotherapy in patients with faciobrachial dystonic seizures[J]. Brain,2018,141(2):348-356.

案例二十三　抗髓鞘少突胶质细胞糖蛋白免疫球蛋白G 抗体(MOG-IgG)相关疾病

病例一

 病历资料

(一)病史

患者女性,30岁,以"左眼视物不清7天,右眼视物不清5天"为主诉入院。

现病史:患者7天前感冒后出现左眼视物不清,无发热,无头痛、恶心、呕吐,无耳鸣、听力下降,无肢体麻木、无力等。5天前出现右眼视物不清,并双眼视力进行性下降。3天前左眼视力完全丧失,就诊于当地医院,眼科超声检查提示双眼玻璃体轻度混浊,视盘水肿可能。眼部OCT提示双眼视网膜神经纤维层增厚。头部MRI示左侧丘脑异常信号影,考虑脑梗死灶。为进一步诊治遂至我院。

既往史、个人史、婚育史:无特殊。

(二)体格检查

一般查体:心、肺、腹查体未见异常。神经系统查体:意识清楚,语言清晰,记忆力、理解力、计算力、判断力、定向力正常,右利手。左眼失明,右眼视力明显下降,眼前可见指动。双眼无上睑下垂,眼球位置居中,各方向运动充分,无眼震,瞳孔等大等圆,直径左侧5 mm,右侧5 mm,直接、间接对光反射迟钝。四肢肌张力、肌力正常,深浅感觉查体未见异常,四肢腱反射对称引出,双侧病理征阴性,脑膜刺激征阴性。

(三)辅助检查

1.**实验室检查**　甲状腺功能示促甲状腺激素13.340 μIU/mL;甲状腺抗体示抗甲状腺过氧化物酶抗体209.00 IU/mL,抗甲状腺球蛋白抗体3391.00 IU/mL。血常规、肝肾功能、电解质、凝血功能、血脂、传染病四项、糖化血红蛋白、血同型半胱氨酸、结缔组织病全套均未见明显异常。

2.**彩超和心电图**　甲状腺彩超示甲状腺弥漫性回声改变。颈部动脉彩超示双侧颈动脉、椎动脉及锁骨下动脉均未见明显异常。心脏彩超、肝胆胰脾及泌尿系统彩超均未见明显异常。心电图:正常范围心电图。

(四)初步诊断

①视神经脊髓炎谱系疾病? ②甲状腺功能异常。

诊疗过程

（一）进一步辅助检查

1. 影像学检查

（1）头部 MRI 平扫（图 5-7）：左侧丘脑异常信号，增强扫描未见明显强化。

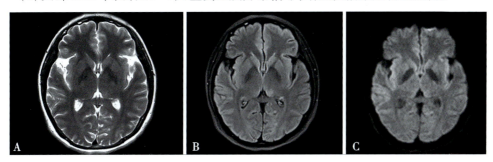

A. T_2WI；B. T_2FLAIR；C. DWI。

图 5-7　头部 MRI 平扫

左侧丘脑小片稍长 T_2 信号，黑水像呈稍高信号，DWI 无明显弥散受限。

（2）视神经 MRI 平扫+增强（图 5-8）：双侧视神经增粗并异常信号，视交叉信号不均，左份异常信号，考虑炎性病变?

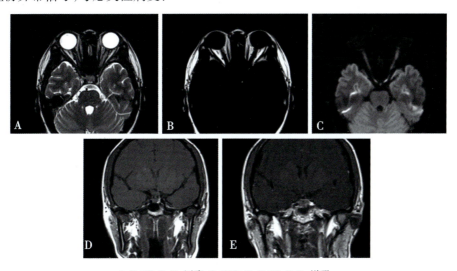

A. T_2WI；B. T_2 压脂；C. DWI；D. T_1WI；E. T_1 增强。

图 5-8　视神经 MRI 平扫+增强

双侧视神经增粗，边缘欠光整，T_2 压脂呈弥漫性高信号，左侧稍著，DWI 呈稍高信号，视交叉信号不均，左份异常信号。增强扫描视交叉左份可见条片状强化信号影。

（3）全脊髓MRI平扫（图5-9）：胸髓异常信号，考虑炎症？颈髓及腰髓均未见明显异常，增强扫描颈、胸、腰段脊髓及马尾神经均未见明显异常强化信号。

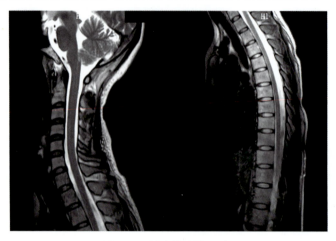

图5-9　颈胸椎MRI平扫

2.**腰椎穿刺术**　脑脊液压力100 mmH$_2$O，白细胞计数14×10^6/L，单核细胞百分比91.70%，嗜中性粒细胞百分比8.30%，总蛋白305.00 mg/L，葡萄糖2.97 mmol/L，氯化物130.0 mmol/L。

（二）治疗

患者视力下降，视神经MRI示双侧视神经增粗并异常信号。完善视觉相关电位检查，视觉诱发电位示左眼P100未引出，右眼P100潜伏时正常，波幅降低。听觉诱发电位示双耳Ⅰ、Ⅲ、Ⅴ各波潜伏时正常，Ⅰ~Ⅲ、Ⅲ~Ⅴ、Ⅰ~Ⅴ波间值未见异常。眼部OCT：左眼黄斑区视网膜神经上皮层局限性隆起，视网膜层间可见囊样低反射信号及点团状高反射信号，视盘边缘山峰样隆起。脱髓鞘相关抗体结果回示：血清MOG-IgG阳性（滴度1∶320），脑脊液MOG-IgG阳性（滴度1∶32）。结合患者病史、症状及辅助检查结果，诊断为抗髓鞘少突胶质细胞糖蛋白免疫球蛋白G抗体相关疾病，给予甲强龙1.0 g/d，共3天，以后剂量每3天减半。患者甲状腺功能及抗体相关指标异常，内分泌科会诊，诊断为亚临床甲状腺功能减退、桥本甲状腺炎，给予优甲乐口服。经治疗，患者双眼视力好转，复查F-VEP示右眼P2波峰时正常，波幅正常，左眼P2波峰时相对延迟，波幅正常。F-ERG示双眼视网膜各项反应波幅大致正常。患者病情稳定后，激素减为口服泼尼松（60 mg/d）后出院。

（三）修订诊断

①抗髓鞘少突胶质细胞糖蛋白免疫球蛋白G抗体相关疾病；②亚临床甲状腺功能减退；③桥本甲状腺炎。

（四）预后随访

出院后2个月至我院复诊，患者右眼视力正常，左眼视力减退伴视物变形。复查

MRI(图5-10、图5-11)示左侧丘脑异常信号较前明显缩小;颈、胸髓异常信号,颈髓信号较前不均,胸髓病灶范围较前变化不大。复查脑脊液压力120 mmH$_2$O,脑脊液常规、生化、细胞学未见明显异常,血清 MOG-IgG 阳性(滴度1∶100),脑脊液 MOG-IgG 阳性(滴度1∶10)。考虑该病易复发,加用抗 CD20 单克隆抗体药物治疗,定期复查血常规、B 淋巴细胞亚群等相关指标。

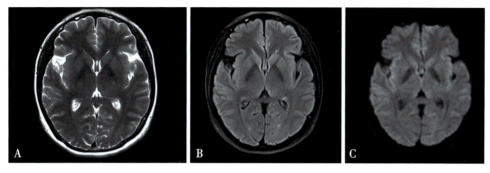

A. T$_2$WI;B. T$_2$FLAIR;C. DWI。

图5-10　复查头部 MRI

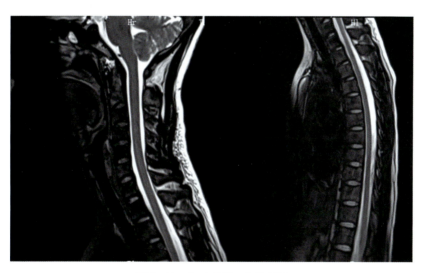

图5-11　复查颈椎+胸椎 MRI

病例特点分析

(一)病例特点

1.患者30岁女性,发病前存在前驱感染史,急性起病,病情进行性加重。

2.以视力障碍为主要表现。

3. 入院后完善相关检查：头 MRI 示左侧丘脑异常信号；视神经 MRI 示双侧视神经增粗并异常信号、视交叉信号不均，左份异常信号；脊髓 MRI 示胸髓异常信号，考虑炎症。脑脊液提示白细胞轻度升高，行脱髓鞘相关抗体检查，结果显示血清及脑脊液 MOG-IgG 阳性。

4. 经激素冲击治疗后患者视力逐渐好转，复查影像学提示左侧丘脑病灶较前缩小。

（二）病例分析

1. **定位诊断**　双侧视神经。依据：患者以双眼视力下降为主要症状，查体可见左眼失明，右眼视力明显下降，眼前可见指动；视神经 MRI 示双侧视神经增粗并异常信号，视交叉信号不均，左份异常信号；视觉诱发电位示左眼 P100 未引出，右眼 P100 潜伏时正常，波幅降低。

2. **定性诊断**　炎性脱髓鞘性。依据：患者 30 岁女性，发病前有前驱感染史，急性起病；头 MRI 示左侧丘脑异常信号，视神经 MRI 示双侧视神经增粗并异常信号、视交叉信号不均，左份异常信号；脊髓 MRI 示胸髓异常信号，考虑炎症；腰椎穿刺查脑脊液提示白细胞轻度升高，血清和脑脊液 MOG-IgG 均阳性。

病例二

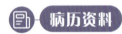

（一）病史

患者男性，17 岁，以"双下肢麻木无力 5 天，进行性加重伴双上肢麻木 1 天"为主诉入院。

现病史：5 天前感冒后出现左侧小腿麻木，伴发热，体温最高 37.8 ℃，逐渐出现双下肢麻木无力，伴大小便困难。至当地医院住院治疗，头颅 CT 未见明显异常，胸椎+颈椎 MRI 示颈胸段脊髓形态及信号异常，脊髓炎？当地医院诊断为"脊髓炎"，给予相关治疗。症状进行性加重，双下肢不能抬起，伴双上肢麻木，为进一步诊治至我院。自发病以来，患者意识清楚，精神差，食欲正常，睡眠正常，大便困难，留置导尿，体重无减轻。

既往史：既往体健。

（二）体格检查

一般查体：心、肺、腹查体未见异常。神经系统查体：神志清，精神差，语言清晰，高级智能活动正常。脑神经检查未见异常。双侧 T_6 平面以下痛觉减退，深感觉正常。双上肢肌张力正常，双下肢肌张力减低。双上肢肌力 5 级，左下肢肌力 2 级，右下肢肌力 3 级。双侧腹壁反射消失，四肢腱反射亢进，双侧 Babinski 征、Chaddock 征阳性，颈软，无抵抗。

（三）辅助检查

1. 实验室检查　血常规、肾功能、电解质、凝血功能、尿常规、糖化血红蛋白结果正常。肝功能:谷丙转氨酶 114 U/L,谷草转氨酶 44 U/L,谷氨酰转肽酶 89 U/L。甲状腺功能:游离三碘甲状腺原氨酸 3.09 pmol/L,促甲状腺激素 0.480 μIU/mL,促甲状腺激素 0.48 μIU/mL。

2. 眼科检查　眼门-双眼眼底照相:双眼眼底大致正常。

（四）初步诊断

急性脊髓炎?

≫ 诊疗过程

（一）进一步辅助检查

1. 影像学检查

（1）头部 MRI 平扫+增强（图 5-12）:右侧额叶、左侧顶枕叶多发异常信号,增强扫描呈轻度强化,考虑炎性改变。

（2）颈椎+胸椎 MRI 平扫+增强（图 5-13）:C_1 ～ T_8 椎体水平脊髓异常信号,考虑炎性,增强扫描未见明显强化。

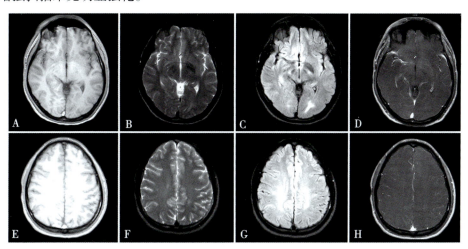

A. T_1WI;B. T_2WI;C. T_2 FLAIR;D. T_1 增强;E. T_1WI;F. T_2WI;G. T_2 FLAIR;H. T_1 增强。

图 5-12　头部 MRI 平扫+增强

右侧额叶、左侧顶枕叶见点片状长 T_2 信号,黑水像呈高信号。静脉注入对比剂后增强扫描:右侧额叶、左侧顶枕叶病变呈轻度强化。

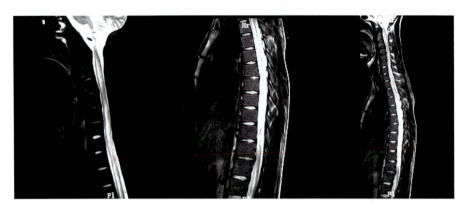

图 5-13　颈椎+胸椎 MRI 平扫+增强

2. 腰椎穿刺术　脑脊液压力 120 mmH$_2$O，白细胞计数 154×10^6/L，淋巴细胞百分比 74.00%，单核细胞百分比 8.00%，嗜中性粒细胞百分比 2.00%，氯化物 130.00 mmol/L，葡萄糖 3.75 mmol/L，乳酸 1.75 mmol/L，总蛋白 277.00 mg/L。

3. 诱发电位　四肢 MEP 示双上肢锥体束传导未见异常，左下肢锥体束传导未引出，右下肢锥体束传导潜伏期延迟，四肢脊髓刺激周围段传导未见异常。四肢 SSEP 示双上肢深感觉传导路 N40 传导未见异常，双下肢深感觉传导路 P40 传导未引出。VEP-P 示双眼 P100 未见异常。BAEP 示双耳Ⅰ～Ⅲ、Ⅲ～Ⅴ、Ⅰ～Ⅴ波间值未见异常。

（二）治疗

结合患者病史、体征及辅助检查，入院后考虑急性脊髓炎，给予甲强龙（甲强龙 1.0 g/d，共 3 天，以后剂量每 3 天减半）冲击治疗。脱髓鞘相关抗体检测结果回示：血液 MOG-IgG 阳性（滴度 1∶1000），脑脊液 MOG-IgG 阳性（滴度 1∶3.2）。明确诊断 MOG-IgG 相关疾病。经治疗，患者双下肢肌力逐渐好转，麻木症状明显减轻，拔除尿管。激素应用第 7 天查体：双下肢肌力 4 级，T$_{10}$ 平面以下痛觉减退。治疗 2 周后复查头部 MRI 平扫+增强（图 5-14）：左侧顶叶多发异常信号，考虑炎性改变，较前减轻，原右侧额叶病变消失，增强扫描左侧顶枕叶病变强化不明显。复查颈椎+胸椎 MRI 平扫+增强（图 5-15）：C$_1$～T$_6$ 椎体水平脊髓异常信号，考虑炎性，较前明显减轻，增强扫描未见明显强化。患者病情稳定，激素减量为口服泼尼松（60 mg/d）后出院。

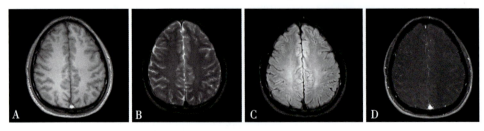

A. T$_1$WI；B. T$_2$WI；C. T$_2$FLAIR；D. T$_1$增强。

图 5-14　复查头部 MRI 平扫+增强

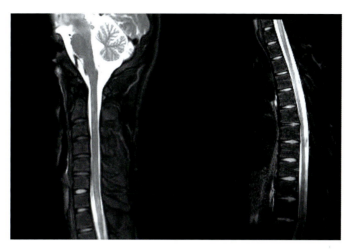

图 5-15　复查颈椎+胸椎 MRI

(三)修订诊断

MOG-IgG 相关疾病。

(四)预后随访

出院 3 个月后随访,患者生活正常,四肢肌力正常,无明显神经系统体征,mRS 评分 0 分。

病例特点分析

(一)病例特点

1. 患者 17 岁男性,急性起病,以双下肢麻木无力起病,后出现双上肢麻木。

2. 查体双侧 T_6 平面以下痛觉减退,双侧腹壁反射消失,双下肢上运动神经元瘫痪。

3. 头颅+脊髓 MRI 平扫+增强提示右侧额叶、左侧顶枕叶多发异常信号和 $C_1 \sim T_8$ 椎体水平脊髓异常信号,考虑炎性;脑脊液结果提示白细胞轻度升高,总蛋白正常;血和脑脊液 MOG-IgG 均阳性。

4. 经糖皮质激素治疗,肢体麻木无力症状明显好转,复查头颅+脊髓 MRI,病灶表现明显减轻。

(二)病例分析

1. **定位诊断**　①脊髓($C_1 \sim T_8$ 椎体水平)。依据:患者以双下肢麻木无力、双上肢麻木、二便障碍为主要临床表现;查体 T_6 平面以下痛觉减退,左下肢肌力 2 级,右下肢肌力 3 级,双上肢肌力 5 级,腹壁反射消失,四肢腱反射亢进,双侧病理征阳性;颈椎、胸椎 MRI 示 $C_1 \sim T_8$ 椎体水平脊髓异常信号。②右侧额叶、左侧顶枕叶。依据:头颅 MRI 示右侧额叶、左侧顶枕叶多发异常信号。

2. 定性诊断　炎性脱髓鞘性。依据:患者 17 岁男性,急性起病,有前驱感染症状,以双下肢麻木无力为首发症状,进行性加重,合并二便障碍;MRI 示右侧额叶、左侧顶枕叶多发异常信号和 $C_1 \sim T_8$ 椎体水平脊髓异常信号,考虑炎性;腰穿化验脑脊液结果提示细胞数轻度升高;血及脑脊液 MOG-IgG 阳性。

诊疗进展

　　MOG-IgG 相关疾病是指抗髓鞘少突胶质细胞糖蛋白(MOG)抗体介导的炎性脱髓鞘疾病,是不同于多发性硬化和视神经脊髓炎谱系疾病的独立疾病实体,具有特殊的临床和辅助检查特征,有助于早期诊断。该病可以发生于任何年龄组,发病中位年龄是 30 ~ 40 岁,视神经炎是最常见的表现型。病程可以是单相或复发,随后的复发最常涉及视神经。50%~80%的患者遗留残疾,发作时横贯性脊髓炎是长期结局最重要的预测因素。此类疾病临床表现与其他类型特发性炎性脱髓鞘疾病有一定的重叠,这些表现在 AQP4 抗体阴性视神经脊髓炎谱系病、急性播散性脑脊髓炎、复发性视神经炎、双侧视神经炎和急性横贯性脊髓炎等疾病中更常见。

　　该病最常见的损害部位是视神经,临床表现为视神经炎(ON),常表现为中心视力下降,伴球后疼痛或眼球运动时疼痛。双侧同时受累可见于超过半数的 ON 患者。其他表现有视野缺损、色觉异常、视盘水肿或周边视力下降。检眼镜检查见视盘水肿,视盘萎缩较常见。

　　脊髓损害的发生率约56%,括约肌功能受损最常见,出现排便困难或尿便潴留。半数患者表现为截瘫,其次为四肢瘫,20%的患者遗留严重的瘫痪后遗症。感觉症状也较常见,表现为疼痛、感觉减退及低头时沿脊柱向腰骶部放射的过电感(Lhermitte 征阳性),超过半数患者仅表现为感觉异常。

　　脑干受累见于30%的患者,可以表现为顽固性呃逆或呕吐、眼震、核间性眼肌麻痹、共济失调,严重时出现呼吸衰竭;也可累及脑神经,表现为动眼神经麻痹或复视、周围性面瘫、听力下降、眩晕、构音困难、吞咽困难。病变累及幕上大脑半球时,患者可表现为头痛、疲乏、精神运动迟缓、定向力障碍、意识水平下降或嗜睡、偏身感觉减退、假性脑脊膜炎或畏光。

　　MOG-IgG 阳性患者约44%同时或相继表现为 ON 及脊髓炎,44%患者仅表现为 ON 而无脊髓炎发作,仅12%表现为脊髓炎而无 ON 发作。大多数患者病程反复发作,随访时间延长,复发率可达92%。MOG-IgG 相关疾病患者复发时,原位复发者较多见;同时亚临床病灶损害多见,单侧 ON 的患者另一侧视神经常表现为亚临床损害,因此 MOG-IgG 阳性患者病程早期即可发展为双侧视神经受累。视神经和脊髓均受累的患者复发频率高于孤立性 ON 患者。

　　目前国内外还无公认的 MOG-IgG 相关疾病的诊断标准。在临床诊疗过程中,遇到疑似特发性炎性脱髓鞘性疾病(IIDDs)的患者,并出现以下情况时应考虑 MOG-IgG 相关疾病的诊断:①单相或复发性急性视神经炎、脊髓炎、脑干炎、脑干脑炎或脑炎,或这些综合征的任何组合。②MRI 或电生理(孤立性视神经炎患者中的视觉诱发电位)结果与中枢神经系统脱髓鞘表现一致。③血清 MOG-IgG 阳性(抗体阳性是诊断成立的必备条件)。注意:血清 MOG-IgG 滴度与疾病活动性、临床病程等相关。

治疗流程见图5-16。

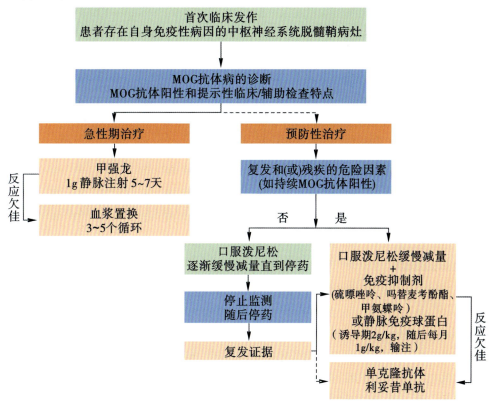

图 5-16　MOG-IgG 相关疾病治疗流程

诊疗总结

以上两个病例为典型 MOG-IgG 相关疾病,临床表现、辅助检查均支持此诊断,激素治疗效果好,在诊治过程中需注意与 AQP4-IgG 阴性视神经脊髓炎谱系病、急性播散性脑脊髓炎、视神经炎和急性横贯性脊髓炎等疾病的鉴别。该疾病复发风险高,是否可以加用其他免疫抑制剂如单克隆抗体等进行序贯治疗,是目前临床治疗需要考虑的问题。单克隆抗体目前在自身免疫病中的应用越来越广泛,初步显示出较好的临床疗效及较少的副作用,对于如何选用及疗程制订,需要更多临床病例来证实。

参考文献

[1]中国免疫学会神经免疫分会,邱伟,徐雁.抗髓鞘少突胶质细胞糖蛋白免疫球蛋白 G 抗体相关疾病诊断和治疗中国专家共识[J].中国神经免疫学和神经病学杂志, 2020,27(2):86-95.

[2]SPADARO M,WINKLMEIER S,BELTRAM E,et al.Pathogenicity of human antibodies against myelin oligodendrocyte glycoprotein[J].Ann Neurol,2018,84(2):315-328.

［3］BERER K，MUES M，KOUTROLOS M，et al. Commensal microbiota and myelin autoanti-gen cooperate to trigger autoimmune demyelination［J］. Nature，2011，479（7374）：538-541.

［4］COBO-CALVO A，MESSINA S，WOODHALL M R，et al. Clinical spectrum and prognostic value of CNS MOG autoimmunity in adults：the MOGADOR study［J］. Neurology，2018，90（21）：e1858-e1869.

［5］JURYNCZYK M，MESSINA S，WOODHALL M R，et al. Clinical presentation and prognosis in MOG-antibody disease：a UK study［J］. Brain，2017，140（12）：3128-3138.

案例二十四　自身免疫性胶质纤维酸性蛋白星形胶质细胞病

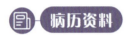 病历资料

（一）病史

患者男性，32 岁，以"发热、头痛 6 天，意识模糊 14 小时"为代主诉入院。

现病史：患者 6 天前无明显诱因出现发热，最高体温不详，伴头痛，无咽痛、流涕，无恶心、呕吐，就诊于当地医院，未见明显好转。2 天前行头颅 CT 检查未见明显异常。1 天前患者出现右侧肢体抽动，持续时间 3～5 s，共发作 4～5 次，发作间期患者无意识丧失、大小便失禁等。14 小时前出现意识模糊、烦躁不安、对答不切题，伴排尿频繁。5 小时前意识障碍加重，完全无法沟通交流，伴有言语混乱，为进一步诊治遂至我院。自发病以来，患者进食欠佳，意识模糊后留置导尿，体重无明显变化。

既往史：体健，无高血压、心脏疾病、糖尿病、脑血管疾病病史，无肝炎、结核、疟疾病史，预防接种史随社会计划免疫接种，无手术、外伤、输血史，无食物、药物过敏史。

个人史：吸烟 10 年，平均 20 支/d，未戒烟。

（二）体格检查

一般查体：双肺呼吸音粗，未闻及明显异常杂音。心、腹查体未见明显异常。神经系统查体：GCS 评分 12 分（E3V4M5），意识模糊，反应迟钝，对答不切题，查体不合作。双眼球位置居中，双侧瞳孔等大等圆，直径约 3 mm，对光反射灵敏，双眼球运动不配合，未见眼震，双侧额纹、鼻唇沟对称。四肢肌张力正常，可见自发活动，双上肢疼痛刺激可定位，双下肢可屈曲，右侧较左侧差，四肢腱反射对称引出，双侧病理征阴性，深浅感觉查体不能配合。颈项强直，颏下 3 横指，双侧 Kerning 征阳性。

（三）辅助检查

1.实验室检查　血常规、凝血功能、肝肾功能结果均未见明显异常。电解质示钠 125.6 mmol/L；C 反应蛋白 17.20 mg/L；降钙素原 0.119 ng/mL；结缔组织全套阴性；肿瘤

标志物全套筛查示癌胚抗原 6.07 ng/mL,神经元特异性烯醇化酶 33.70 ng/mL,铁蛋白 638.00 ng/mL;甲状腺功能检查示游离三碘甲状腺原氨酸 3.03 pmol/L,促甲状腺激素 0.180 μIU/mL;同型半胱氨酸 17.57 μmol/L。

2. 彩超　甲状腺彩超:甲状腺及甲状旁腺未见明显异常。心脏彩超:心内结构及功能未见明显异常。颈部动脉彩超:双侧颈总动脉、颈内动脉、颈外动脉、椎动脉、锁骨下动脉未见明显异常。肝胆脾彩超:肝实质弥漫性回声改变(脂肪肝)。泌尿系统彩超:双肾、输尿管、膀胱、前列腺未见明显异常。

(四)初步诊断

发热、意识障碍查因:颅内感染?

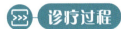 诊疗过程

(一)进一步辅助检查

腰椎穿刺术:脑脊液压力 260 mmH$_2$O,外观无色、清晰,白细胞计数 207×10^6/L,单核细胞百分比 98.00%,嗜中性粒细胞百分比 2.00%,氯化物 114.0 mmol/L,葡萄糖 2.51 mmol/L,乳酸 4.55 mmol/L,总蛋白 2402.00 mg/L,腺苷脱氨酶 4 U/L。脑脊液电泳:血清免疫球蛋白 G 5.37 g/L,脑脊液免疫球蛋白 G 153.00 mg/L,IgG 生成指数 0.93,24 h 鞘内 IgG 合成率 39.02。脑脊液抗酸染色、墨汁染色、结明三项、病毒定量阴性。血及脑脊液抗 GFAP 抗体阴性,血及脑脊液自身免疫性脑炎相关抗体阴性,血及脑脊液脱髓鞘三项抗体阴性。脑脊液 mNGS 提示人类疱疹病毒 4 型。

(二)治疗

患者入院后血钠较低,给予积极补钠后,意识转清,可简单对答。入院第 3 天出现呼吸节律异常,指脉氧下降,意识模糊,紧急给予经口气管插管并呼吸机辅助呼吸,胸部 CT (图 5-17)提示肺部感染。查体发现双上肢无力,粗测肌力 3 级,双下肢肌力较前下降,肌力 2 级,结合患者病史、症状、体征及脑脊液结果,考虑病毒感染后脑脊髓炎,排除禁忌后,给予甲强龙 0.5 g/d 静脉应用、脱水降颅压、抗病毒治疗。其间患者出现发作性肢体抽搐,床旁脑电图监测提示尖棘波,给予奥卡西平抗癫痫。患者意识逐渐好转,可配合简单指令,但四肢无力,上肢肌力 2 级,下肢肌力 0 级,累及呼吸肌,咳嗽无力,行经皮气管切开术。

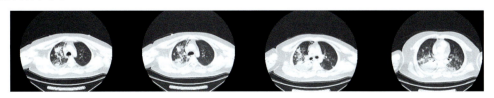

图 5-17　胸部 CT

激素冲击 5 天后复查腰穿,脑脊液常规、生化、细胞学检查结果显示白细胞计数 172×10^6/L,单核细胞百分比 99.50%,嗜中性粒细胞百分比 0.50%,氯化物 119.0 mmol/L,葡萄糖 4.48 mmol/L,乳酸 3.43 mmol/L,总蛋白 674.00 mg/L,腺苷脱氨酶 4 U/L。脑脊液电泳:脑脊液寡克隆电泳阳性。再次送检脱髓鞘抗体全套示血 GFAP 抗体阳性(滴度1∶100),脑脊液 GFAP 抗体阳性(滴度 1∶3.2)。脱机后完善头、颈椎 MRI(图 5-18):左侧额叶、双侧侧脑室旁、双侧基底节区、双侧丘脑、左侧海马、双侧小脑半球、脑桥及延髓边缘、延髓脊髓交界处异常信号,考虑炎症性改变;双侧岛叶、右侧海马、双侧大脑皮层信号稍高,颈段脊髓信号稍欠均匀。

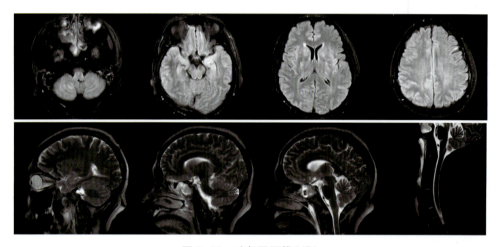

图 5-18　头部及颈椎 MRI

综上,目前患者诊断自身免疫性胶质纤维酸性蛋白星形胶质细胞病。患者甲强龙静脉冲击 5 天后逐渐减量至 120 mg 时,查体四肢肌力未见明显好转。给予连续血浆置换5 次,经积极治疗后患者右上肢肌力好转,肌力 3 级,左上肢肌力 2 级,下肢肌力 0 级,查体脊髓 T_4 ~ T_{12} 之间痛温觉减退,T_{12} 平面以下痛温觉消失,双下肢深感觉减退。胸椎 MRI平扫+增强(图 5-19)示胸髓内信号欠均匀,增强扫描可见轻度强化。

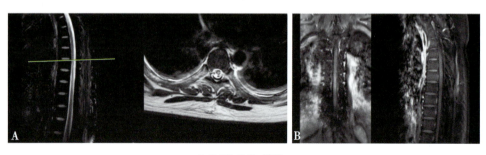

A. T_2WI;B. T_1 增强。

图 5-19　胸椎 MRI 平扫+增强

治疗后双下肢肌力仍为 0 级,加用吗替麦考酚酯分散片,病情相对平稳后转当地医院继续治疗。

(三)修订诊断

①自身免疫性胶质纤维酸性蛋白星形胶质细胞病;②症状性癫痫;③肺部感染;④气管切开术后。

(四)预后随访

发病 5 个月后随访,患者意识清,已拔除气管套管,双上肢可抬起,双下肢可平移。大便可控制,小便失禁。mRS 评分 4 分。

病例特点分析

(一)病例特点

1.32 岁男性,急性起病,进行性加重。

2. 发病前有发热等前驱感染症状,后依次出现意识障碍、精神异常、双下肢无力、双上肢无力、呼吸困难,病程中伴随有癫痫发作。

3. 脑脊液压力升高,白细胞及总蛋白轻度升高,以淋巴细胞为主,血及脑脊液 GFAP 抗体阳性,头部及脊髓 MRI 提示左侧额叶、双侧侧脑室旁、双侧基底节区、双侧丘脑、左侧海马、双侧小脑半球、脑桥及延髓边缘、延髓脊髓交界处异常信号;颈髓和胸髓异常信号。应用激素、血浆置换及免疫抑制剂后症状逐渐好转。

(二)病例分析

1. **定位诊断**　①双侧大脑半球。依据:患者病程中存在意识障碍,伴有癫痫发作,头部 MRI 提示双侧大脑皮层多发异常信号。②软脑膜。依据:脑膜刺激征阳性。③脑桥、延髓、颈胸髓。依据:患者四肢无力,呼吸衰竭,脊髓 $T_4 \sim T_{12}$ 之间痛温觉减退,T_{12} 平面以下痛温觉消失,双下肢深感觉减退,小便失禁。头部及颈髓和胸髓 MRI 结果支持。

2. **定性诊断**　自身免疫性。依据:患者 32 岁男性,急性起病,病变定位于大脑半球、脑膜、脊髓。病情数天内逐渐进展,病变较广泛,血及脑脊液 GFAP 抗体阳性,脑脊液鞘内合成率较高。

诊疗进展

自身免疫性胶质纤维酸性蛋白星形胶质细胞病,临床症状为亚急性起病的脑膜炎、脑炎或脊髓炎或上述综合征的组合。可有发热、流涕、喉咙痛、咳嗽等早期症状,常见症状有谵妄、精神症状、头痛、颈项强直、视物模糊、运动障碍(震颤、肌阵挛、共济失调)、麻木、感觉异常、自主神经功能障碍、周围神经病等。目前认为本病特征性影像学表现为垂直于脑室的线样放射状血管周围强化,从胶质纤维酸性蛋白(GFAP)富集的侧脑室周围发出,穿过脑白质,偶可见小脑类似的从第四脑室周围发出的放射状强化。其他增强MRI表现包括软脑膜强化、点状强化、蜿蜒样(蛇形)强化和室管膜周强化。脊髓受累MRI上常为长节段(≥3个椎体节段)病灶,但显影相对模糊,不如AQP4抗体阳性和抗MOG抗体阳性的脊髓炎明显,边界不清,且少有脊髓肿胀。自身免疫性胶质纤维酸性蛋白星形胶质细胞病患者腰椎穿刺压力一般正常或轻度升高,脑脊液多为炎性改变,可见细胞数明显增加(淋巴细胞为主),并可持续数月,可有蛋白水平升高(可>1 g),半数以上存在脑脊液特有的寡克隆区带,脑脊液IgG指数亦可升高。患者血清和脑脊液中可被证实存在GFAP抗体,目前推荐通过细胞转染法和(或)组织转染法进行检测。自身免疫性胶质纤维酸性蛋白星形胶质细胞病常合并肿瘤或自身免疫病或自身免疫性抗体,合并的肿瘤以卵巢畸胎瘤多见,其他如腺癌(见于子宫内膜、食管、肾等)、胶质瘤、头颈部鳞状细胞癌、多发性骨髓瘤、类癌、前列腺癌、霍奇金淋巴瘤、卵巢腺癌等;合并的抗体以NMDAR-IgG、AQP4-IgG多见;合并的免疫病包括1型糖尿病、类风湿关节炎、甲状腺炎等。急性期治疗包括大剂量类固醇激素冲击治疗、静脉注射免疫球蛋白和血浆置换。长期治疗包括口服类固醇和免疫抑制剂。大约70%患者对激素反应良好,但仍有一部分患者容易复发。大部分患者预后较好,少数患者对治疗的反应差甚至死亡,一些患者可遗留不同程度的功能残疾。

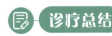 诊疗总结

对于临床表现为头痛、认知功能下降、精神异常的脑膜炎、脑炎,伴或不伴脊髓炎症状的患者,尤其是合并其他自身免疫病或血清自身免疫学检查异常的患者,在排除病毒性脑炎和其他自身免疫性脑炎外,还应想到自身免疫性胶质纤维酸性蛋白星形胶质细胞病的诊断,大剂量激素和免疫抑制治疗有效,同时也提醒我们神经科医生应注意进一步的全身肿瘤筛查,以早期发现隐匿性肿瘤。

参考文献

[1] FANG B Y, MCKEON A, HINSON S R, et al. Autoimmune glial fibrillary acidic astrocytopathy: a novel meningoencephalomyelitis [J]. JAMA Neurol, 2016, 73(11): 1297-1307.

[2] FLANAGAN E P, HINSON S R, LENNON V A, et al. Glial fibrillary acidic protein immunoglobulin G as biomarker of autoimmune astrocytopathy: analysis of 102 patients[J]. Ann Neurol, 2017, 81(2): 298-309.

[3] SHAN F L, LONG Y M, QIU W. Autoimmune glial fibrillary acidic protein astrocytopathy: a review of the literature[J]. Front Immunol, 2018, 9: 2802.

[4] 章殷希,郑扬,沈春红,等. 自身免疫性胶质纤维酸性蛋白星形胶质细胞病[J]. 中华神经科杂志,2020,53(4):317-320.

案例二十五 抗GABA$_B$R抗体相关脑炎

病历资料

(一)病史

患者男性,67岁,以"发作性意识障碍伴肢体抽搐20天,再发伴发热1天"为代主诉入院。

现病史:患者20天前打牌时突发意识障碍,呼之不应,头向一侧扭转,上肢高举,随即四肢抽动,伴牙关紧闭,舌咬伤,持续约2分钟缓解,约20分钟后意识逐渐恢复,无恶心、呕吐,无发热、寒战,无大小便失禁等。就诊于当地医院,按"脑梗死、癫痫"治疗,症状未再出现,出院后未继续抗癫痫治疗。10天、7天前上述症状再发一次,住院给予抗癫痫等治疗。1天前上述症状再发作,次数频繁,发作后意识未恢复至基线水平,伴胡言乱语,发热,体温最高38.9℃。就诊于精神病医院,行脑电图检查可见癫痫样放电,给予相关治疗,未再有抽搐发作,但意识未见好转。为进一步诊治,就诊于我院。

既往史:"2型糖尿病"病史10余年,规律口服"格列美脲、二甲双胍"降血糖治疗,自诉血糖控制可。"高血压"病史10余年,不规律口服"厄贝沙坦、苯磺酸氨氯地平片"降压,血压控制欠佳。

(二)体格检查

一般查体:心、肺、腹查体未见明显异常。神经系统查体:意识谵妄,高级智能活动检查不能配合,双侧瞳孔等大等圆,直径3mm,对光反射灵敏,角膜反射存在。双侧额纹、鼻唇沟对称,示齿、闭目不配合,伸舌不配合。四肢可见自发活动,粗测肌力5级,四肢肌张力正常,四肢腱反射(++),双侧Babinski征阳性,颈软,无抵抗,双侧Kernig征阴性,余神经系统查体不能配合。

(三)辅助检查

1. **实验室检查** 血常规示白细胞计数11.09×10^9/L,血红蛋白127g/L,中性粒细胞百分比85%。电解质示血钾3.07mmol/L,血钠127mmol/L。肝功能示白蛋白31.5g/L。血病毒抗体全套:EB病毒IgG(+),巨细胞病毒IgG(+)。结缔组织病全套:抗核抗体(IgG)1∶100(±),核点+胞浆型。甲状腺功能:游离三碘甲状腺原氨酸2.96pmol/L,促甲状腺激素0.3μIU/mL。肾功能、凝血功能、血同型半胱氨酸、血肿瘤标志物结果未见异常。

2. **影像学检查** 头部CT(图5-20):双侧基底节区腔梗,双侧侧脑室旁脑白质脱髓鞘。

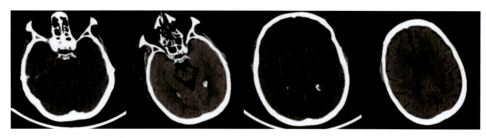

图 5-20　头部 CT

（四）初步诊断

①抽搐、意识障碍查因：脑炎？②低钠血症；③低蛋白血症；④2 型糖尿病；⑤高血压 3 级（很高危）。

 诊疗过程

（一）进一步辅助检查

腰椎穿刺术：脑脊液压力 220 mmH$_2$O，白细胞计数 62×10^6/L，淋巴细胞百分比 95%，嗜中性粒细胞百分比 5%，蛋白定性阴性，总蛋白 474 mg/L，葡萄糖 4.71 mmol/L，氯化物 119.8 mmol/L。脑脊液病毒全套、结核、抗酸染色、墨汁染色、细菌培养均为阴性。脑脊液电泳 IgG 指数 2.4，寡克隆区带Ⅱ型。

（二）治疗

入院后积极给予抗癫痫、抗病毒等治疗。入院第 2 天患者出现意识障碍加重，血气分析提示呼吸性酸中毒，给予气管插管并呼吸机辅助通气。患者入院后间断有癫痫发作，发作形式有四肢强直阵挛的全面性发作和左侧口角及左上肢抽搐的局灶性发作。结合患者病史、脑脊液等辅助检查结果，考虑自身免疫性脑炎可能性大，积极给予丙种免疫球蛋白静脉冲击[0.4 g/(kg·d)，连用 5 天]治疗，丙种免疫球蛋白冲击治疗第 4 天，自身免疫性脑炎相关抗体检测结果回示：血自身免疫性脑炎 GABA$_B$R 抗体 IgG 阳性（1∶10 000），脑脊液 GABA$_B$R 抗体 IgG 阳性（1∶1000），血及脑脊液炎性脱髓鞘抗体阴性。患者抗 GABA$_B$R 抗体相关脑炎诊断明确，完善胸部 CT（图 5-21）示左肺门影增大，右肺中叶类结节考虑炎症，双肺炎症，主动脉弓旁结节影。

排除激素禁忌后，给予甲强龙静脉冲击（1.0 g/d，共 3 天，以后剂量每 3 天减半）治疗。病程中患者有血压下降、心率减慢等自主神经受累症状。经治疗，患者癫痫发作逐渐控制，意识模糊，自发睁眼，但意识内容恢复较差，且合并四肢无自发活动。查体四肢肌张力减低，右下肢疼痛刺激可见肌肉收缩，余肢体无反应，双侧病理征阴性。复查头部 CT（图 5-22）示双侧基底节区腔隙性脑梗死，双侧侧脑室旁脑白质脱髓鞘，较前未见明显变化。

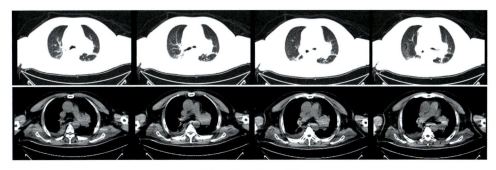

图 5-21　胸部 CT

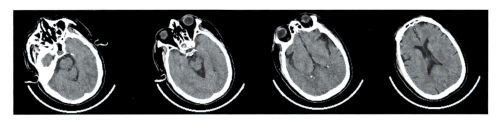

图 5-22　复查头部 CT

复查腰穿，脑脊液压力 190 mmH₂O，白细胞计数 4×10^6/L，淋巴细胞百分比 78%，单核细胞百分比 19%，浆细胞百分比 2%，蛋白定性阴性，总蛋白 393 mg/L，葡萄糖 4.9 mmol/L，氯化物 140 mmol/L。脑脊液电泳 IgG 指数 2.27，24 h 鞘内合成率 35.8，寡克隆区带 Ⅱ 型。行床旁四肢肌电图、神经电图+BAEP+VEP 检查，结果显示四肢部分被检神经周围运动及末梢感觉传导功能异常，双胫神经 H 反射未引出，双正中神经 F 波未引出，双拇展短肌、双腓肠肌重复衰减试验（低频、高频）未见明显递增、递减现象，BAEP、VEP-F 未见异常。考虑合并周围神经损伤。经治疗自主呼吸逐渐恢复，成功脱机后完善头部+脊髓 MRI 平扫+增强检查，结果显示双侧额叶脑白质脱髓鞘，双侧基底节区腔隙性脑梗死或扩大的血管间腔，脊髓全长未见明显异常，T₁₂ 锥体压缩性骨折并骨髓水肿，增强扫描未见明显异常。

患者抗 GABA_B 抗体相关脑炎诊断明确，因其常合并肺癌，且患者入院后肺部 CT 提示左肺门影增大，主动脉弓旁结节影。完善肺部增强 CT 检查（图 5-23），结果显示左侧支气管壁增厚，左肺门影增大，占位？建议结合支气管镜检。主动脉弓左侧旁结节，肿大淋巴结？两肺炎症。血副肿瘤标志物检查提示抗 Hu 抗体 IgG 阳性（42AU），脑脊液结果阴性。肺部增强 CT 见左肺门占位，为明确病变性质，予气管镜下穿刺活检，病理（图 5-24）回示小细胞癌。

经积极治疗，患者症状改善不明显，可自发睁眼，但不能配合指令性动作。丙种免疫球蛋白疗程结束 14 天后予血浆置换（3000 mL/d，连用 5 天）治疗。血浆置换后患者意识状况有所改善，间断可听懂家人语言，复查血 GABA_B R 抗体 IgG 阳性（1∶1000），脑脊液 GABA_B R 抗体 IgG 阳性（1∶100）。血浆置换疗程结束 10 天后再次行血浆置换（3000 mL/d，连续 10 天）治疗，结束后复查血及脑脊液 GABA_B R 抗体 IgG 滴度较前明显

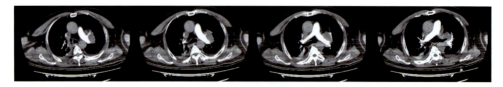

图 5-23 胸部增强 CT

左肺门影增大,左侧支气管壁增厚,左肺门可见软组织密度影,增强扫描呈轻度强化。

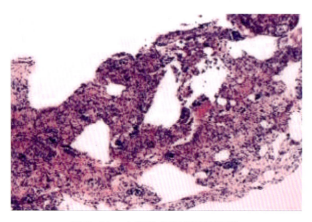

图 5-24 左侧肺门组织病理切片

下降(血 1∶100,脑脊液 1∶100)。患者意识较前明显好转,可配合简单指令动作。患者小细胞肺癌,评估患者身体状况不能耐受开胸占位切除手术及化疗,家属要求保守治疗,转回当地医院继续治疗。

(三)修订诊断

①抗 $GABA_BR$ 抗体相关脑炎;②小细胞肺癌;③副肿瘤综合征;④2 型糖尿病;⑤高血压 3 级(很高危)。

(四)预后随访

出院 1 个月后随访,患者意识清,可简单配合指令,配合睁闭眼,可点头示意,右上肢粗测肌力 4 级,左上肢粗测肌力 3 级,双下肢肌力 1 级。mRS 评分 5 分。出院后 1 年随访,患者因呼吸衰竭死亡。

病例特点分析

(一)病例特点

1.67 岁男性,急性起病,以癫痫起病,后癫痫频发,逐渐出现精神异常、意识障碍。

2. 脑脊液示白细胞计数轻度升高,血和脑脊液 GABA$_B$R 抗体 IgG 阳性,血抗 Hu 抗体 IgG 阳性,头部 MRI 未见明显异常,肺部 CT 及病理结果提示小细胞肺癌。

3. 经免疫治疗后病情好转。

(二)病例分析

1. **定位诊断**　①大脑半球。依据:患者以癫痫发作为首发症状,后患者出现意识障碍,查体无脑干受损体征,头部 MRI 未见颅内异常病灶。②周围神经。依据:查体四肢弛缓性瘫痪,四肢肌电图提示周围神经损伤。

2. **定性诊断**　①自身免疫性。依据:患者血及脑脊液 GABA$_B$R 抗体 IgG 阳性,经免疫相关治疗后症状好转。②副肿瘤性。依据:患者肺门占位,病理结果提示小细胞肺癌,血副肿瘤标志物阳性,考虑恶性肿瘤继发副肿瘤综合征。

⌛ 诊疗进展

抗 γ-氨基丁酸 B 型受体(γ-aminobutyric acid type B receptor,GABA$_B$R)抗体相关脑炎是一种细胞表面抗原(突触蛋白)抗体阳性的自身免疫性脑炎(AE),约占 AE 的 5%,以癫痫发作、认知障碍、精神行为异常等边缘性脑炎症状为主要表现。其中 58% 的抗 GABA$_B$R 抗体相关脑炎患者伴发肿瘤,主要为小细胞肺癌和其他内分泌肿瘤。我国抗 GABA$_B$R 抗体相关脑炎患者合并其他自身抗体较常见,其中叠加抗神经元抗体尤其是 Hu 抗体提示合并恶性肿瘤可能性大,预后较差,病死率高。

抗 GABA$_B$R 抗体相关脑炎临床特点:①主要见于中老年,男性多于女性;②急性起病,多在数天至数周内达高峰;③主要症状包括癫痫发作、精神行为异常、近事记忆力下降;④严重且难治的癫痫发作是该病主要的特点,以全面强直阵挛性发作为主,抗癫痫药物通常无效,可迅速进展为癫痫持续状态;⑤少部分患者可见小脑性共济失调、眼震、肢体震挛、自主神经功能障碍、通气障碍及视幻觉等精神症状。

抗 GABA$_B$R 抗体相关脑炎诊断要点:①急性起病,进行性加重;②临床表现符合边缘性脑炎;③多数腰椎穿刺脑脊液压力正常,少数压力升高,脑脊液白细胞计数轻度升高或者正常,脑脊液细胞学呈淋巴细胞性炎症,脑脊液蛋白轻度升高,脑脊液寡克隆区带可呈阳性;④头颅 MRI 可见双侧或者单侧的颞叶内侧(海马、杏仁体)异常信号或者未见异常;⑤脑电图异常,可见颞叶起源的癫痫放电,以及弥漫或者散在分布的慢波;⑥血清和(或)脑脊液抗 GABA$_B$R 抗体 IgG 阳性。

对确诊抗 GABA$_B$R 抗体相关脑炎患者需同时完善肿瘤学检查:约 1/3 患者合并小细胞肺癌,这部分患者可有抗 Hu 抗体阳性,胸部 CT 与 PET 可提示肺部恶性肿瘤。

免疫调节治疗为抗 GABA$_B$R 抗体相关脑炎首选治疗方法。一线治疗主要是糖皮质激素、丙种免疫球蛋白、血浆置换中的一种或多种联合应用,未合并肿瘤的免疫治疗效果较好。二线治疗主要是采用环磷酰胺、利妥昔单抗等免疫抑制剂治疗,一般用于难治性病例。长程免疫治疗药物包括吗替麦考酚酯与硫唑嘌呤等,主要用于复发病例。对于抗 GABA$_B$R 抗体相关脑炎患者的癫痫,抗癫痫药物有时效果并不突出,而经免疫调节治疗后,癫痫得以控制。合并肿瘤的患者对免疫治疗的反应常不佳,故针对肿瘤进行治疗非常重要。免疫治疗及合并肿瘤患者的抗肿瘤治疗是抗 GABA$_B$R 抗体相关脑炎治疗的主要原则。

📝 诊疗总结

对于中年不明原因的癫痫患者需考虑抗 GABA$_B$R 抗体相关脑炎可能,即使脑脊液细胞学和蛋白以及头颅 MRI 正常,仍不能排除诊断,建议送检相关抗体并密切观察病情变化。对确诊该疾病的患者,应尽快开始免疫治疗,并及早进行全身尤其是肺部的肿瘤筛查。首次肿瘤筛查阴性的抗 GABA$_B$R 抗体相关脑炎患者后续仍需密切随访,定期筛查肿瘤,尤其是肺癌。一旦确诊肿瘤,尽快开始抗肿瘤治疗。该患者以癫痫起病,及时送检血及脑脊液自身免疫性脑炎相关抗体,诊断为抗 GABA$_B$R 抗体相关脑炎,积极给予免疫治疗,临床症状有所好转,后续明确诊断合并小细胞肺癌,但因患者身体状况不能耐受抗肿瘤治疗,最终预后不佳。

参考文献

[1] SPATOLA M,PETIT-PEDROL M,SIMABUKURO M M,et al. Investigations in GABA$_A$ receptor antibody-associated encephalitis[J]. Neurology,2017,88(11):1012-1020.

[2] LANCASTER E,MARTINEZ-HERNANdEZ E,DALMAU J. Encephalitis and antibodies to synaptic and neuronal cell surface proteins[J]. Neurology,2011,77(2):179-189.

[3] HOFTBERGER R,TITULAER M J,SABATER L,et al. Encephalitis and GABAB receptor antibodies:novel findings in a new case series of 20 patients[J]. Neurology,2013,81(17):1500-1506.

[4] 关鸿志,崔丽英. 自身免疫性脑炎诊疗的规范化与个体化[J]. 中华神经科杂志,2020,53(1):5-7.

[5] DUBEY D,SAMUDRA N,GUPTA P,et al. Retrospective case series of the clinical features,management and outcomes of patients with autoimmune epilepsy[J]. Seizure,2015,4(7):143-147.

案例二十六 抗谷氨酸脱羧酶 65(GAD65)抗体相关脑炎

📝 病历资料

(一)病史

患者女性,45 岁,因"头痛 41 天,间断抽搐 34 天,再发 1 天"为主诉入院。

现病史：患者 41 天前无明显诱因出现间断头痛,伴视物变形、左下肢麻木,伴恶心、呕吐、腹泻及精神症状,无发热、耳鸣、视力下降、肢体抽搐及大小便失禁,至当地医院行头 MRI+MRA 检查未见明显异常,住院治疗症状好转出院。36 天前休息时出现意识不清、肢体抽搐,伴双眼上翻、牙关紧闭、口吐白沫,无尿便失禁及舌咬伤,持续约 1 分钟缓解,至当地医院就诊,后再次发作 6 次,发作形式同前,第 2 次发作后意识未恢复,给予"丙戊酸钠、咪达唑仑、左乙拉西坦"等治疗。3 天后患者意识恢复,未再出现肢体抽搐症状,出院后自觉乏力、睡眠较多,间断出现视物变形,偶有幻视。1 天前无明显诱因再次出现癫痫发作,发作形式同前,持续约 1 分钟症状缓解,为进一步诊治至我院。

既往史：体健,无高血压、心脏疾病、糖尿病、脑血管疾病病史,无肝炎、结核、疟疾病史,预防接种史随社会计划免疫接种,无手术、外伤、输血史,无食物、药物过敏史。

个人史、家族史：无特殊。

(二)体格检查

一般查体:心、肺听诊无异常。神经系统查体:神志清,精神差,高级智能查体未见异常。双眼球位置居中,双侧瞳孔等大等圆,直径约 3 mm,对光反射灵敏,双眼球各方向运动充分,无复视,无眼震。双侧额纹、鼻唇沟对称,余脑神经查体未见异常。四肢肌力 5 级,肌张力正常。四肢腱反射对称引出,双侧病理征阴性。颈软,无抵抗。

(三)辅助检查

1.**实验室检查** 血常规示白细胞计数 $6.07×10^9$/L,红细胞计数 $4.15×10^{12}$/L,血红蛋白 94 g/L,血小板计数 $394×10^9$/L,平均血红蛋白体积 72.2 fL,平均红细胞血红蛋白含量 22.6 pg,平均红细胞血红蛋白浓度 313 g/L。血病毒抗体全套示 EB 病毒抗体 IgG 阳性,余结果阴性。凝血功能、肝肾功能、电解质、血沉、尿常规、肿瘤标志物、血脂、甲状腺功能、结缔组织全套等结果正常。

2.**彩超** 甲状腺彩超:甲状腺轻度弥漫性改变,甲状腺右侧叶实性结节伴钙化(TI-RADS 分级 3 级)。心脏、肝胆胰脾、颈部动脉、盆腔及泌尿系统彩超结果均未见明显异常。

3.**脑电图** 中度弥散异常(各导慢波阵发性发放,前额部著)。

(四)初步诊断

抽搐查因:颅内感染? 自身免疫性脑炎?

>>> 诊疗过程

(一)进一步辅助检查

1.**腰椎穿刺术** 脑脊液压力 70 mmH$_2$O,白细胞计数 $2×10^6$/L,红细胞计数 $4×10^6$/L,淋巴细胞百分比 70%,单核细胞百分比 28%,激活单核细胞百分比 2%,蛋白定性阴性,总蛋白 405.7 mg/L,葡萄糖 4.31 mmol/L,氯化物 126.8 mmol/L。脑脊液电泳示 IgG 指数

1.12,24 h 鞘内合成率 12.60。自身免疫性脑炎相关抗体免疫荧光染色(图 5-25):血清 GAD65 抗体滴度 1∶1000(+++),脑脊液 GAD65 抗体滴度 1∶1000(+++)。

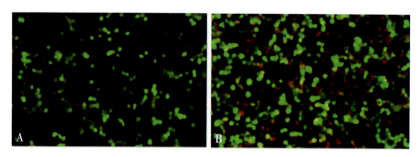

A. 血清;B. 脑脊液。

图 5-25　GAD65 抗体免疫荧光染色结果

2. 影像学检查　头部 MRI 平扫(图 5-26)+增强未见明显异常。

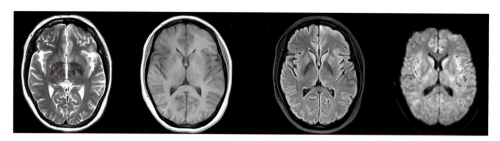

图 5-26　头部 MRI 平扫

(二)治疗

结合患者病史、查体及辅助检查结果,诊断为抗 GAD65 抗体相关脑炎,给予甲强龙(1.0 g/d,共 3 天,以后剂量每 3 天减半)静脉冲击联合丙种免疫球蛋白[0.4 g/(kg·d),共 3 天,后因过敏反应停用]冲击治疗,同时给予左乙拉西坦抗癫痫。患者治疗期间诉有手麻、脚麻,间断有视物变形,完善肌电图检查。神经传导速度示右腓深神经末梢运动潜伏期延迟,周围运动传导速度减慢,波幅降低;左腓神经周围运动传导诱发电位未引出。余四肢被检肌及神经周围运动及末梢感觉传导功能未见异常;双胫神经 H 反射潜伏期未见异常。MEP:四肢锥体束传导未见异常,四肢脊髓刺激周围段传导未见异常。SEP:双上肢深感觉传导路 N20 传导未见异常。VEP-P:双眼 P100 未见异常。

全身 PET-CT(图 5-27):①左侧小脑半球局部代谢增高。②甲状腺右叶代谢活跃灶。③肝囊肿;右肾囊肿;腹腔肠系膜区小淋巴结代谢稍活跃,考虑炎性;腹腔多个高密度小结节影代谢未见异常,考虑良性病变。④子宫腔代谢稍活跃,双侧附件区软组织影代谢活跃,考虑生理性摄取;双侧腹股沟炎性淋巴结;盆腔少量积液。

患者丙种免疫球蛋白应用后 15 天给予血浆置换,血浆置换 3 次后患者出现严重过敏反应遂停用。甲强龙逐渐减至 80 mg/d,应用 5 天后改为泼尼松 60 mg/d 顿服后出院,出

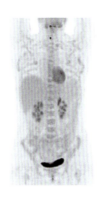

图 5-27 全身 PET-CT

院后泼尼松逐渐减量。出院 1 个月左右患者再次出现癫痫发作,再次就诊于我院。复查腰穿,脑脊液压力 100 mmH$_2$O,白细胞计数 2×10^6/L,红细胞计数 6×10^6/L,淋巴细胞百分比 77% ,单核细胞百分比 23% ,总蛋白 468.2 mg/L,葡萄糖 4.24 mmol/L,氯化物 124.0 mmol/L。脑脊液电泳示 24 h 鞘内合成率 10.08。复查 GAD65 抗体免疫荧光染色 (图 5-28):血清 GAD65 抗体滴度 1:1000(+),脑脊液滴度 1:100(+)。

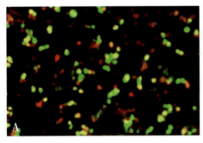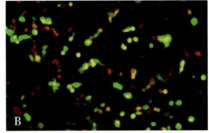

A. 血清;B. 脑脊液。

图 5-28 GAD65 抗体免疫荧光染色

因患者丙种免疫球蛋白停用期间未再有过敏反应,且血浆置换期间出现严重过敏反应,遂再次尝试给予丙种免疫球蛋白 0.4 g/(kg·d)冲击治疗 5 天,同时加用吗替麦考酚酯,逐渐加量,联合小剂量泼尼松片口服治疗。

出院半年后患者至我院复诊,复查腰穿脑脊液结果正常,脑脊液电泳结果正常,血清 GAD65 抗体阳性(1:1000)、脑脊液 GAD65 抗体阳性(1:10)。患者未再有癫痫发作,无神经系统阳性体征。继续口服左乙拉西坦、泼尼松(5 mg/d)、吗替麦考酚酯 (0.75 g,每天 2 次),病情稳定。

(三)修订诊断

①抗 GAD65 抗体相关脑炎;②症状性癫痫;③贫血;④甲状腺结节。

(四)预后随访

目前患者一般状况良好,癫痫未再发作。

病例特点分析

1.**定位诊断** 双侧大脑皮层,以颞枕叶为著。依据:患者有发作性意识丧失、肢体抽搐,神经系统查体未见明显阳性体征,视觉诱发电位未见异常,脑电图示中度弥散异常。

2.**定性诊断** 自身免疫性。依据:患者45岁女性,亚急性起病,主要表现为癫痫,脑电图存在异常。脑脊液检查示白细胞、总蛋白、葡萄糖和氯化物正常,多次检测血清和脑脊液GAD65抗体阳性。

诊疗进展

GAD抗体在1988年首次被报道,是第一个被确认的神经元突触蛋白抗体。GAD是谷氨酸转化为抑制性神经递质GABA的限速酶,包括GAD65和GAD67两种亚型。其中,GAD65主要富集于轴突末端,主要存在于脑内边缘叶、脑干、小脑部位,故抗GAD65抗体相关脑炎可表现为边缘性脑炎、僵人综合征或重叠形式等,以中青年女性最为常见,临床以癫痫发作、认知障碍、肢体僵直、小脑性共济失调等为主要表现。

抗GAD65抗体相关脑炎急性期常导致癫痫发作,慢性期则可转化成具有持久发作倾向的自身免疫性癫痫。既往研究结果表明,抗GAD65抗体相关脑炎以癫痫发作为核心症状,所致癫痫起源于内侧颞叶,也可能起源于其他部位包括未明确的颞叶、颞叶累及Heschl脑回、额叶、颞顶区等,可能是通过细胞毒性T细胞浸润颞叶所致。新发癫痫发作的患者在排除结构性病变和感染的常见病因外,需要考虑与自身免疫性机制有关,提高对自身免疫性脑炎的认识。

目前抗GAD65抗体相关脑炎首选一线免疫疗法(糖皮质激素、丙种免疫球蛋白、血浆置换/免疫吸附),若效果不佳可以考虑二线免疫疗法(如利妥昔单抗、环磷酰胺及其他免疫抑制剂)。虽然目前国内外有抗GAD65抗体相关脑炎二线免疫治疗的个案报道,但缺乏大样本数据。

诊疗总结

对于首发症状为癫痫的患者要考虑抗GAD65抗体相关脑炎的可能,应同时行血清和脑脊液抗GAD抗体的检测及头颅MRI检查,应注意进行其他自身免疫病及肿瘤筛查。抗癫痫药物可联合使用,确诊后立即给予一线免疫治疗,并警惕复发的可能。如出现病情复发可考虑启动二线免疫治疗。

参考文献

[1]STERIADE C,BRITTON J,DALE R C,et al. Acute symptomatic seizures secondary to autoimmune encephalitis and autoimmune-associated epilepsy:conceptual definitions [J]. Epilepsia,2020,61(7):1341-1351.

［2］GIOMETTO B,NICOLAO P,MACUCCI M,et al. Temporal－lobe epilepsy associated with glutamic－acid－decarboxylase autoantibodies［J］. Lancet,1998,352(9126):457.

［3］BUDHRAM A,SECHI E,FLANAGAN E P,et al. Clinical spectrum of high－titre GAD65 antibodies［J］. J Neurol Neurosurg Psychiatry,2021,92(6):645-654.

［4］SMITH K M,ZALEWSKI N L,BUDHRAM A,et al. Musicogenicepilepsy:expanding the spectrum of glutamic acid decarboxylase 65 neurologicalautoimmunity［J］. Epilepsia,2021,62(5):e76-e81.

［5］ABBOUD H,PROBASCO J C,IRANI S,et al. Autoimmune encephalitis:proposed best practice recommendations for diagnosis and acute management［J］. J Neurol Neurosurg Psychiatry,2021,92(7):757-768.

案例二十七　典型视神经脊髓炎谱系疾病

病例一

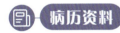 病历资料

（一）病历

患者女性,47岁,以"头晕7天,左侧肢体麻木2天"为主诉入院。

现病史:患者7天前无明显诱因出现头晕,伴恶心、呕吐,无视物旋转、肢体活动障碍等症状,在当地医院查磁共振提示脑梗死,给予输液治疗,症状未见明显变化。2天前出现左侧肢体麻木,伴饮水呛咳、走路歪斜。为进一步诊治遂至我院。自发病以来,患者意识清,进食、睡眠正常,二便如常。

既往史:3年前患"脑梗死",未遗留后遗症。否认糖尿病、心脏病、高血压病史。

（二）体格检查

一般查体:心、肺、腹查体未见明显异常。神经系统查体:意识清,精神一般,声音嘶哑,构音障碍,高级智能活动正常。无上睑下垂,双侧眼球位置居中,各方向运动充分,双侧瞳孔等大等圆,直径约3 mm,对光反射灵敏,角膜反射存在。双侧鼻唇沟对称,示齿口角无偏斜,咽反射减弱,伸舌左偏。四肢肌张力正常,肌力5级,共济无异常,行走左侧偏斜,左侧偏身浅感觉减退,四肢腱反射(++),双侧病理征阴性,颈软无抵抗。

（三）辅助检查

1.**实验室检查**　血常规、凝血功能、肝肾功能、电解质、尿常规、血脂、血同型半胱氨酸、糖化血红蛋白、甲状腺功能均未见异常。

2.**彩超**　甲状腺及甲状旁腺彩超均未见异常;心脏彩超提示心室舒张功能减低;双

侧颈动脉、椎动脉及锁骨下动脉均未见异常。

3.**磁共振检查** 头部 MRI(图 5-29)提示延髓急性或亚急性脑梗死。头部 MRA (图 5-30)示右侧椎动脉先天变异,余未见异常。

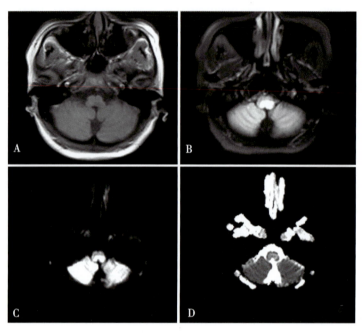

A. T₁WI;B. T₂FLAIR;C. DWI;D. ADC。

图 5-29 头部 MRI

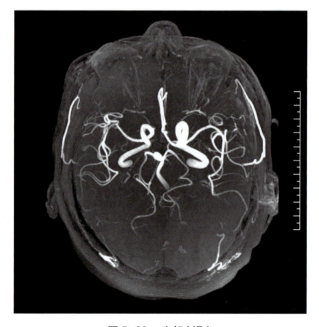

图 5-30 头部 MRA

（四）初步诊断

头晕、肢体麻木查因:脑梗死? 炎性脱髓鞘?

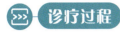 诊疗过程

（一）进一步辅助检查

易栓症筛查结果显示狼疮抗凝物筛选比率 1.43,狼疮抗凝物确证比率 1.32,Ⅷ因子活性 199.20%,VWF 活性 339.20%。免疫相关筛查结果显示抗组蛋白抗体阳性;抗甲状腺过氧化物酶抗体>600.00 IU/mL,抗甲状腺球蛋白抗体>4000.00 IU/mL。

（二）治疗

结合患者症状及头部 MRI 结果,初步考虑脑梗死,给予抗血小板聚集、改善循环等治疗。经治疗,患者头晕未见好转,出现左侧肢体疼痛,查体有水平眼震,遂考虑不除外炎性脱髓鞘可能。完善腰椎穿刺,脑脊液压力 210 mmH$_2$O,脑脊液常规、生化、细胞学未见异常。脑脊液电泳示 IgG 生成指数 13.20,24 h CSF IgG 合成率 11.72,脑脊液及血清寡克隆电泳阴性。脱髓鞘相关抗体:血清 AQP4-IgG 抗体阳性(滴度 1:32),脑脊液 AQP4-IgG 抗体阴性。完善头部及脊髓磁共振增强检查,结果提示延髓异常信号未见明显强化(图 5-31),脊髓内未见异常病灶(图 5-32)。

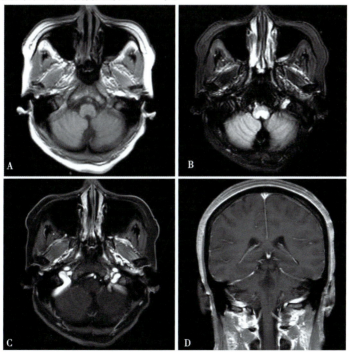

A. T$_1$WI;B. T$_2$FLAIR;C. T$_1$ 增强轴位;D. T$_1$ 增强冠状位。

图 5-31　头部 MRI 增强

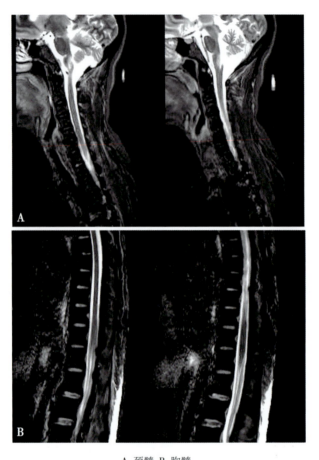

A. 颈髓;B. 胸髓。

图 5-32　颈髓+胸髓 MRI

患者易栓症及结缔组织病全套检查提示异常,请血液科及风湿免疫科会诊后建议动态复查。甲状腺抗体较高,内分泌科会诊考虑桥本甲状腺炎,建议动态复查甲状腺功能。

综上,考虑患者诊断为视神经脊髓炎谱系疾病,给予甲强龙冲击治疗(1.0 g/d,共3 天,以后剂量每 3 天减半)。经治疗,患者头晕症状好转,言语不清、饮水呛咳症状好转,左侧肢体麻木及疼痛症状减轻,激素减至泼尼松 60 mg/d 口服后出院。

(三)修订诊断

①视神经脊髓炎谱系疾病;②桥本甲状腺炎。

(四)预后随访

3 个月后随访,患者头晕明显减轻,左侧肢体疼痛消失,遗留左侧肢体麻木,但症状较轻。复查头部 MRI 平扫+增强(图 5-33):原延髓病灶明显缩小,增强扫描未见明显强化。

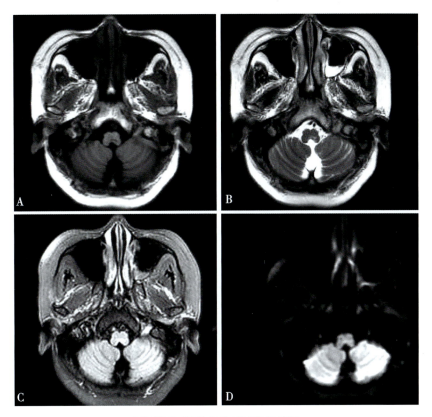

A. T$_1$WI；B. T$_2$WI；C. T$_2$ FLAIR；D. DWI。

图 5-33 头部 MRI 平扫+增强

病例特点分析

（一）病例特点

1. 47 岁女性，急性起病，以头晕、步态不稳、饮水呛咳、左侧肢体麻木为主要症状，后出现左侧肢体疼痛。查体：声音嘶哑，构音障碍，咽反射减弱，有水平眼震，伸舌左偏，行走左侧偏斜，左侧偏身浅感觉减退。

2. 头部 MRI 提示延髓异常信号，查血清 AQP4-IgG 阳性，脑脊液结果正常，寡克隆带阴性。

3. 抗甲状腺过氧化物酶抗体、抗甲状腺球蛋白抗体明显增高，考虑存在桥本甲状腺炎。

4. 激素冲击治疗后症状及影像学表现明显改善。

（二）病例分析

1. **定位诊断** 延髓。依据：患者以头晕、恶心、呕吐为首发症状，逐渐出现饮水呛咳，左侧肢体麻木。查体声音嘶哑，构音障碍，咽反射减弱，有水平眼震，伸舌左偏，行走左侧偏斜,左侧偏身浅感觉减退。头部 MRI 提示延髓异常信号。

2. 定性诊断 炎性脱髓鞘性。依据:患者 47 岁女性,急性起病,进行性加重。影像学检查提示延髓异常信号,病灶位于脑室周围。血清 AQP4-IgG 阳性。

病例二

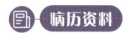 **病历资料**

(一)病史

患者女性,28 岁,以"胸背部疼痛 12 天,双下肢麻木、无力 10 天,加重 3 天"为主诉入院。

现病史:12 天前患者右上肢及背部长疱疹后出现右侧胸部及背部持续性针刺样疼痛,伴右脚趾麻木,无肢体无力、大小便失禁等。10 天前出现右侧脚背及右下肢麻木。8 天前出现右下肢无力、左下肢脚趾麻木,双下肢麻木、无力进行性加重,伴大便干结、小便不畅。3 天前出现不能行走,小便困难,伴双上肢无力,留置导尿管后至我院急诊,急诊以"双下肢麻木无力查因"为初步诊断收入我科。

既往史:体健。

个人史、生育史:现孕 23 周,剖宫产 2 次,余无特殊。

(二)体格检查

一般查体:心、肺查体未见异常,腹部膨隆,肠鸣音 3 次/分。神经系统查体:神志清,精神可,高级智能活动正常。双侧眼球位置居中,各方向运动充分,未见眼震,无复视,双侧瞳孔等大等圆,直径约 3 mm,对光反射灵敏。双侧额纹、鼻唇沟对称,伸舌居中,咽反射存在。右上肢近端肌力 3 级,远端肌力 2 级,左上肢近端肌力 5 级,远端肌力 4 级,双下肢肌力 1 级。四肢肌张力减低,右上肢腱反射(++)、左上肢腱反射(+),双下肢腱反射未引出。右侧 C_4 水平以下痛觉减退、左侧 C_6 水平以下痛觉减退。双侧深感觉减退,双侧 Babinski 征、Chaddock 征阳性,脑膜刺激征阴性,双侧 Lasègue 征阴性。

(三)辅助检查

1. 实验室检查 血常规示白细胞计数 $4.33×10^9$/L,红细胞计数 $3.34×10^{12}$/L,血红蛋白 99.0 g/L,中性粒细胞百分比 87.2%;PCT 0.102 ng/mL;肝肾功能、电解质、凝血功能、甲状腺功能及相关抗体、血同型半胱氨酸未见明显异常。

2. 彩超和心电图检查 心脏彩超、甲状腺彩超、肝胆胰脾及泌尿系彩超未见明显异常。胎儿及其附属物彩超示宫内妊娠,单胎,存活。心电图:窦性心动过速。

3. 磁共振检查 头部+脊髓 MRI 示枕骨大孔至 T_6 椎体水平脊髓内长带状异常信号(图 5-34),头部、腰髓及马尾神经未见明显异常。

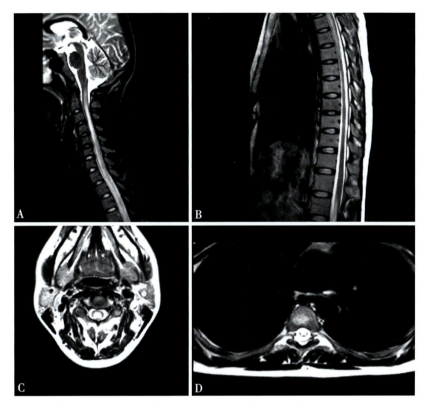

A.颈椎 T_2WI 矢状位;B.胸椎 T_2WI 矢状位;C.颈椎 T_2WI 轴位;D.胸椎 T_2WI 轴位。

图 5-34　颈椎+胸椎 MRI

（四）初步诊断

①双下肢麻木无力查因:脊髓炎? ②孕 23 周。

诊疗过程

（一）进一步辅助检查

1.**腰椎穿刺术**　脑脊液压力 190 mmH_2O,白细胞计数 $16 \times 10^6/L$,淋巴细胞百分比 74%,总蛋白、葡萄糖、氯化物均正常。脑脊液电泳示 IgG 指数 1.25,24 h 鞘内合成率 16.74,余未见异常。

2.**影像学检查**　颈椎+胸椎 MRI 增强示枕骨大孔至 T_6 椎体水平脊髓内异常信号,未见明显强化(图 5-35)。

3.**结缔组织病全套**　抗 Ro52 抗体强阳性(+++),抗 SSA 抗体强阳性(+++),抗 SSA 抗体>400.00 RU/mL,抗 Ro52 抗体>400.00 RU/mL。

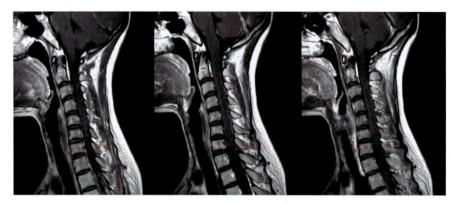

图 5-35　颈椎 MRI 增强

（二）治疗

结合患者病史及影像学表现，考虑急性脊髓炎，视神经脊髓炎谱系疾病待排。患者肢体无力进行性加重，出现咳嗽无力，伴颈部、后背部、双上肢疼痛，给予丙种免疫球蛋白冲击[0.4 g/(kg·d)，共 5 天]，同时加巴喷丁等治疗。患者血清和脑脊液脱髓鞘相关抗体检测结果显示 AQP4-IgG 阳性（滴度 1∶100），视神经脊髓炎谱系疾病诊断明确，征得家属同意后，给予甲强龙静脉冲击（0.5 g/d，共 7 天）。患者查结缔组织病全套示抗 Ro52 及抗 SSA 抗体强阳性，请风湿科会诊考虑干燥综合征，建议继续激素治疗。治疗后患者疼痛症状减轻，右上肢肌力好转，近端肌力 4 级，远端肌力 2 级。考虑 AQP4-IgG 阳性视神经脊髓炎谱系疾病，复发风险较高，建议加用免疫抑制剂，与患者家属沟通并请产科会诊后给予引产手术。加用吗替麦考酚酯（0.5 g，每天 2 次）口服。治疗 1 个月后双下肢肌力无明显改善，颈部、后背部及双上肢仍间断疼痛，复查颈椎+胸椎 MRI（图 5-36）示 C_2 ~ T_5 椎体水平脊髓内异常信号，与之前对比范围缩小。

（三）修订诊断

①视神经脊髓炎谱系疾病；②干燥综合征；③引产术后。

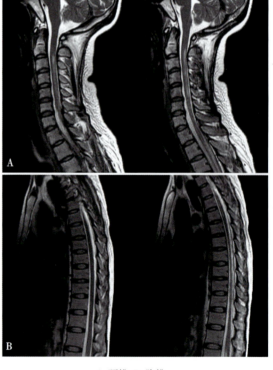

A. 颈椎；B. 胸椎。

图 5-36　颈椎+胸椎 MRI

（四）预后随访

出院 1 年后随访,患者双上肢肌力 5 级,双下肢肌力 4 级,独立行走约 10 米需休息。肢体麻木、疼痛不适仍存在。

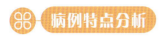 病例特点分析

（一）病例特点

1. 患者 28 岁女性,急性起病,进行性加重,疱疹后出现胸背部麻木、疼痛,双下肢麻木、无力,逐渐进展并出现双上肢无力。查体:四肢肌力下降,有感觉平面异常,双侧病理征阳性。

2. 脊髓 MRI 示枕骨大孔至 T_6 椎体水平脊髓内长带状异常信号,增强扫描未见明显强化。脑脊液常规、生化、细胞学结果均正常,血清及脑脊液 AQP4-IgG 均阳性。

3. 结缔组织病全套示抗 Ro52 及抗 SSA 抗体强阳性,考虑存在干燥综合征。

4. 经丙种免疫球蛋白冲击、激素冲击、免疫抑制剂等治疗后,患者症状逐渐好转,复查脊髓 MRI 提示脊髓病灶缩小。

（二）病例分析

1. **定位诊断**　脊髓 C_1 ~ T_8 节段。依据:患者以双下肢麻木、无力起病,逐渐进展至双上肢麻木、无力,病程中伴小便障碍;查体四肢肌张力、肌力减低,腱反射减低,右侧 C_4 水平以下痛觉减退、左侧 C_6 水平以下痛觉减退,双侧深感觉减退,双侧病理征阳性;脊髓 MRI 示枕骨大孔至 T_6 椎体水平脊髓内长带状异常信号。

2. **定性诊断**　炎性脱髓鞘性。依据:患者 28 岁女性,妊娠期,有前驱疱疹感染史,急性起病,症状进行性加重;脊髓 MRI 提示脊髓长节段异常信号;血清和脑脊液 AQP4-IgG 均阳性。

诊疗进展

视神经脊髓炎谱系疾病(neuromyelitis optica spectrum disorders,NMOSD)是一组自身免疫介导的以视神经和脊髓受累为主的中枢神经系统炎性脱髓鞘疾病。发病机制主要与水通道蛋白4(AQP4)抗体相关,是不同于多发性硬化(multiple sclerosis,MS)的独立疾病实体。NMOSD 好发于青壮年,女性居多,复发率及致残率高,90% 以上为多时相病程,40%~60% 在 1 年内复发,约 90% 在 3 年内复发。NMOSD 中 70%~80% 患者 AQP4-IgG 表达阳性。约 50% AQP4-IgG 阳性 NMOSD 患者合并其他自身免疫抗体阳性,常见有血清抗核抗体(ANAs)、抗 SSA 抗体、抗 SSB 抗体、甲状腺过氧化酶抗体(TPO)阳性等。

NMOSD 有 6 组核心临床症候:视神经脊髓炎、急性脊髓炎、极后区综合征、急性脑干综合征、急性间脑综合征和大脑综合征,其中视神经脊髓炎、急性脊髓炎及极后区综合征

的临床表现及影像特征最典型。每组核心症状与影像学表现同时对应时诊断 NMOSD 的特异性最高。①急性脊髓炎：多急性起病，症状重，多出现明显感觉、运动及尿便障碍，常合并有根性疼痛或 Lhermitte 征。高颈髓受累可出现呼吸肌麻痹。磁共振表现大多为长节段横贯性脊髓炎，病变累及长度≥3 个椎体节段，横断面病变超过 1/2 的横截面。约 15% 可出现短节段病变，后索易受累。急性期脊髓水肿明显，增强后可见斑点状或斑片状强化，有时可呈线样强化。②极后区综合征：位于延髓背侧、第四脑室底部，临床常表现为难以解释的顽固性呃逆和(或)恶心、呕吐。磁共振检查以延髓背侧为主，轴位主要累及最后区域，矢状位呈片状或线状长 T_2 信号，可与延髓病变相连。

NMOSD 的诊断原则：以"病史+核心临床症候+影像特征+生物标记物"为基本依据，以 AQP4-IgG 作为分层，并参考其他亚临床及免疫学证据做出诊断，此外还需排除其他疾病可能。

NMOSD 的治疗分为急性期治疗和序贯治疗(预防复发治疗)。大剂量糖皮质激素和血浆置换或免疫吸附是急性期的主要治疗手段，而利妥昔单抗、硫唑嘌呤、吗替麦考酚酯和其他免疫抑制剂用于维持长期稳定。

诊疗总结

对于青年女性，出现难以解释的顽固性呃逆或恶心、呕吐，需要警惕极后区综合征可能，尽早完善影像检查及脱髓鞘相关抗体检查有助于明确诊断。对于合并有干燥综合征、系统性红斑狼疮、桥本甲状腺炎等自身免疫病的患者，更加倾向于支持 NMOSD 的诊断。大剂量激素静脉冲击治疗是首选治疗。对于 AQP4 阳性和复发型 AQP4 阴性的 NMOSD 患者，应尽早启动预防治疗，选择免疫抑制剂或单克隆抗体类药物，改善患者的转归和总体预后，提高生存质量。

参考文献

[1] HOUZEN H，KONDO K，NIINOM，et al. Prevalence and clinical features of neuromyelitis optica spectrum disorders in northern Japan[J]. Neurology，2017，89(19)：1995-2001.

[2] MORI M，KUWABARA S，PAUL F. Worldwide prevalence of neuromyelitis optica spectrum disorders[J]. J Neurol Neurosurg Psychiatry，2018，89(6)：555-556.

[3] SHAHMOHAMMADI S，DOOSTI R，SHAHMOHAMMADI A，et al. Autoimmune diseases associated with neuromyelitis optica spectrum disorders：a literature review[J]. Mult Scler Relat Disord，2019，27：350-363.

[4] SHABEER A，GOURANGA P M，RAMESH B，et al. Neuromyelitis optica spectrum disorders[J]. Journal of Neurology Science，2021，420：117225.

[5] CARNERO CONTENTTI E，CORREALE J. Neuromyelitis optica spectrum disorders：from pathophysiology to therapeutic strategies[J]. J Neuroinflammation，2021，18(1)：208.

案例二十八 AQP4 抗体阳性的 NMOSD 极后区综合征

病历资料

(一)病史

患者男性,37 岁,以"头晕伴恶心、呕吐 19 天,加重伴言语不利 3 天"为主诉入院。

现病史:患者 19 天前无明显诱因出现头晕,伴恶心、呕吐,呕吐为胃内容物,伴呃逆,无视物成双、视物旋转、言语不利、肢体麻木无力等。就诊于当地医院,行头部 MRI 示右侧延髓可疑异常信号,MRA 未见明显异常。给予对症治疗后患者呃逆及恶心症状改善。3 天前自觉上诉症状较前明显加重,伴言语不利,能理解及表达,吐字不清,伴视物模糊、不敢睁眼,饮水呛咳,呃逆,右侧肢体无力,可持物但持物不稳,可行走。复查头部 MRI 示右侧延髓异常信号,异常信号较前明显。当地医院按"脑梗死"给予相关治疗,症状持续不缓解,为进一步诊治至我院。自发病以来,患者神志清,精神欠佳,进食差,二便如常。

既往史:发现血压增高 4 个月,最高血压 180/100 mmHg,未规律口服降压,血压控制情况不详。痛风病史 1 年,表现为右踇趾红肿、疼痛,间断口服"秋水仙碱片"。

个人史:吸烟 20 年,平均 10 支/d,未戒烟。饮酒 10 年,以饮用白酒为主,平均 50 g/d,未戒酒。

(二)体格检查

一般查体:心、肺、腹查体未见明显异常。神经系统查体:神志清,双侧瞳孔等大等圆,直径约 2.5 mm,对光反射灵敏,双眼眼球位置居中,各方向运动充分,未见眼震,无复视,双侧角膜反射存在,右侧眼裂变小。右侧鼻唇沟变浅,吞咽困难,饮水呛咳,双侧咽反射消失。四肢肌张力正常,左侧肢体肌力 5 级,右上肢近端肌力 4 级、远端 5 级,右下肢肌力 4 级。四肢腱反射(+),双侧病理征阴性。左侧面部痛觉较对侧减退,余面部及肢体感觉对称存在,深感觉检查未见异常,共济查体未见异常,脑膜刺激征阴性。

(三)辅助检查

1.**实验室检查** 血常规示白细胞计数 7.68×10^9/L,红细胞计数 4.35×10^{12},血红蛋白 138 g/L,血小板计数 174×10^9/L。凝血功能示 APTT 57.30 s,D-二聚体 55.99 mg/L,FDP 294.31 mg/L。电解质、肝肾功能、甲状腺功能、血脂、血糖、传染病四项、同型半胱氨酸、糖化血红蛋白均未见异常。

2.**彩超和心电图** 肝胆胰脾及泌尿系统彩超均未见明显异常。心脏彩超示心内结构及功能未见明显异常。颈部动脉彩超示双侧颈动脉、椎动脉及锁骨下动脉未见明显异常。甲状腺彩超示甲状腺右侧叶囊实性结节(TI-RADS 分级 3 级),甲状腺左侧叶囊性结节(TI-RADS 分级 2 级),左侧颈部淋巴结肿大。心电图未见异常。

3. **CT 检查**　头部 CT(图 5-37):延髓右侧份低密度影。肺部 CT(图 5-38):右肺及左肺下叶炎症。

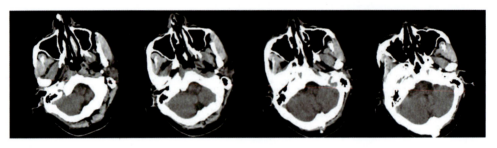

图 5-37　头部 CT

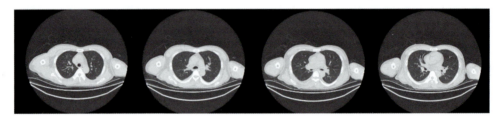

图 5-38　肺部 CT

(四)初步诊断

①延髓病变性质待查:延髓梗死? 炎症? 肿瘤? ②肺部感染。

>>> 诊疗过程

(一)进一步辅助检查

1. **影像学检查**　头部 MRI 平扫+增强(图 5-39):延髓异常信号,急性或亚急性脑梗死? 不典型炎症? 增强扫描延髓病灶未见明显强化。头部磁共振波谱(MRS)(图 5-40):不支持典型肿瘤性病变,炎症或脱髓鞘改变? 颈椎 MRI(图 5-41):颈段脊髓未见明显异常。

2. **腰椎穿刺术**　脑脊液压力 80 mmH$_2$O,白细胞计数 70.00×10^6/L,红细胞计数 2.00×10^{12}/L,葡萄糖 4.02 mmol/L,氯化物 121.9 mmol/L,总蛋白 309.6 mg/L。脑脊液细胞学检查淋巴细胞增高,另可见 1% 浆细胞。脑脊液电泳示寡克隆区带阴性。

3. **结缔组织病全套**　抗核抗体(IgG 型)1:320(+),核颗粒+核仁型,抗 SSB 抗体强阳性(+++),抗 Ro52 抗体强阳性(+++),抗 SSA 抗体阳性(++)。请风湿免疫科会诊后,诊断为结缔组织病,考虑干燥综合征可能。

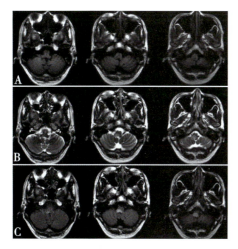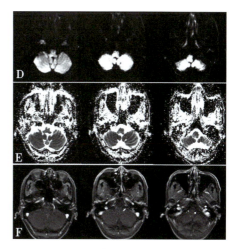

A. T_1WI；B. T_2WI；C. T_2 FLAIR；D. DWI；E. ADC；F. T_1 增强。

图 5-39 头部 MRI 平扫+增强

延髓见斑片状长 T_1 长 T_2 信号，T_2 FLAIR 呈高信号，DWI 高 b 值见高信号，ADC 呈低信号。静脉注入对比剂后增强扫描，延髓病变未见明显异常强化信号影。

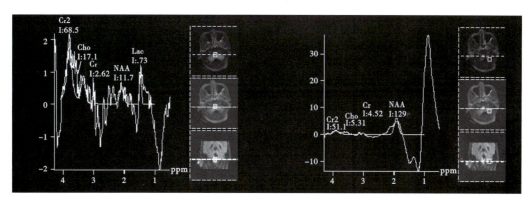

图 5-40 头部 MRS

延髓病变区 NAA/Cr、Cho/Cr、Lac/Cr 比值分别为 4.48、6.53、3.72；正常对照区基线不稳，NAA/Cr、Cho/Cr、Lac/Cr 比值分别为 28.60、1.17、0。延髓病变区 NAA/Cr 比值较对侧降低，Cho/Cr 比值较对侧升高，Lac/Cr 比值较对侧升高。

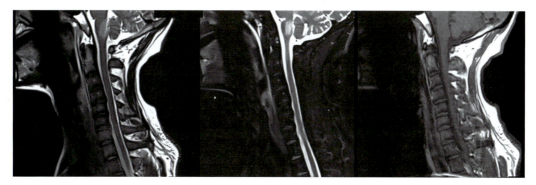

图 5-41 颈椎 MRI

延髓可见斑片状长 T_2 信号。

181

（二）治疗

入院后患者出现Ⅱ型呼吸衰竭，考虑延髓病变累及呼吸中枢，给予经口气管插管并呼吸机辅助通气。患者脑脊液检查提示：AQP4 抗体 1∶100（+）。血液脱髓鞘 4 项：AQP4 抗体 1∶10（+）。结合患者病史、症状、体征及辅助检查结果，患者诊断考虑为视神经脊髓炎谱系疾病，完善四肢肌电图+视觉诱发电位（VEP）+脑干听觉诱发电位（BAEP）检查，结果显示四肢肌电图、神经电图、运动诱发电位（MEP）、脊髓体感诱发电位（SSEP）、双耳 BAEP 未见异常，VEP 左眼 P100 未测出，右眼 P100 未见异常。全脊髓 MRI（图 5-42）示延髓脊髓交界处异常信号，余颈髓、胸髓、腰髓未见异常。完善视神经 MRI 平扫+增强（图 5-43）检查，未见明显异常。

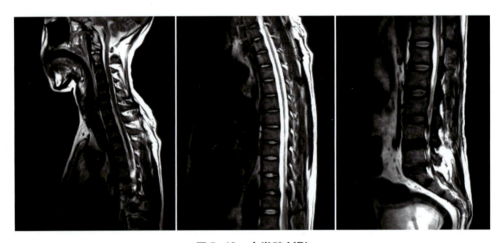

图 5-42　全脊髓 MRI

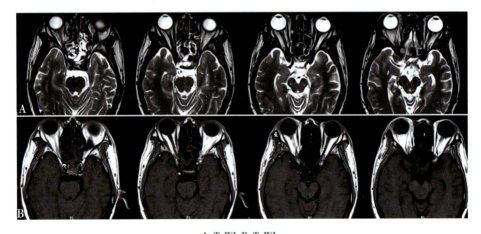

A. T$_2$WI；B. T$_1$WI。

图 5-43　视神经 MRI 平扫+增强

给予丙种免疫球蛋白治疗[0.4 g/(kg·d),共 5 天]及激素冲击治疗(甲强龙 1 g/d,共 3 天,以后剂量每 3 天减半)。其间复查腰穿,脑脊液常规、生化:外观无色、清晰,白细胞计数 32.00×10⁶/L,葡萄糖 2.89 mmol/L,氯化物 130.5 mmol/L,蛋白定性弱阳性,总蛋白 478.00 mg/L。脑脊液电泳示 24 h 鞘内合成率 17.62,寡克隆区带阴性。经治疗,患者自主呼吸恢复,脱机拔管,头晕、右侧肢体无力及感觉障碍症状明显好转。复查头部 MRI 平扫+增强(图 5-44)示延髓片状异常信号,与前片对比延髓背侧病变肿胀较前减轻。患者病情稳定,激素减为口服剂量泼尼松 60 mg/d 后出院。

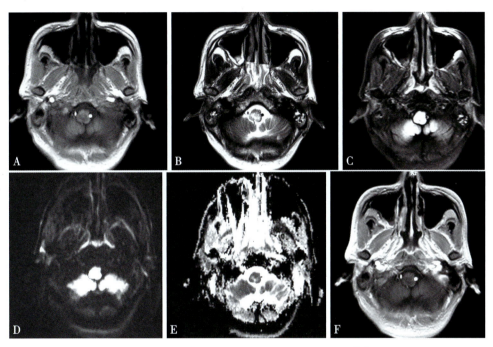

A. T₁WI;B. T₂WI;C. T₂FLAIR;D. DWI;E. ADC;F. T₁增强。

图 5-44 治疗后复查头部 MRI 平扫+增强

延髓可见斑片状长 T₁ 长 T₂ 信号,黑水像呈高信号,DWI 高 b 值弥散受限呈稍高信号,增强扫描未见明显强化。

(三)修订诊断

①视神经脊髓炎谱系疾病;②肺部感染;③干燥综合征可能。

(四)预后随访

患者出院 6 个月后出现头晕、视物不清,再次入院,给予利妥昔单抗 0.5 g 应用,预防复发,同时联合泼尼松应用,好转出院,定期监测淋巴细胞亚群。复查头部 MRI 平扫+增强(图 5-45)提示延髓病灶范围较前缩小,延髓背侧病变肿胀较前减轻。

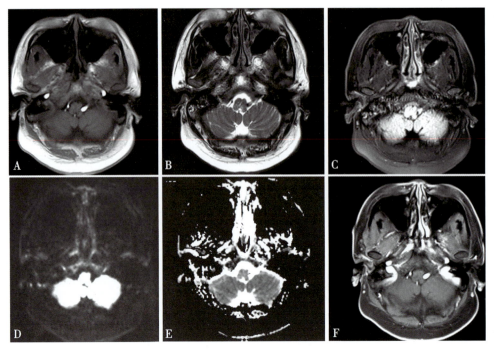

A. T_1WI；B. T_2WI；C. T_2FLAIR；D. DWI；E. ADC；F. T_1 增强。

图5-45　随访复查头部MRI平扫+增强

病例特点分析

（一）病例特点

1. 患者37岁男性，急性起病，本次发病主要以头晕、恶心为首发症状，后出现吞咽困难、饮水呛咳、言语不利，伴视物模糊及右侧肢体无力，逐渐加重，累及呼吸中枢。

2. 患者头部MRI提示延髓背侧病变，脑脊液提示细胞数轻度升高，脑脊液及血AQP4抗体均阳性。

3. 经免疫治疗后病情好转。

（二）病例分析

1. **定位诊断**　①延髓。依据：头晕、恶心、呕吐定位于延髓前庭神经核，左侧面部痛觉减退定位于三叉神经脊束核，构音障碍、吞咽困难、饮水呛咳、双侧咽反射消失定位于疑核、舌咽神经核；头部MRI提示延髓右侧份异常信号。②视神经。依据：患者病程中存在视物模糊，VEP示左眼P100未测出。

2. **定性诊断**　炎性脱髓鞘性。依据：37岁男性患者，急性起病，进行性加重，腰穿检查可见白细胞轻度增高，血及脑脊液AQP4抗体均阳性，经丙种免疫球蛋白及激素治疗后，患者症状好转。

诊疗进展

视神经脊髓炎（neuromyelitis optica，NMO）是一种免疫介导的以视神经和脊髓受累为主的中枢神经系统炎性脱髓鞘疾病。临床上有一组尚不能满足 NMO 诊断标准的局限形式的脱髓鞘疾病，可伴或不伴 AQP4-IgG 阳性，例如，单发或复发性视神经炎（ON）、单发或复发性长节段脊髓炎（LETM）、伴有风湿免疫疾病或风湿免疫相关自身免疫抗体阳性的 ON 或 LETM 等，它们具有与 NMO 相似的发病机制及临床特征，部分病例最终演变为 NMO。2007 年 Wingerchuk 等把上述疾病统一命名为视神经脊髓炎谱系疾病（neuromyelitis optica spectrum disorders，NMOSD）。

NMOSD 有六大临床综合征，包括 ON、急性脊髓炎、极后区综合征、急性脑干综合征、急性间脑综合征、大脑综合征。极后区是位于第四脑室底、延髓背侧面及孤束核上方的一种"V"形结构，呕吐反射中枢正位于此区。极后区综合征患者的首发症状或病理某一阶段中突出表现症状为顽固性呃逆、恶心、呕吐等消化道症状。

近 50% 的 NMOSD 患者合并其他自身免疫抗体阳性，如血清抗核抗体（ANAs）、抗 SSA 抗体、抗 SSB 抗体、抗甲状腺抗体等。干燥综合征由 Sjögren 于 20 世纪首先报道，是以外分泌腺体的慢性炎症为特点的自身免疫病。临床表现可有其他外分泌腺及腺体外器官的多系统损害的症状，如皮肤、肌肉、泌尿、呼吸、神经、血液、消化等系统的受累。已有文献报道干燥综合征与 NMOSD 发病相关。

诊疗总结

NMOSD 作为一种神经系统疾病已被广泛认知，但该疾病中尤其表现为极后区综合征的一大类疾病往往因早期神经系统表现不典型或仅仅表现出消化系统症状，进而可能导致误诊。本病例患者早期影像学表现不典型，被误诊为脑梗死，因此，临床工作中对此类患者需完善检查同时动态复查检查结果进而加以确诊。

参考文献

[1]WINGERCHUK D M, LENNON V A, LUCCHINETTI C F, et al. The spectrum of neuromyelitis optica[J]. Lancet Neurol,2007,6(9):805-815.

[2]BORISON H L, Area postrema: chemoreceptor circumventricular organ of the medulla oblongata[J]. Prog Neurobiol,1989,32(5):351-390.

[3]MISU T, FUJIHARA K, NAKASHIMA I, et al. Intractable hiccup and nausea with periaqueductal lesions in neuromyelitis optica[J]. Neurology,2005,65(9):1479-1482.

[4]PARK J H, HWANG J, MIN J H, et al. Presence of anti-Ro/SSA antibody may be associated with anti-aquaporin-4 antibody positivity in neuromyelitis optica spectrum disorder[J]. J Neurol Sci,2015,348(1/2):132-135.

［5］GWATHMEY K G, SATKOWIAK K. Peripheral nervous system manifestations of rheumatological diseases［J］. J Neurol Sci,2021,424:117421.

［6］NEGRINI S, EMMI G, GRECO M, et al. Sjögren's syndrome:a systemic autoimmune disease［J］. Clin Exp Med,2022,22(1):9-25.

第六章 脊髓血管病

案例二十九 延髓、颈髓出血

病历资料

(一)病史

患者女性,35 岁,以"左侧面部、右侧肢体麻木伴左侧肢体无力 6 天"为主诉入院。

现病史:患者 6 天前进食时突发左侧面部、右侧肢体麻木,伴左侧颞顶部及颈部头痛,后出现左侧肢体无力,可抬起,十几分钟后进展至行走不能,伴恶心、间断呕吐。至当地医院行腰椎穿刺术,脑脊液检查结果显示无色、透明脑脊液,无凝块,蛋白定性弱阳性,无白细胞,葡萄糖 3.5 mol/L,氯化物 123.5 mmol/L,脑脊液总蛋白 447 mg/L。头部 MRI、MRA 及颈椎 MRI 平扫及增强示延髓及 $C_1 \sim C_3$ 椎体水平脊髓内条片状异常信号影,增强提示延髓至 C_3 水平脊髓炎性病变可能。3 天前给予"甲泼尼龙琥珀酸钠针" 1000 mg 冲击治疗,自觉左侧颈部疼痛减轻,恶心、呕吐减轻,左侧肢体无力较前好转,可抬起。现为求进一步诊治,就诊于我院。自发病以来,患者意识清楚,进食不佳,睡眠正常,有尿潴留,留置导尿,未排大便。

既往史:2 周前有头痛、犯困,自觉感冒,对症治疗后症状好转。

(二)体格检查

一般查体:心、肺、腹查体未见明显异常。神经系统查体:意识清楚,语言清晰,高级智能检查正常。额纹对称,闭目有力。双眼眼裂等宽,双眼球各方向运动充分,无眼震。双瞳孔等大等圆,直径 3 mm,对光反射灵敏。双侧鼻唇沟对称,伸舌居中,双侧软腭上抬对称,悬雍垂居中,双侧咽反射存在,左侧面部、右侧偏身痛觉减退(右侧 C_2 水平以下)。左上肢肌力 3-级、下肢肌力 3+级、肌张力低,右侧肢体肌力 5 级、肌张力正常,左侧肢体腱反射(+),右侧肢体腱反射(++),左侧 Babinski 征、Chaddock 征阳性,右侧阴性。左侧深感觉障碍,右侧深感觉存在,颈软,双侧 Kerning 阴性,双侧 Lasègue 阴性。

(三)辅助检查

1.实验室检查 血常规、血凝、肝肾功能、电解质、血脂、甲功三项、血清病毒全套、血清叶酸、维生素 B_{12}、传染病四项、结缔组织全套结果均正常。

2. **心电图和彩超检查**　心电图：正常范围心电图。甲状腺、心脏、腹部、颈部血管、双下肢血管彩超均未见明显异常。

3. **磁共振检查**　发病第 7 天颈椎 MRI 平扫+增强（图 6-1）提示脑桥及延髓、延颈髓交界区至 C_3 椎体水平脊髓内异常信号，炎性或脱髓鞘病变？其中延颈髓交界区病变内伴少量出血可能，增强未见明显强化。

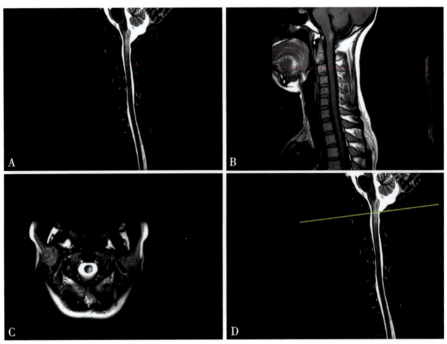

A. 矢状位 T_2WI 显示延颈髓交界区至 C_3 椎体水平脊髓内条片状高信号；B. 矢状位 T_1WI 显示延颈髓交界区可见条状短 T_1 信号；C. 轴位 T_2WI 显示延颈髓交界区背外侧高信号；D. 图 C 轴位像定位显示。

图 6-1　颈椎 MRI

（四）初步诊断

延髓、颈髓病变查因：炎症？ 出血？

诊疗过程

（一）进一步辅助检查

1. **脊髓 DSA 造影**　未见畸形血管显影，脑血管动脉期、毛细血管期、静脉期显影时间正常。

2. **复查脑脊液**　脑脊液结果（发病第 12 天）：脑脊液压力 85 mmH_2O，白细胞计数 $10×10^6/L$，总蛋白 339 mg/L，葡萄糖 4.61 mmol/L，氯化物 121 mmol/L，乳酸 1.81 mmol/L；电泳结果寡克隆区带阴性，IgG 指数 0.73,24 h IgG 合成率 20.85。血和脑脊液脱髓鞘相关抗体均阴性。

3.肌电图　四肢 MEP：左上下肢锥体束传导未引出,右上下肢锥体束传导未见异常,四肢脊髓刺激周围段传导未见异常。SSEP：左上肢深感觉传导路 N20 传导未引出。右上肢深感觉传导路 N20 传导潜伏时正常,波幅降低。双下肢深感觉传导路 P40 传导未引出。VEP-P：双眼 P100 未见异常。BAEP：双耳Ⅰ、Ⅲ、Ⅴ各波潜伏时正常,Ⅰ~Ⅲ、Ⅲ~Ⅴ、Ⅰ~Ⅴ波间值未见异常。

(二)治疗

患者延髓颈髓病变不支持炎症,考虑出血合并灶周水肿,给予甲强龙 80 mg 应用,减轻水肿,后逐渐减量并停用激素。其间复查颈椎 MRI(发病 3 个月,图 6-2)显示出血吸收,C_2 水平脊髓内异常信号,考虑软化灶。患者经积极康复治疗,肢体肌力逐渐恢复。

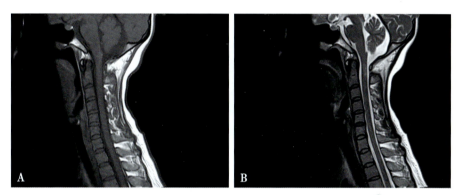

A.矢状位 T_1WI 显示短 T_1 信号消失；B.矢状位 T_2WI 显示延颈髓交界区可见点片状高信号,较前范围明显缩小。

图 6-2　复查颈椎 MRI

(三)修订诊断

延髓、颈髓出血。

(四)预后随访

发病后半年随访,患者左侧肢体肌力 4 级,左侧面部及右侧偏身痛觉减退。mRS 评分 2 分。

病例特点分析

(一)病例特点

1.患者 35 岁女性,急性起病,症状迅速进展,既往无脑血管疾病危险因素。
2.患者以左侧面部、右侧肢体麻木交叉性感觉障碍,以及左侧肢体无力为主要症状。

3.疾病早期查颈椎 MRI 提示延颈髓交界区出血,增强无明显强化,腰穿等辅助检查结果不支持脱髓鞘病变,随着病程延长,颈椎 MRI 提示出血吸收。

(二)病例分析

1.**定位诊断** 延髓左侧份(三叉神经脊束核、脊髓丘脑侧束、内侧丘系、延髓锥体交叉以下锥体束)。依据:左侧面部、右侧偏身痛觉、温度觉减退,左侧肢体深感觉减退,左侧上肢肌力 3-级、下肢肌力 3+级、肌张力低,病理征阳性。

2.**定性诊断** 出血性。依据:患者起病急,进展快,辅助检查结果提示出血性病变。

诊疗进展

原发性延髓出血在临床较为罕见,占全部脑出血的 0.3%～0.4%,占脑干出血的 4%,其发病率明显低于脑桥及中脑出血。其病因多数人认为是血管畸形,包括海绵状血管瘤和动静脉畸形,但也有高血压及抗凝治疗或者凝血功能障碍所致延髓出血的报道,有一部分患者找不到明确的原因。部分病例可通过 DSA 造影发现血管畸形等,但多数病例由于出血破坏了局部解剖结构找不到畸形血管,部分通过尸检证实。延髓出血患者常有典型的神经系统表现,主要是由于延髓中的神经结构受累,包括内侧丘系、脊髓丘脑束、三叉神经脊束、小脑下脚、舌下神经核等,可出现相应部位受累的临床症状,累及延髓呼吸中枢时,可出现呼吸肌麻痹。延髓出血的预后凶险,延髓出血量大,生命中枢极易受累,因而有些患者在确诊前已死亡。延髓出血临床发生率极低,CT 扫描颅后窝伪影较大,极易误诊或漏诊,出血量小时极易被误认为伪影而被忽视。MRI 可更为清晰地显示血肿的部位及大小,以及邻近组织受累情况,所以 MRI 对延髓出血早期诊断价值最大。临床中遇到累及延髓出现神经系统症状的患者时,除了考虑常见的延髓梗死,应怀疑延髓出血可能,首选 MRI 检查。目前延髓出血的治疗以保守治疗为主,若出血量大伴有意识障碍、存在明确的血管畸形或复发的延髓出血可考虑手术治疗,手术治疗的目的在于消除病灶,防止再出血,减轻血肿对脑干的压迫。

诊疗总结

原发性延髓出血临床较罕见,怀疑延髓出血患者需尽快行 MRI 检查,完善 DSA 造影明确出血原因,同时需与缺血、炎症等疾病相鉴别。

▌参考文献

[1]LEE S U,KIM H J,KANG B S,et al. Isolated medullary hemorrhage:clinical features in eleven consecutive patients[J]. J Stroke,2017,19(1):111-114.

[2]KUMRAL E,BAYAN F E,ÖZEROL R,et al. Predictors of outcome in patients with medullary hemorrhage[J]. J Stroke Cerebrovasc Dis,2020,29(12):105337.

案例三十 硬脊膜动静脉瘘

病历资料

(一)病史

患者男性,60岁,以"肢体无力3年,再发加重20天"为主诉入院。

现病史:患者3年前无明显诱因出现右侧肢体麻木无力,按"脑梗死"治疗好转出院,遗留右侧肢体轻微麻木无力,不影响正常生活。8个月前无明显诱因出现颈部疼痛,夜间较重,应用镇痛药症状可减轻,伴右侧肢体无力加重,不影响日常活动,至当地县人民医院行颈椎MRI检查,提示脊髓压迫,症状逐渐加重。7个月前出现左侧肢体无力及右侧肢体无力加重,可扶墙缓慢行走。5个月前出现小便困难,至当地市医院,行颈髓MRI平扫+增强检查,考虑长节段脊髓炎,给予激素冲击治疗,治疗后四肢无力症状明显加重,不能站立行走,尿潴留明显,留置尿管。4个月前于我院住院治疗,行腰椎穿刺、头+颈髓MRI检查,诊断为"脊髓炎",给予激素冲击(甲强龙0.5 g/d,每3天减半)等药物治疗,症状明显减轻,可扶拐行走,出院继续口服激素(泼尼松60 mg/d,每3天减5 mg)治疗。20天前出现肢体无力症状加重,左上肢能抬起过肩,左下肢可抬起和站立,右上肢不能抬起,右手抓握无力,右下肢不能抬起,伴言语不清,为进一步诊治至我院。自发病以来,患者神志清,饮食睡眠可,体重无明显变化。

既往史:梅毒病史20年,未诊治。

(二)体格检查

一般查体:心、肺、腹查体未见异常。神经系统查体:神志清,精神一般,言语不清,高级智能活动正常。双眼位置居中,无上睑下垂,眼球各方向运动充分,双侧瞳孔等大等圆,直径3 mm,对光反射灵敏。双侧角膜反射灵敏,双侧额纹、鼻唇沟对称,示齿口角无偏斜,无声音嘶哑、吞咽困难,悬雍垂居中,双侧软腭上抬有力,咽反射存在,转颈、耸肩有力,伸舌居中。四肢肌张力减低,左侧肢体肌力4-级,右侧肢体肌力2级,四肢腱反射减弱,双侧Babinski征、Chaddock征阳性,C_2水平以下痛觉减退,深感觉查体未见异常,颈项强直,颌下3横指,双侧Kernig征阴性。

(三)辅助检查

1. **实验室检查** 血常规、凝血功能、电解质、肝肾功能、降钙素原、BNP、心肌酶谱、血沉、糖化血红蛋白、同型半胱氨酸均未见明显异常。梅毒螺旋体抗体确证试验阳性,快速血浆反应素试验阴性。

2. **超声检查** 心脏彩超:左室舒张功能下降。下肢静脉彩超:右侧小腿肌间静脉血流瘀滞。

3.磁共振检查 发病4个月时头部+颈椎+胸椎MRI平扫及增强(图6-3、图6-4)提示延髓至C_7椎体水平脊髓异常信号,$C_{3\sim4}$、$C_{4\sim5}$椎间盘突出,$C_{5\sim6}$、$C_{6\sim7}$椎间盘膨出;增强扫描延髓至C_7椎体水平脊髓边缘可见点条状强化信号影,考虑脊髓炎可能。

4.脑脊液检查 发病4个月时脑脊液相关检查(常规、生化、细胞学、脱髓鞘相关抗体、梅毒、病毒全套、结核、电泳等)均未见异常。

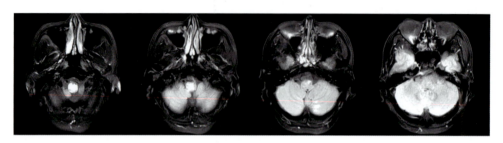

图6-3 头部MRI

T_2 FLAIR序列可见延髓异常信号,考虑炎症可能。

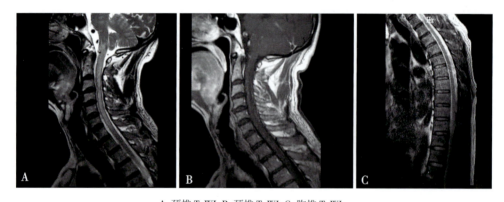

A. 颈椎T_2WI;B. 颈椎T_1WI;C. 胸椎T_2WI。

图6-4 颈椎+胸椎MRI平扫及增强

(四)初步诊断

①脊髓炎;②梅毒。

▷▷▷ 诊疗过程

(一)进一步辅助检查

1.影像学检查 复查头部+颈椎+胸椎MRI平扫+增强明确病灶范围及变化,协助诊断病变性质。头部+颈椎+胸椎MRI平扫+增强(图6-5、图6-6):延髓至T_3水平脊髓内异常信号,脑桥异常信号,较前为新发,$C_{3\sim4}$、$C_{4\sim5}$椎间盘突出,$C_{5\sim6}$、$C_{6\sim7}$椎间盘膨出;增强扫描可见延髓至T_3椎体水平脊髓内点片状轻度强化信号。

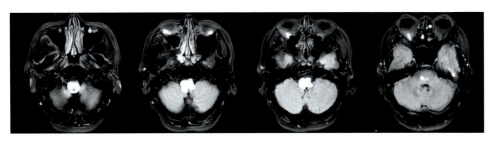

图6-5　复查头部MRI

T_2 FLAIR序列可见延髓、脑桥异常信号。

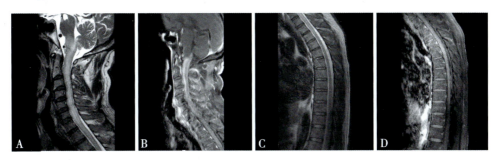

A.颈椎T_2WI;B.颈椎T_1WI;C.胸椎T_2WI;D.胸椎T_1增强。

图6-6　复查颈椎+胸椎MRI平扫+增强

2.脑脊液检查　脑脊液压力175 mmH$_2$O,白细胞计数5×10^6/L,脑脊液总蛋白728.00 mg/L,白蛋白645.00 mg/L,葡萄糖、氯化物正常。脑脊液快速可溶血浆反应素(RPR)阴性。血和脑脊液脱髓鞘相关抗体阴性。脑脊液电泳:脑脊液IgG 75.60 mg/L,脑脊液白蛋白461.00 mg/L,ALB商值11.41,24 h脑脊液IgG合成率10.56,余结果阴性。

(二)治疗

入院后给予激素冲击治疗,加巴喷丁缓解颈部疼痛症状,同时给予补钾、护胃、补钙等措施预防激素并发症。激素冲击第2天,患者出现呼吸困难,咳嗽无力,四肢无力加重,肌力0级,给予气管插管并呼吸机辅助通气,甘露醇应用减轻脊髓水肿。请磁共振室会诊及科室讨论,患者颈髓MRI增强提示脊髓周围多发小血管影,怀疑硬脊膜动静脉瘘可能,行脊髓动脉DSA,结果(图6-7)提示经脊髓前动脉-硬脊膜动静脉瘘。

停用激素,积极术前准备,于全麻下行"脑血管造影术+脊髓动脉造影术+动静脉瘘栓塞术"。术后患者出现左侧周围性面瘫,伴水平眼震,急查头部CT(图6-8)提示左侧小脑、延髓部位梗死。考虑与动静脉瘘栓塞相应供血动脉有关。

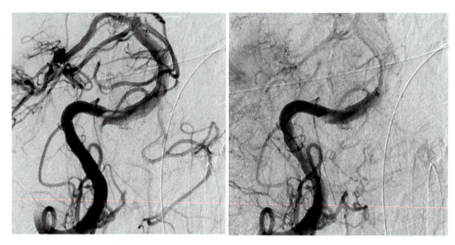

图6-7 脊髓动脉 DSA

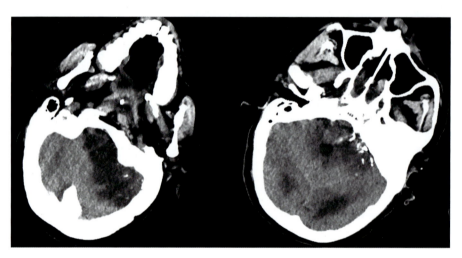

图6-8 头部CT

复查脊髓动脉DSA(图6-9)示右侧椎动脉 V3 段可见细小动脉丛状血管向椎管内异常供血,并可见异常引流静脉。由于血管较细,无法行介入栓塞,拟 2~4 周可再次复查造影。经积极治疗,患者双上肢近端肌力 0 级,左上肢远端肌力 3 级,右上肢肌力 2 级,双下肢肌力 2 级,病情稳定后转至当地医院康复治疗。

(三)修订诊断

①硬脊膜动静脉瘘;②脑梗死;③肺部感染;④梅毒。

(四)预后随访

患者出院 6 个月随访,气管切开自主呼吸,不能行走,卧床,mRS 评分 5 分。

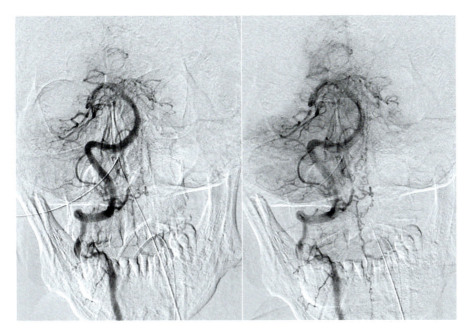

图 6-9　复查脊髓动脉 DSA

病例特点分析

(一)病例特点

1. 患者 60 岁男性,慢性病程,进行性加重。

2. 以四肢麻木无力、尿潴留、颈部疼痛为主要表现,病程中应用激素后症状可有明显缓解,症状再次加重应用激素冲击后四肢无力加重,累及呼吸。

3. 脑脊液检查提示白细胞计数正常,总蛋白轻度升高,脱髓鞘相关抗体阴性。头部+颈椎+胸椎 MRI 显示脊髓长节段异常信号,增强可见点片状强化信号。脊髓动脉 DSA 提示经脊髓前动脉-硬脊膜动静脉瘘。

(二)病例分析

1. **定位诊断**　①脑桥、延髓、脊髓(延髓至 T_3 水平)。依据:查体可见言语不清,四肢肌张力减低,左侧肢体肌力 4-级,右侧肢体肌力 2 级,四肢腱反射减弱,双侧 Babinski 征、Chaddock 征阳性,C_2 水平以下痛觉减退。MRI 提示脑桥、延髓至 T_3 水平脊髓内异常信号。②左侧小脑、延髓、脑桥。依据:患者脊髓动脉瘘栓塞术后出现左侧周围性瘫痪,伴水平眼震,头部 CT 提示后循环脑梗死。

2. **定性诊断**　①血管性。依据:患者 60 岁男性,慢性病程,症状逐渐进展,MRI 提示延髓至 T_3 水平脊髓内异常信号,增强扫描可见点片状强化,脑脊液结果提示蛋白轻度升高,脊髓动脉 DSA 提示经脊髓前动脉-硬脊膜动静脉瘘。②缺血性(左侧小脑上动脉)。

依据:患者脊髓动静脉瘘栓塞术后出现神经系统缺损症状,头部 CT 示脑梗死。

诊疗进展

硬脊膜动静脉瘘(spinal dural arteriovenous fistula,SDAVF)是一种罕见的发生在椎间孔处硬脊膜表面根硬膜动脉与髓周静脉间获得性、低流量动静脉短路性疾病,是最常见的脊髓血管畸形类型,占脊髓血管病变的 60%~80%。常见于 50~60 岁中老年人,男女比 5∶1。由于其临床表现隐匿,时常导致漏诊。

SDAVF 可发生于任何脊髓水平,好发于中下胸段,其次是腰段和上胸段。SDAVF 的病因尚未明确,最重要的病理特征为硬脊膜上形成病理性慢速、低容量、高压力性动静脉分流瘘口,并由此产生静脉高压和脊髓充血,脊髓组织灌注减少、水肿、缺氧和血脊髓屏障破坏。

SDAVF 临床表现主要为慢性进展性脊髓病继发的神经功能缺陷,包括步态障碍、下肢无力、感觉障碍、括约肌功能障碍等,以下肢无力和感觉障碍为首发症状者多见,其次为括约肌障碍,上肢不常受累,当上肢受累时提示病变可能在颈部。也可见神经根痛和腰痛。颅颈交界区 SDAVF 患者蛛网膜下腔出血发生率较高,也可表现为脑干功能障碍。性功能障碍,直肠、膀胱功能障碍通常是 SDAVF 疾病进展先兆,伴发症状和症状恶化是疾病进展特征。部分患者在给予激素治疗后原有症状会加重,可能是因为激素应用引起脊髓血流灌注发生改变,使得脊髓静脉压升高,导致脊髓进一步损伤。部分患者在脊髓血管造影术后会出现症状加重。发病至确诊时间较长,病程进展通常呈渐进性。

MRI 检查能清楚显示脊髓及其周围软组织,可用作 SDAVF 初步筛查。脊髓水肿在 T_2 加权成像上呈高信号,对 SDAVF 诊断非常敏感,但不具有特异性。髓周静脉在病情发展过程中逐渐迂曲、扩张,在 T_2 加权成像上表现为血管流空影,这对 SDAVF 诊断有特异性。髓内 T_2 高信号和髓周静脉迂曲、扩张是 SDAVF 常见影像学改变。高分辨率和对比增强 MRA 在显示 SDAVF 迂曲、扩张的引流静脉方面具有很高准确性,对瘘口识别有一定帮助。CTA 不仅能检出迂曲、扩张髓周静脉,且对瘘口识别有较高准确率。脊髓血管造影是确诊 SDAVF 金标准,既能准确定位瘘口位置,又能评估 SDAVF 引流静脉和供血动脉血流动力学。

SDAVF 治疗方式有血管内栓塞和外科手术。外科手术主要是切断硬膜内引流静脉近端,血管内栓塞主要应用液体栓塞剂,在超选至供血硬脊膜支后进行栓塞,栓塞剂必须经瘘口闭塞引流静脉近端。动脉阻塞会导致症状短暂改善,但因硬膜良好的吻合网,瘘口易在术后几个月内复发。与单纯血管内栓塞相比,外科手术阻断 SDAVF 具有明显优越性。单纯血管内栓塞与外科手术相比初始失败发生率、晚期复发率显著增高。随着复合手术发展,对于复杂 SDAVF,可重复造影确定瘘口位置,调整夹闭硬膜内引流静脉近端,确保安全、准确阻断瘘口。

SDAVF 成功治疗后,约 90% 患者症状稳定或改善,影响患者预后的因素主要有术前症状严重程度、发病至确诊时间、脊髓水肿程度、髓周静脉迂曲长度等。

📝 **诊疗总结**

　　该患者危重疑难点:①脊髓病变影像学表现不具有特异性。②病程中症状反复,尤其存在激素冲击治疗后症状好转的假象,对疾病的定性诊断有一定的干扰。③起病急,前期症状加重缓慢,后期症状急骤恶化,出现呼吸衰竭,影响预后。④发病位于延髓颈髓的硬脊膜动静脉瘘较为罕见,外科治疗手术风险大。⑤存在多个瘘口,栓塞治疗难度大,容易复发。

　　对于中老年男性,慢性或急性发病,胸腰段脊髓或颈髓、延髓异常水肿信号,应用激素后症状加重,要高度警惕硬脊膜动静脉瘘可能。MRI 检查有一定局限性,条件允许下,可考虑积极行脊髓造影。

参考文献

[1]HIRAMATSU M,SUGIU K,YASUHARA T,et al. Detection of the common origin of the radiculomedullary artery with the feeder of spinal dural arteriovenous fistula using slab maximum intensity projection image[J]. Neuroradiology,2020,62(10):1285-1292.

[2]NGUYEN A, MAYNARD K, COGGINS W, et al. Successful embolization of an upper cervical spinal dural fistula despite anterior spinal artery anastomosis[J]. Br J Neurosurg,2023,37(4):624-626.

[3]MURPHY O C HEDJOUDJE A,SALAZAR-CAMELO A,et al. Clinical characteristics, misdiagnosis and outcomes of patients with low-flow spinal arteriovenous fistulas[J]. J Neurol Sci,2020,413:116863.

[4]MA Y, HONG T, CHEN S, et al. Steroid-associated acute clinical worsening and poor outcome in patients with spinal dural arteriovenous fistulas:a prospective cohort study[J]. Spine,2020,45(11):E656-E662.

[5]BAKKER N A,UYTTENBOOGAART M,LUIJCKX G J,et al. Recurrence rates after surgical or endovascular treatment of spinal dural arteriovenous fistulas:a meta-analysis[J]. Neurosurgery,2015,77(1):137-144.

[6]MA Y J,CHEN S C,PENG C,et al. Clinical outcomes and prognostic factors in patients with spinal dural arteriovenous fistulas:a prospective cohort study in two Chinese centres[J]. BMJ Open,2018,8(1):e019800.

第七章　周围神经疾病

案例三十一　乙型肝炎相关急性复发型吉兰-巴雷综合征

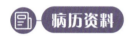

（一）病史

患者男性，27 岁，以"四肢麻木无力 5 月余，再发 2 天"为主诉入院。

现病史：患者 5 个多月前无诱因出现右侧手掌麻木，1 周后进展至双侧手掌及双足麻木无力，于当地医院行肌电图检查（距离发病 20 天），提示多发性周围神经损害，运动神经重度脱髓鞘损害，上肢感觉神经和双足底内侧神经受累较重。入住神经内科，完善腰椎穿刺检查（发病 26 天），脑脊液化验示总蛋白 366 mg/L，白细胞计数 $2×10^6$/L，血和脑脊液神经节苷脂抗体阴性。给予丙种免疫球蛋白 0.4 g/（kg·d），共 5 天，治疗过程中患者肢体无力逐渐加重，因出现胸闷、呼吸困难（距发病 35 天），转入我科治疗，给予气管插管并呼吸机辅助呼吸。复查腰穿（发病 36 天），白细胞计数 $2×10^6$/L，总蛋白 779 mg/L，给予床旁血浆置换治疗、营养神经治疗等，患者四肢肌力及呼吸肌力量较前好转，拔除经口气管插管。复查肌电图（发病 60 天）提示四肢周围神经损伤（脱髓鞘性），双下肢较重，治疗后复查腰穿，脑脊液蛋白正常。患者病情好转出院。患者出院后继续康复治疗，肢体力量逐渐恢复，可开车及行走 10 米左右。

3 个多月前患者出现流涕、咳痰，再次出现双下肢麻木入院治疗。查传染病：乙肝病毒表面抗原、乙肝病毒核心抗体阳性，乙肝病毒 DNA 定量为 $2.27×10^2$ IU/mL。复查腰穿示脑脊液总蛋白 983 mg/L，白细胞计数 $1×10^6$/L。无力症状逐渐加重并累及呼吸肌，出现胸闷、呼吸困难（6 天达峰），给予气管插管呼吸机辅助呼吸并再次给予血浆置换治疗，患者肢体力量逐渐好转。神经电生理检查：四肢肌电图示周围神经病变（髓鞘损害为主、轴索损害较轻）。为进一步明确诊断行神经活检检查（距首次症状出现 4 个月），结果回示（图 7-1）：脱髓鞘为主的周围神经病理改变（未见有髓神经纤维髓鞘增生形成的洋葱球结构），伴散在炎症细胞浸润。治疗后患者肢体肌力恢复至双上肢肌力 4 级、双下肢肌力 3 级，并脱机、拔除气管套管出院。经康复患者上肢可持物、做饭，双下肢可行走 50 米左右，麻木及疼痛感消失。

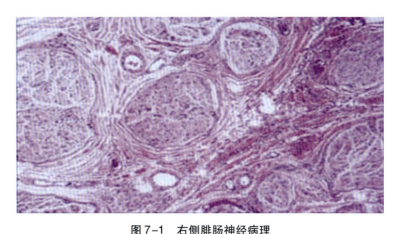

图 7-1 右侧腓肠神经病理

脱髓鞘为主的周围神经病理改变(未见有髓神经纤维髓鞘增生形成的洋葱球结构),伴有散在炎细胞浸润。

2 天前患者因胸闷入我院呼吸 ICU 治疗,考虑大气道狭窄,给予气管切开,术后出现肢体麻木无力,逐渐加重,伴咳嗽力量差,再次转入我科。

既往史:患者 5 个月前入院时查传染病示乙肝病毒表面抗原、乙肝病毒 e 抗原、乙肝病毒 e 抗体、乙肝病毒核心抗体均阳性;乙肝病毒 DNA 定量为 5.91×10^6 IU/mL(参考范围<2×10^1 IU/mL),给予替诺福韦抗病毒治疗后乙肝病毒定量下降至正常范围。无高血压、糖尿病病史。吸烟 15 年,平均 3 支/d,偶饮酒,均未戒。

(二)体格检查

一般查体:心、肺、腹查体未见异常。神经系统查体:神志清,高级智能功能正常。双侧眼球位置居中,各方向运动充分,双侧瞳孔等大等圆,直径约 3 mm,双眼闭目无力,左侧明显,左侧鼻唇沟浅,示齿口角右偏。四肢肌张力低,双上肢肌力 3 级,双下肢肌力 2 级,四肢腱反射消失,双下肢腹股沟以下、双上肢上臂中部以下针刺觉减退,双侧 Lasègue 征阳性。双侧 Babinski 征、Choddock 征阴性。颈软,双侧 Kernig 征阴性。

(三)辅助检查

1.**实验室检查** 肝功能示谷丙转氨酶 85 U/L,谷草转氨酶 74 U/L。传染病示乙肝病毒表面抗原、乙肝病毒 e 抗体、乙肝病毒核心抗体均阳性;乙肝病毒 DNA 定量为小于参考范围。

2.**影像学检查** 头部 MRI、头部 MRA 及颈椎 MRI 均未见明显异常。

3.**3 次住院期间的腰椎穿刺术** 见表 7-1。

表 7-1　患者 3 次住院期间脑脊液动态变化

入院次数	腰穿时间	压力/ mmH₂O	白细胞计数/ (×10^6/L)	总蛋白/ (mg/L)	葡萄糖/ (mmol/L)	氯化物/ (mmol/L)
第 1 次入院	2019 年 12 月 16 日	200	2	366	3.75	119.5
	2019 年 12 月 26 日	260	2	779	5.21	126.0
	2020 年 1 月 15 日	210	0	338	6.42	121.0
第 2 次入院	2020 年 2 月 12 日	260	1	983	3.93	130.0
	2020 年 2 月 25 日	250	1	2495	3.87	126.0
	2020 年 3 月 19 日	175	4	893	5.08	129.0
第 3 次入院	2020 年 5 月 18 日	250	2	2176	3.87	126.0

(四)初步诊断

①吉兰-巴雷综合征(Guillain-Barré syndrome,GBS);②乙型肝炎。

诊疗过程

(一)治疗

入院完善患者脑脊液乙肝抗体化验,结果回示乙肝病毒表面抗原、乙肝病毒核心抗体均阳性,但未做脑脊液乙肝病毒 DNA 定量。给予丙种免疫球蛋白冲击治疗后症状明显好转。后患者间断门诊复诊,至今未再发作。

(二)修订诊断

①急性复发型吉兰-巴雷综合征;②大气道狭窄;③乙型肝炎。

(三)预后随访

出院后 1 年半随访,患者四肢肌力正常,无肢体麻木,生活同常人。

病例特点分析

(一)病例特点

1. 该患者每次发病均为急性起病,诱因明显,起病距达峰时间基本在 1 个月以内(第 1 次 35 天,第 2 次 5 天,第 3 次 10 天)。

2. 每次均有呼吸肌受累,腰穿提示蛋白细胞分离,症状好转后蛋白正常(第 1 次出院时),脑脊液动态变化见表 7-1。第 2 次发病病理提示周围神经急性脱髓鞘改变,丙种免疫球蛋白或血浆置换效果好。

3.GBS 多为单向病程,该患者症状反复出现 3 次,考虑复发型吉兰-巴雷综合征(R-GBS)。

(二)病例分析

1.**定位诊断**　周围神经及脊神经根。依据:四肢对称性无力,腱反射未引出,病理征阴性,长手套、袜套样针刺觉减退,双侧神经根刺激征阳性。肌电图和病理检查支持。

2.**定性诊断**　炎性脱髓鞘性。依据:27 岁男性,急性起病,发病前有明确感染史。脑脊液示蛋白细胞分离。

诊疗进展

R-GBS 是 GBS 的变异型,参考诊断标准如下:①每次发作均符合 GBS 诊断,并除外慢性吉兰-巴雷综合征(CIDP);②每次发作经治疗后症状有明显恢复;③前后两次发作至少间隔 2 个月(症状完全好转)或 4 个月(症状部分好转)。

R-GBS 发生率为 2%~7%,复发次数多为 1 次,少数 4~5 次,最多有 7 次,复发间隔为 2 个月~37 年不等,平均 7 年左右。复发型 GBS 偏年轻,小于 30 岁患者年龄所占比例明显高于典型 GBS。R-GBS 需要与治疗相关波动性 GBS(GBS-TRF)和慢性吉兰-巴雷综合征急性发病(A-CIDP)鉴别,具体见表 7-2。R-GBS 诱发因素可不相同,但每次症状类似,以纯运动障碍或运动-感觉障碍型为主,易累及脑神经及呼吸肌。随着复发次数增加,潜伏期及达峰时间越来越短。这点与该患者表现一致。关于 GBS 复发的危险因素,R-GBS 好发于年轻人,神经节苷脂抗体检出率高,均提示 R-GBS 可能和患者自身免疫状态及遗传易感性有关,但该患者神经节苷脂抗体送检 2 次均为阴性。部分研究者认为和治疗有关,使用丙种免疫球蛋白治疗(IVIg)复发率高于血浆置换组,但仍缺乏大规模前瞻性研究。

表 7-2　GBS 鉴别诊断

特征	GBS	GBS-TRF	R-GBS	A-CIDP
达到峰值时间	<2 周（最大 4 周）	<2 周（最大 4 周）	<2周（最大 4 周）	4~8 周,随后进行性恶化
病程	单相型	8 周内 1~2 次恶化	复发型（间隔至少 2 个月）	>2 次恶化或 8 周后恶化
严重程度	患者之间高度异性,从轻度症状至瘫痪	患者之间高度异性,从轻度症状至瘫痪	患者之间高度异性,从轻度症状至瘫痪	多数为中度
依赖通气	20%~30%	20%~30%	20%~30%	几乎不需要
脑神经缺损	常见	常见	常见	偶见
对丙种免疫球蛋白反应	好	好,有波动	好	不同

续表 7-2

特征	GBS	GBS-TRF	R-GBS	A-CIDP
肌电图/神经传导检测（EMG/NCS）	有时第一次EMG/NCS检查无法分类	有时第一次EMG/NCS检查无法分类	有时第一次EMG/NCS检查无法分类，发作间期正常	第一次EMG/NCS常为脱髓鞘性多发性神经病
治疗	IVIg或血浆置换	重复IVIg或血浆置换	重复IVIg或血浆置换	IVIg或血浆置换，确诊为CIDP则需泼尼松维持治疗

和 GBS 类似，R-GBS 发病前多有非特异性感染或疫苗接种史，空肠弯曲菌感染最为常见，乙型肝炎病毒（HBV）感染也可诱导 GBS 发病，其被称为 HBV 相关性 GBS，比较少见，而出现复发的病例则更加少见。该患者发病无其他明显诱因，第一次发病时发现患有"乙型肝炎"，乙肝病毒 DNA 定量明显增高、肝功能明显异常，考虑为乙型肝炎诱发 GBS，之后每次住院均检测乙肝抗体和乙肝病毒 DNA 定量。HBV 感染影响 GBS 可能机制是肝受损后，有毒代谢产物进入血液循环侵犯神经系统。但越来越多的证据显示与自身免疫相关，文献报道 HBV 多聚酶与髓鞘碱性蛋白具有一定的同源性，可通过"分子模拟"机制而启动对髓鞘的免疫攻击，引起脱髓鞘和轴突变性。也有人认为是通过含 HBV 的免疫复合物、HBsAg 及其免疫复合物以及被激活的补体 C3 和免疫球蛋白沉积于周围神经血管壁和神经内膜致病。为此在第三次发病时完善患者脑脊液乙肝抗体化验，结果回示乙肝病毒表面抗原、乙肝病毒核心抗体均阳性，但未做脑脊液乙肝病毒 DNA 定量。外周血乙肝病毒 DNA 定量小于 $5×10^2$ IU/mL（因已经积极抗病毒治疗近 6 个月），之后患者规律口服抗病毒药物，定期检测血乙肝病毒 DNA 定量均在正常范围，亦未再出现四肢无力麻木症状。

HBV 感染影响 GBS 患者预后的具体机制尚未完全明确，国内外已有多篇乙型肝炎合并 GBS 的报道，但合并急性复发型 GBS 的病例极少，因此在临床工作中对于年轻且合并自身免疫性或炎性疾病患者的 GBS，需要警惕复发。重视乙型肝炎病毒感染与 GBS 和 R-GBS 的相关性并进一步研究其发病机制。

诊疗总结

吉兰-巴雷综合征是一种以急性对称性弛缓性肢体瘫痪为主要临床表现，以脑脊液中蛋白细胞分离为主要特点的获得性自身免疫介导的周围神经病，常累及脑神经。急性吉兰-巴雷综合征多为单向病程，极少复发，我们收治的这例急性复发型 GBS 患者，不排除和慢性乙型肝炎相关。结合文献总结其临床表现、相关辅助检查、治疗及预后，旨在提高临床医生对复发型吉兰-巴雷综合征的认识。

参考文献

[1] MOSSBERG N, NORDIN M, MOVITZ C, et al. The recurrent Guillain-Barré syndrome: a long-term population-based study[J]. Acta Neurol Scand, 2012, 126(3): 154-161.

[2] DAS A, KALITA J, MISRA U K. Recurrent Guillain-Barré syndrome[J]. Electromyogr Clin Neurophysiol, 2004, 44(2): 95-102.

[3] RUTS L, DRENTHEN J, JACOBS B C, et al. Distinguishing acute-onset CIDP from fluctuating Guillain-Barré syndrome: a prospective study[J]. Neurology, 2010, 74(21): 1680-1686.

[4] 王勤周, 李伟, 张冬, 等. 治疗相关波动性吉兰-巴雷综合征的临床和病理特点[J]. 中华神经科杂志, 2017, 50(3): 283-297.

[5] MIN Y G, HONG Y H. Treatment-related fluctuations in subacute inflammatory demyelinating polyneuropathy[J]. eNeurological Sci, 2020, 18: 100224.

[6] PYUN S Y, JEONG J H, BAE J S. Recurrent Guillain-Barré syndrome presenting stereotypic manifestations, positive antiganglioside antibodies, and rapid recovery[J]. Clin Neurol Neurosurg, 2015, 139: 230-233.

[7] BERGER J R, AYYAR R, SHEREMATA W A. Guillain-Barré syndrome complicating acute hepatitis B. A case with detailed electrophysiological and immunological studies[J]. Arch Neurol, 1981, 38(6): 366-368.

[8] SONAVANE A D, SAIGAL S, KATHURIA A, et al. Guillain-Barré syndrome: rare extra-intestinal manifestation of hepatitis B[J]. Clin J Gastroenterol, 2018, 11(4): 312-314.

案例三十二　重症监护室获得性肌无力

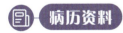 病历资料

（一）病史

患者男性，80 岁，以"右侧肢体无力、意识障碍 5 天"为代主诉入院。

现病史：患者 5 天前无明显诱因出现右侧肢体无力，可持物行走，伴嗜睡，可唤醒，无头痛、头晕、呕吐等。3 天前右侧肢体无力加重，上肢不能抬起，不能站立行走，睡眠较前增多，偶伴饮水呛咳，于当地医院行头部 CT 检查，提示左侧额颞枕顶部及右侧枕顶部硬膜下积液。2 天前行"左侧硬脑膜下钻孔引流术"，术后出现言语不清，右侧肢体无力较前无变化。1 天前出现意识丧失，双眼向左侧凝视，双上肢屈曲抖动，持续约 3 分钟，伴有呕吐，意识持续未恢复，转入当地医院重症监护室（ICU），间隔 8 h 后再次出现双上肢屈

曲抖动,应用"咪达唑仑"(具体用量不详)。复查头部 CT 示左侧额颞枕顶部及右侧枕顶部硬膜下积液,右侧侧裂池邻近脑沟内斑片样高密度积血影,第四脑室及两侧脑室内积血,左侧顶骨留置管影。为进一步诊治,遂至我院。自发病以来,患者意识变化如上述,进食差,留置尿管,体重变化不详。

既往史:"高血压"病史 20 年,最高血压不详,平素规律服用"替米沙坦",血压控制在 120/85 mmHg 左右。"心房颤动"病史 6 年,规律口服"阿司匹林"。6 年前因"前列腺增生"行前列腺手术。

(二)体格检查

一般查体:肺部听诊双肺呼吸音粗,可闻及湿啰音。心脏听诊心律绝对不齐,各瓣膜区未闻及病理性杂音。神经系统查体:意识浅昏迷,经口气管插管,有自主呼吸,GSC 评分 2T(E1VTM1)。双眼球位置居中,双侧瞳孔等大等圆,直径 3 mm,对光反射灵敏,角膜反射存在,头眼反射存在,双侧额纹、鼻唇沟对称,余脑神经查体不能配合。四肢肌张力减低,腱反射未引出,疼痛刺激四肢无反应,双侧病理征阳性。感觉及共济查体不能配合。颈项强直,颏下 3 横指,双侧 Kernig 征阳性。

(三)辅助检查

1. **实验室检查** 血常规示白细胞计数 $9.08×10^9$/L,红细胞计数 $3.96×10^{12}$/L,血红蛋白 120.0 g/L,血小板计数 $97×10^9$/L,中性粒细胞百分比 92.4%;凝血功能示纤维蛋白原测定 4.02 g/L,D-二聚体 0.74 mg/L,纤维蛋白(原)降解产物 5.33 mg/L;NT-proBNP(氨基末端脑利尿钠肽前体)9 580.00 pg/mL;肌钙蛋白 I(TnI)0.028 μg/L;PCT 0.22 ng/mL;肝功能示白蛋白32.0 g/L;C 反应蛋白 17.76 mg/L。心肌酶、肾功能、电解质、甲状腺功能、传染病四项、肿瘤标志物均正常。

2. **彩超和心电图** 心脏彩超示左房增大,室间隔心肌增厚,二尖瓣轻度关闭不全,主动脉瓣退行性变并轻度关闭不全,三尖瓣轻度关闭不全,左室舒张功能下降。肝胆胰脾彩超示胆囊壁毛糙,胆囊结石,胆囊胆汁瘀滞。肾彩超示双肾弥漫性回声改变,右肾囊肿。下肢静脉彩超示左侧小腿肌间静脉血栓形成。颈动脉彩超示右侧锁骨下动脉斑块形成。心电图结果显示心房颤动。

3. **CT 检查** 头部 CT(图 7-2):蛛网膜下腔出血,右侧侧脑室扩张,双侧硬膜下积液?右侧伴少量积血?左侧顶叶脑梗死,脑萎缩。肺部 CT(图 7-3):双肺炎症。

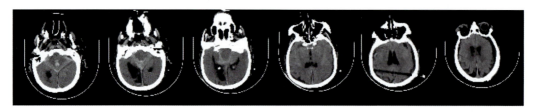

图 7-2 头部 CT

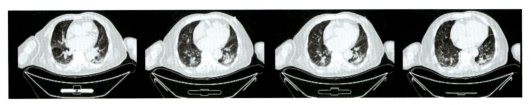

图 7-3　肺部 CT

（四）初步诊断

①硬膜下积液 硬膜下钻孔引流术后；②蛛网膜下腔出血；③继发性癫痫；④肺部感染；⑤高血压 2 级（很高危）；⑥心房颤动。

诊疗过程

（一）进一步辅助检查

1.**影像学检查**　头颈联合 CTA（图 7-4）：主动脉弓、右侧头臂干、双侧锁骨下动脉起始段钙斑及少许软斑，双侧颈总动脉分叉处混合斑块，管腔轻微狭窄，双侧颈内动脉虹吸部钙斑，管腔轻度狭窄，双侧椎动脉 V4 段钙斑，管腔轻度狭窄，基底动脉近段开窗畸形，右侧胚胎型大脑前动脉，左侧大脑后动脉 P2 段管腔局限性重度狭窄。

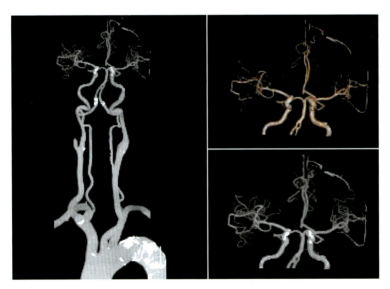

图 7-4　头颈联合 CTA

2.**腰椎穿刺术**　脑脊液压力 200 mmH$_2$O，外观血性、混浊，无凝块。脑脊液常规示白细胞计数 343.00×10^6/L，红细胞计数 0.066×10^{12}/L，单核细胞百分比 26.30%，嗜中性粒细胞百分比 73.70%。脑脊液生化示葡萄糖 2.38 mmol/L,氯化物 126.0 mmol/L,谷草转氨酶 18 U/L,乳酸脱氢酶 120 U/L,乳酸 3.40 mmol/L,脑脊液总蛋白 2423.00 mg/L,脑脊液白蛋白 1430.70 mg/L。

(二)治疗

入院后给予促醒、预防脑血管痉挛、雾化化痰、抗感染及对症支持治疗。入院后患者出现癫痫持续状态,表现为双眼向右凝视、右侧面部抽动、右侧肢体强直抽搐。给予丙戊酸静脉泵入后未控制,联合咪达唑仑静脉泵入、苯巴比妥肌内注射、左乙拉西坦口服后未再出现癫痫发作,癫痫控制 48 小时后逐渐减停咪达唑仑及苯巴比妥,丙戊酸改为口服。查丙戊酸钠及左乙拉西坦血药浓度达标,患者未再有癫痫发作。患者间断多次行腰穿缓慢释放血性脑脊液并送检脑脊液标本,提示脑脊液由血性逐渐转变为淡黄色,细胞数逐渐下降,但脑脊液蛋白含量较高。入院第 6 天减停咪达唑仑后患者疼痛刺激可睁眼,不能配合指令性动作,疼痛刺激四肢无反应,四肢肌张力低,四肢腱反射(+),病理征阳性。入院第 7 天出现呼吸浅快,氧饱和度下降,给予呼吸机辅助通气。入院第 9 天查体腱反射消失,四肢疼痛刺激无反应,无自主呼吸。

复查头部 CT(图 7-5):脑室系统、蛛网膜下腔出血较前吸收、减轻。双侧额顶部硬膜下积液较前吸收减轻。肺部 CT(图 7-6):两肺局部膨胀不全、胸膜下炎症,较前稍减轻。

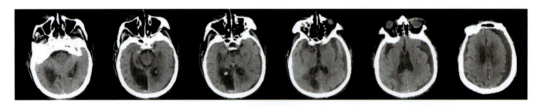

图 7-5　复查头部 CT

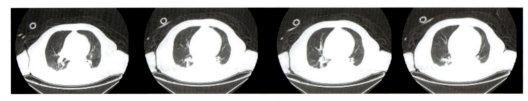

图 7-6　复查肺部 CT

复查腰穿,脑脊液检查结果显示白细胞计数 $18×10^6$/L,蛋白定性阳性、定量 2312 mg/L,葡萄糖、氯化物正常。考虑合并周围神经病变,行床旁四肢肌电图检查,结果显示四肢多发性周围神经并根性损害(轴索损害为主),双侧大致对称,上下肢均受累(下肢为著),运动、感觉纤维均受累。送检脑脊液及血清神经节苷脂抗体谱全套、重症肌无力抗体谱、电解质、肌酶谱,结果回示均阴性,结合患者症状、脑脊液结果及肌电图结果考虑 ICU 获得性肌无力,治疗上给予丙种免疫球蛋白[0.4 g/(kg·d)]治疗 5 天。丙种免疫球蛋白治疗后顺利脱呼吸机,考虑患者短期内拔管困难,给予床旁经皮气管切开术。丙种免疫球蛋白应用 10 天后查体:意识水平嗜睡,呼唤可睁眼,不能配合指令动作,四肢肌张力低,腱反射双上肢(++)、双下肢(+),疼痛刺激双上肢可见肌肉收缩,双下肢可屈曲。患者病情稳定后转至当地医院继续治疗。

(三)修订诊断

①ICU 获得性肌无力;②硬膜下积液 硬膜下钻孔引流术后;③蛛网膜下腔出血;④继发性癫痫;⑤肺部感染;⑥高血压 2 级(很高危);⑦心房颤动。

(四)预后随访

出院后 45 天随访患者已拔除气管插管,意识清,可简单对答单词、短句,高级智能减退,双上肢近端肌力 2 级,远端肌力 4 级,疼痛刺激后双下肢有肌肉收缩。

病例特点分析

(一)病例特点

1.80 岁男性,急性起病,以进行性右侧肢体无力、意识障碍为主要症状,头部 CT 证实硬膜下积液,追问病史半年前可疑头部磕碰史。

2.行硬膜下积液钻孔引流术后,突发意识障碍加重,伴癫痫、呕吐,头部 CT 提示继发脑室系统、蛛网膜下腔出血。

3.病程中患者意识好转,出现呼吸肌无力,四肢下运动神经元瘫痪,腱反射消失,肌电图提示周围神经及神经根性损害,脑脊液提示细胞数逐渐下降、蛋白明显增高,考虑合并周围神经病变。

(二)病例分析

1.**定位诊断** 周围神经及神经根。依据:查体四肢肌张力减低,腱反射消失,疼痛刺激四肢无反应;肌电图提示周围神经并根性损害,双侧对称,上下肢均受累,运动、感觉均受累。

2.**定性诊断** 免疫性。依据:患者 80 岁男性,急性起病,存在颅内出血、颅脑手术、感染等应激因素,脑脊液检查示蛋白细胞分离,头部 CT 显示颅内病变无法解释患者四肢肌力下降。

诊疗进展

ICU 获得性肌无力(intensive care unit acquired weakness,ICU-AW)是危重患者的常见并发症。早期 Appleton 等纳入了 33 项研究共 2686 例 ICU 患者进行系统评价,其中1080 例符合 ICU-AW 诊断,其发生率为 40%。而在脓毒症导致多器官功能障碍患者中,ICU-AW 发生率可高达 100%。ICU-AW 的发生率差异较大的原因可能和收治病种不同、评估时间不同、目标人群不同、性别不同(女性是男性的 4 倍)等因素有关。

ICU-AW 临床表现为双侧对称性肢体无力或迟缓性瘫痪和(或)膈肌无力、不易脱离呼吸机,这种临床特征通常与患者的原发疾病无关或用原发疾病无法解释。患者查体常为腱反射的减弱或消失,脑神经有时也可受累。ICU-AW 主要分 3 种亚型:危重病性多发性神经病(critcal illness polyneuropathy, CIP)、危重病性肌病(critical illness myopathy, CIM)和两种情况同时发生的危重病性神经肌病(critical illness neuromyopathy, CINM)。ICU-AW 对患者的影响较大,可能导致机械通气时间延长、ICU 监护时间和住院时间增加,同时使患者的远期功能状态恶化,死亡率增加。

CIP 首先由 Bolton 于 1984 年提出并描述,在脓毒症和多器官功能衰竭的患者中有 70%~80% 继发呼吸无力、四肢无力、深反射减弱或消失等症状,经过肌电图检查这些患者符合多发性神经病的特征。目前观点认为 CIP 是一种急性的、以原发性运动感觉神经纤维轴突变性和伴随骨骼肌去神经支配为特征的、以运动轴突为主的多发性神经病。CIM 是以骨骼肌本身或神经肌肉接头间传递障碍为特征。肌肉活检是鉴别 CIP 与 CIM 的"金标准",电生理实验亦对鉴别 CIP 与 CIM 有帮助。由于 CIP 与 CIM 治疗上并无明显差异,且很多患者属 CINM,因此早期识别和及时诊断 ICU-AW 更为有意义。

导致 ICU-AW 的危险因素主要有:①脓毒症;②全身炎症反应综合征;③多器官功能衰竭;④神经肌肉阻滞剂;⑤肌肉失用;⑥高血糖;⑦性别差异;⑧糖皮质激素应用。关于糖皮质激素应用,目前争议较大,有研究指出在 ICU 中使用糖皮质激素是 ICU-AW 的危险因素,但也有研究指出糖皮质激素是 ICU-AW 的保护因素;亦有研究认为,糖皮质激素与 ICU-AW 无关,但是鉴于糖皮质激素已知的不良反应,建议应慎重应用糖皮质激素。

尽管 ICU-AW 及其 3 个亚型的概念已经明确,但它们在临床中的诊断却很困难。为了方便、快速地开展临床诊断,有研究者提出了一种简单诊断方法,即临床表现或类似表现符合以下前 3 条即可怀疑 ICU-AW,符合 4 条即可诊断 ICU-AW:①临床表现以肌无力为主,伴或不伴感觉异常;②肌无力发生在此次危重疾病期间,没有先前存在的证据;③除危重病外,没有其他因素或病因来解释肌无力;④电生理检查、血液肌酸激酶水平或肌肉/神经活检结果阳性,或除外其他器官功能障碍的可能性(例如脑或脊髓磁共振成像、超声心动图、胸部 CT)。

📝 诊疗总结

回顾临床诊疗过程,该患者高龄,基础病多,病史复杂,合并症多,导致疾病的及时发现和诊治均较为困难。

患者原发病表现为意识障碍及肢体瘫痪,同时因癫痫频发应用抗癫痫药物及镇静药物,掩盖了患者肌力、腱反射、肌张力的症状进展。同时因合并硬膜下积液及蛛网膜下腔出血,病程初期脑脊液为血性,后期脑脊液黄变,细胞数下降,蛋白定量仍高,同 GBS 典型的蛋白细胞分离表现难以鉴别。送检脑脊液及血清周围神经抗体阴性,肿瘤标志物阴性,但查体发现四肢弛缓性瘫,不能用中枢病变解释的自主呼吸受累,最终经神经电生理检查证实周围神经及根性病变,从而确定诊断。经积极治疗,患者症状获得一定改善。

　　临床中我们常面临复杂的病情及各种不典型的合并症,规范查体,细心观察患者任何一点症状及体征的变化,及时发现病情的演变,积极完善相关检查,或可尽早明确诊断,争取早期治疗的机会。

参考文献

[1]中华医学会神经病学分会,中华医学会神经病学分会周围神经病协作组,中华医学会神经病学分会肌电图与临床神经电生理学组,等. 中国吉兰-巴雷综合征诊治指南2019[J]. 中华神经科杂志,2019,52(11):877-882.

[2]LEUNG J,SEJVAR J J,SOARES J,et al. Guillain-Barré syndrome and antecedent cyto-megalovirus infection,USA 2009—2015[J]. Neurol Sci,2020,41(4):885-891.

[3]GENSICKE H,DATTA A N,DILL P,et al. Increased incidence of Guillain-Barré syndrome after surgery[J]. Eur J Neurol,2012,19(9):1239-1244.

[4]LEVISON L S,THOMSEN R W,SINDRUP S H,et al. Association of hospital-diagnosed infections and antibiotic use with risk of developing Guillain-Barré syndrome[J]. Neurology,2021,96(6):e831-e839.

第八章 神经肌肉接头疾病

案例三十三 MuSK 抗体阳性重症肌无力

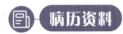 病历资料

（一）病史

患者女性，18 岁，以"双上肢无力、言语不清 1 个月，加重伴胸闷、吞咽困难 10 天"为主诉入院。

现病史：患者 1 个月前无明显诱因出现双上肢无力，表现为抬举受限、持物不稳，伴脖子僵硬，伴言语含糊不清，休息后稍缓解。10 天前发热后上述症状加重，伴胸闷、吞咽困难、咳嗽无力，伴睁眼困难，无明显晨轻暮重，至当地医院就诊，给予抗感染及对症治疗（具体不详），无明显好转，行新斯的明试验，言语不清明显缓解，余症状无明显变化。为进一步诊治遂至我院。自发病以来，患者神志清，精神差，饮食欠佳，睡眠正常，大小便如常，近 20 天体重下降约 3 kg。

既往史、个人史及家族史：无特殊。

（二）体格检查

一般查体：呼吸困难，呼吸浅快，心、肺、腹查体未见异常。双下肢无水肿。经鼻导管吸氧。神经系统查体：神志清，精神差，言语不清，高级智能活动正常。双侧眼睑下垂，双眼球位置居中，双眼外展受限，余各方向运动未见明显受限，双侧瞳孔等大等圆，直径约 3 mm，对光反射灵敏。双侧额纹、鼻唇沟对称，伸舌居中，双侧软腭上抬受限，咽反射存在。转颈、耸肩有力，四肢肌张力正常，四肢肌力 4 级，四肢腱反射对称引出，双侧病理征阴性，指鼻及共济查体未见异常，深浅感觉查体未见异常。颈软，无抵抗。

（三）辅助检查

胸部 CT：双肺炎症。

（四）初步诊断

肌无力待查:重症肌无力? Lambert-Eaton 综合征? 咽颈臂丛型 Guillain-Barré 综合征?

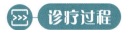 诊疗过程

（一）进一步辅助检查

1.影像学检查　头部 MRI 未见明显异常;脑 MRA 示右椎动脉纤细,考虑变异或狭窄;颈椎 MRI 显示颈椎生理曲度变直,$C_{4\sim5}$、$C_{5\sim6}$椎间盘膨出。

2.肌电图　四肢肌电图结果回示四肢周围神经运动传导未见异常,右侧正中神经低频、高频重复电刺激未见明显递减或递增。

3.腰椎穿刺术　脑脊液压力 100 mmH_2O,脑脊液常规、生化、细胞学及脑脊液电泳等结果均未见明显异常。

（二）治疗

入院后完善相关检查,行新斯的明试验,结果可疑阳性,但重复神经电刺激阴性,结合患者病史、症状,仍不能排除重症肌无力可能,完善重症肌无力抗体谱检查。给予胆碱酯酶抑制剂溴吡斯的明(60 mg,每 6 小时 1 次)、丙种免疫球蛋白冲击[0.4 g/(kg·d),共 5 天]、激素[泼尼松 1 mg/(kg·d)]、抗感染、雾化化痰、营养支持等治疗。住院第 3 天因二氧化碳潴留,给予经口气管插管并呼吸机辅助通气。重症肌无力抗体谱结果回示 MuSK 抗体 IgG 阳性(1:40)。完善胸部 CT 示两肺炎症,左下叶部分实变,胸腺未见异常。

经治疗患者症状未见明显好转,呼吸肌无力,脱机困难。其间患者咳嗽无力,肺部感染较重,多次行床旁纤维支气管镜抽痰,积极治疗肺部感染。丙种免疫球蛋白冲击后 2 周行血浆置换(每次 40 mL/kg,共 5 次),患者咳嗽及呼吸力量、眼睑下垂及眼球运动症状逐渐好转,血浆置换后 10 天成功脱机拔管。患者排除禁忌后加用免疫抑制剂他克莫司(1.5 mg,每天 2 次),病情稳定,症状好转后出院口服药物。

（三）修订诊断

①MuSK 抗体阳性重症肌无力 肌无力危象;②颈椎间盘膨出;③高同型半胱氨酸血症。

（四）预后随访

患者出院 1 个月复诊,查他克莫司血药浓度偏高,减量至 1.0 mg 每天 2 次,泼尼松片 20 mg(每 2 周减 2.5 mg)。日常生活正常,无明显肌无力症状。随访至今患者未复发。

病例特点分析

（一）病例特点

1.患者18岁女性,亚急性起病,病情为波动性,感染后明显加重。

2.发病初期双上肢肌力轻度受累,逐渐出现眼肌、咽喉肌、呼吸肌无力,无明显晨轻暮重,新斯的明试验可疑阳性,电生理检查阴性,患者症状急性加重,短时间内病情迅速恶化,发生肌无力危象。

3.MuSK抗体阳性,胆碱酯酶抑制剂、丙种免疫球蛋白效果均不佳,经血浆置换、激素应用后病情逐渐好转。

（二）病例分析

1.**定位诊断** 神经肌肉接头。依据:患者以骨骼肌受累为主,伴有眼外肌、咽喉肌、呼吸肌受累,休息后可稍缓解;新斯的明试验可疑阳性;查体可见言语不清,双侧眼睑下垂,双眼外展受限,双侧软腭上抬受限,四肢肌力4级。

2.**定性诊断** 自身免疫性。依据:患者18岁女性,无基础疾病,亚急性起病,急性进展,血清MuSK抗体阳性。

诊疗进展

重症肌无力(myasthenia gravis,MG)是由针对神经肌肉接头关键组分的自身抗体引起的一种自身免疫病。约85% MG由乙酰胆碱受体(acetylcholine receptor,AChR)抗体介导自身免疫发生的过程。近年来发现肌肉特异性酪氨酸激酶抗体(muscle specific kinase antibody,MuSK-Ab)参与MG发生发展过程,MuSK-Ab阳性的重症肌无力(MuSK-myasthenia gravis,MMG)患者占全部MG的5%~8%。MuSK是一种在骨骼肌中表达的跨膜蛋白,参与突触分化和神经肌肉接头的维持机制。

MMG常以眼肌、延髓肌麻痹为主要临床表现,无明显胸腺改变,肌无力症状波动不典型、乙酰胆碱酯酶抑制剂疗效不佳和电生理测试阴性等为特征,常急性发作,短时间内迅速恶化发生肌无力危象,严重时可发生全身肌肉无力直至肌肉萎缩。

血清MuSK-Ab特异性高,当与临床症状一致时可明确诊断。抗体滴度与病情严重程度有较高的相关性。40%~75%的MMG患者新斯的明试验或依酚氯铵(腾喜龙)试验阳性。与AChR抗体阳性MG相比,MMG患者肢体远端肌肉重复性电刺激敏感性较低,但检测近端肌肉,尤其是面部肌肉,诊断敏感性可达到75%~85%。

MMG与经典AChR-MG治疗策略不全相同,可分为对症治疗、免疫抑制治疗以及短期免疫调节,但多数MuSK-MG需联合多种治疗手段。

1.**对症治疗** MMG患者乙酰胆碱酯酶抑制剂对症治疗效果不佳,服用标准剂量的溴吡斯的明常常会出现胆碱能不良反应。

2.**免疫抑制治疗** MMG患者病情进展迅速且症状严重,需要早期积极治疗,绝大多数 MMG 需要接受免疫抑制治疗,进而控制疾病进展。起始治疗通常使用泼尼松(或泼尼松龙),起效快速(大多在几周内得到临床改善)。用糖皮质激素期间必须严密观察病情变化,约 40%~50% 的患者在服药 2~3 周内症状一过性加重并有可能诱发肌无力危象,尤其是晚发型、病情严重或球部症状明显的患者,使用糖皮质激素早期更容易出现症状加重,因此,对上述患者应慎用糖皮质激素,可先使用丙种免疫球蛋白(IVIg)或血浆置换(PE)使病情稳定后再使用糖皮质激素,并做好开放气道的准备。在远期治疗方案中,常需添加免疫抑制剂,以防止在激素逐渐减量或停用后病情复发。常用的免疫抑制剂有他克莫司、利妥昔单抗,其他免疫抑制剂包括硫唑嘌呤、吗替麦考酚酯、环孢素 A、环磷酰胺等。

3. 短期免疫调节　主要用于 MG 急性加重期、MG 危象期和外科手术前,包括血浆置换、静脉注射丙种免疫球蛋白、抗原特异性免疫吸附。MMG 对 IVIg 的反应性低于 AChR-MG,而血浆置换对 MMG 的治疗有效率似乎优于 AChR-MG。最近,一项关于 MuSK-MG 免疫吸附的研究,对利用人类 MuSK 抗原诱导的实验性自身免疫大鼠进行特异性免疫吸附,该研究发现大鼠体内 MuSK 抗体滴度较治疗初显著降低,且临床症状得到明显改善,这为抗原特异性免疫吸附作为 MuSK-MG 潜在的有效治疗手段提供了支持证据。

MMG 是一种独特且较为严重的 MG 亚型,急性发作和典型延髓肌麻痹症状在短时间内迅速发展,其临床表现不典型和诊断手段缺乏精准性,国内外在 MMG 的发病机制及治疗方面做了大量研究,但某些方面仍存在争议,更有效的治疗措施仍需探讨,需要大量研究进一步深入探究,进而提高 MMG 诊断率、治疗水平和降低致残率。

📝 诊疗总结

该例患者早期症状不典型,易被误诊,病程中因感染事件导致病情迅速进展,入院后考虑诊断为重症肌无力,抗体结果未出,尽早应用胆碱酯酶抑制剂、丙种免疫球蛋白冲击治疗,并加用小剂量激素口服,但患者病情仍进行性进展,出现肌无力危象。后抗体检测结果回示为 MMG,遂于丙种免疫球蛋白冲击治疗结束 14 天后开始给予血浆置换。本例患者对血浆置换反应较好,症状逐渐好转,最后成功脱机拔管,稳定后加用免疫抑制剂,随访至今未复发。

▍参考文献

[1] 中国免疫学会神经免疫分会. 中国重症肌无力诊断和治疗指南(2020 版)[J]. 中国神经免疫学和神经病学杂志,2021,28(1):1-12.

[2] MORREN J,LI Y. Myasthenia gravis with muscle-specific tyrosine kinase antibodies:a narrative review[J]. Muscle Nerve,2018,58(3):344-358.

[3] WOLFE G I,KAMINSKI H J,ABAN I B,et al. Randomized trial of thymectomy in myasthenia gravis[J]. N Engl J Med,2016,375(6):511-522.

［4］HEHIR M K,HOBSON-WEBB L D,BENATAR M,et al. Rituximab as treatment for anti-MuSK myasthenia gravis：multicenter blinded prospective review［J］. Neurology，2017，89(10)：1069-1077.

［5］TOPAKIAN R,ZIMPRICH F,IGLSEDER S,et al. High efficacy of rituximab for myasthenia gravis：a comprehensive nationwide study in Austria［J］. J Neurol，2019，266(3)：699-706.

［6］LAZARIDIS K, BALTATZIDOU V, TEKTONIDIS N, et al. Antigen - specific immuno-adsorption of MuSK autoantibodies as a treatment of MuSK-induced experimental autoimmune myasthenia gravis［J］. J Neuroimmunol，2020，339：577136.

第九章 肌肉病

案例三十四 脂质沉积性肌病

 病历资料

（一）病史

患者女性,30 岁,以"肢体无力 8 个月,加重伴吞咽困难 1 个月"为主诉入院。

现病史:患者 8 个月前出现肢体无力,表现为上楼、远距离行走困难,伴肌肉触痛明显,偶伴心慌,无皮疹、关节疼痛,无感觉障碍,无晨轻暮重,就诊于当地医院服用中药(具体不详),效差。1 个月前腹泻后无力症状较前加重,表现为蹲下后站起困难,心慌加重,伴吞咽困难,双上肢近端肌肉触痛明显,至当地医院就诊,考虑"感染性心肌炎",给予相关治疗(具体不详),症状仍进行性加重。2 天前不能起床,张口受限,吞咽咀嚼困难至无法进食,伴持续心慌及心前区疼痛、呼吸费力,完善肌电图检查提示肌源性损害。为进一步诊治遂至我院。自发病以来,患者神志清,精神差,进食差,睡眠一般,间断腹泻,小便正常,体重下降约 10 kg。

既往史:6 年前因消瘦、食欲减退至我院消化科就诊,考虑"抑郁症",给予营养支持治疗后出院。5 个月前出现腹泻,3~4 次/天,间断服用"蒙脱石散"。

（二）体格检查

一般查体:心、肺、腹查体未见明显异常。神经系统查体:神志清,精神差,声音低,高级智能活动未见明显异常。双侧瞳孔等大等圆,直径 3 mm,对光反射灵敏,角膜反射存在。双侧额纹、鼻唇沟对称,张口不充分,示齿口角无偏斜,伸舌居中,悬雍垂居中,咽反射存在。抬头、耸肩无力,四肢肌容积正常,肌张力减低,肌肉压痛明显,四肢腱反射未引出,四肢近端肌力 0 级,远端肌力 3 级,双侧病理征阴性,深浅感觉查体未见明显异常,脑膜刺激征阴性。

（三）辅助检查

1. **实验室检查** 血常规示白细胞计数 15.2×10^9/L,血红蛋白 160 g/L,血小板计数 273×

10^9/L,中性粒细胞百分比89.6%;尿常规示酮体(+++),尿糖、尿蛋白(-);血气分析示pH值7.142,氧分压199 mmHg,二氧化碳分压22 mmHg,葡萄糖3.8 mmol/L,乳酸4.3 mmol/L;电解质示钾5.2 mmol/L,钠139 mmol/L;肾功能示尿酸886 μmol/L,肌红蛋白>3000 ng/mL。肌酶谱示肌酸激酶14 523 U/L,肌酸激酶同工酶807.1 U/L,乳酸脱氢酶1783 U/L,谷草转氨酶1032 U/L。血凝试验、肝功能、肌钙蛋白、C反应蛋白、血沉、甲状腺功能及抗体、糖化血红蛋白、风湿全套、肿瘤标志物、性激素六项结果均未见明显异常。

2. 彩超和心电图 心脏彩超、肝胆胰脾及泌尿系统彩超、甲状腺彩超均未见明显异常。心电图:窦性心动过速。

3. 肌电图 肌电图(外院)示双三角肌、双肱二头肌、右指总伸肌静息状态下可见自发电位(纤颤电位、正锐波),运动单位时限缩短,募集相正常,余所检肌肉运动单位时限正常,周围神经传导正常,提示双上肢呈肌源性病损肌电图。

(四)初步诊断

①肢体无力查因:多发性肌炎? 包涵体肌炎? ②横纹肌溶解;③代谢性酸中毒;④窦性心动过速。

诊疗过程

(一)进一步辅助检查

1. 肌炎抗体 肌炎抗体均阴性。

2. 双侧大腿MRI 双侧大腿MRI(图9-1):双侧大腿基本对称,双侧大腿肌肉软组织内见多发斑片状压脂高信号,肌间隙脂肪组织增多,以后群肌肉为著;双侧大腿后份肌肉体积减小,考虑肌营养不良? 肌炎?

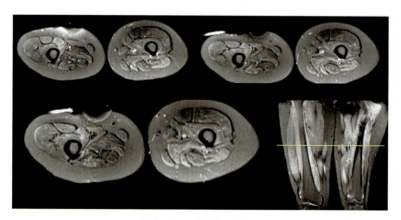

图9-1 双侧大腿MRI

（二）治疗

考虑患者为多发性肌炎,给予激素应用后肌酸激酶及肌红蛋白明显下降,患者肌痛症状好转,四肢肌力改善不明显。肌炎抗体结果阴性,行肌肉活检(图9-2)可见苏木精-伊红染色(HE 染色)部分肌纤维内见紫蓝色细颗粒状物及空泡裂隙形成,散在萎缩肌纤维,肌纤维变性、坏死及再生可见;ATPase 可见两型肌纤维相间分布,空泡及裂隙状肌纤维以 I 型为主;ORO 可见肌纤维内空泡及裂隙阳性;MGT 可见部分肌纤维内空泡及裂隙,提示脂质沉积性肌病。我国常见的病因为多酰基辅酶 A 脱氢酶缺陷(MADD),给予补充维生素 B_2,行全基因组基因检测。经积极治疗,患者四肢力量逐渐改善,四肢肌力 4 级,病情稳定后出院口服维生素 B_2。后患者基因检测结果回示存在 *ETFDH* 基因 c.770A>G 错义变异和 c.343_344delTC 移码变异,患者 MADD 引起的脂质沉积性肌病诊断明确。

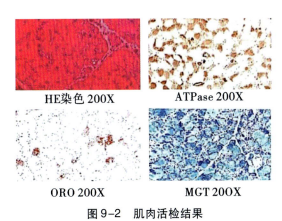

HE染色 200X　　　ATPase 200X

ORO 200X　　　MGT 200X

图9-2　肌肉活检结果

（三）修订诊断

①脂质沉积性肌病;②代谢性酸中毒;③窦性心动过速。

（四）预后随访

口服维生素 B_2 1 个月后患者肌无力症状完全好转,长期口服维生素 B_2 治疗,随访 2 年未再有肌无力症状。

病例特点分析

（一）病例特点

1. 患者 30 岁女性,慢性病程,进行性加重。
2. 临床症状主要以对称性四肢近端肌肉无力为主,逐渐进展,累及躯干肌、颈部肌肉及咀嚼肌,伴有肌肉酸痛。

3.肌电图结果提示肌源性损害;肌酶结果提示肌酸激酶升高,肌红蛋白升高;肌肉活检病理提示肌纤维内可见空泡及裂隙;全外显子组基因检测结果显示存在 *ETFDH* 基因 c.770A>G 错义变异和 c.343_344delTC 移码变异。

4.补充维生素 B_2 可见明显效果。

(二)病例分析

1.**定位诊断**　肌肉。依据:患者主要表现为肢体无力,以近端肌肉无力为主,伴有肌痛,症状逐渐加重,累及咽喉部肌肉;肌电图提示肌源性损害。

2.**定性诊断**　代谢性。依据:患者 30 岁女性,慢性病程,逐渐加重;肌肉活检 HE 染色可见肌纤维内紫蓝色细颗粒状物和空泡裂隙形成,ORO 染色可见肌纤维内空泡;基因检测提示存在 *ETFDH* 基因突变。

⧗ 诊疗进展

脂质沉积性肌病是指原发性脂肪代谢途径中的酶或辅基缺陷导致的,以肌纤维内脂肪沉积为主要病理特征的一组肌病。临床表现为进行性肌肉无力和运动不耐受。其病因包括晚发型 MADD、原发性系统性肉碱缺乏、单纯肌病型中性脂肪沉积症、中性脂肪沉积症伴鱼鳞病。

我国最常见的病因是晚发型 MADD,多数患者单用核黄素(维生素 B_2)治疗有肯定疗效,也被称为核黄素反应性 MADD。患者常于学龄期至成年起病,以脂质沉积性肌病为主要临床表现,伴或不伴周围神经损害,多以运动不耐受起病,活动后明显疲劳伴有肌肉酸痛,休息后可缓解。90% 以上有四肢近端和躯干肌肉受累,表现为蹲起费力、上楼困难,多数患者躯干肌和颈伸肌群受累严重,表现为抬头无力,严重时出现"垂头征"。50%患者咀嚼肌受累,不能吃较硬食物,进食期间多次停顿休息,部分患者可有不同程度的吞咽困难,轻症患者肌萎缩不明显,重症者可见肢体近端和躯干肌肉萎缩,椎旁肌尤为显著。10%患者可有肌肉疼痛或压痛。部分患者在病情加重期间可出现横纹肌溶解。部分患者可存在肌肉外症状,包括呕吐、腹泻、心悸或呼吸急促、脂肪肝等。

针极肌电图表现为肌源性损害,可见低波幅短时限多相运动单位电位(MUAPs),部分患者可见运动、感觉神经传导测定异常,主要表现为动作电位波幅降低,而传导速度相对正常。血清肌酸激酶可正常,也可轻度至中度升高,多在 2000 U/L 以下,当伴有横纹肌溶解时,可超过 10 000 U/L。血清肌酸激酶水平可随临床症状呈波动性变化。发作期尿有机酸分析可发现戊二酸、挥发性短链有机酸(异戊酸、异丁酸)、乙基丙二酸等浓度升高。血脂酰肉碱谱分析可见中、长链脂酰肉碱增高,游离肉碱多正常。肌肉活检可见肌纤维内大量脂肪沉积,且排除线粒体肌病和类固醇肌病等继发性肌肉脂肪沉积。基因分析可见 *ETFDH/ETFA/ETFB* 基因突变,中国人群中的 MADD 多为 *ETFDH* 突变引起。

MADD 治疗主要以维生素 B_2 治疗为主,每日 30～120 mg,一般 1～2 周症状有所改善,4～6 周肌力明显恢复,1～3 个月后多数可完全恢复正常。部分患者可出现横纹肌溶解,如果没有肌肉活检和基因检测,常被误诊为多发性肌炎并接受糖皮质激素治疗,糖皮质激素可部分改善患者的实验室指标和临床症状,但总体疗效不如维生素 B₂。

诊疗总结

　　本例患者为青年女性,慢性病程,主要表现为肢体无力,尤以近端肌肉无力为主,病程中伴有肌痛,腹泻后症状加重。肌电图检查提示肌源性损害,生化检查显示肌酸激酶及肌红蛋白明显升高,血气分析提示代谢性酸中毒,初步诊断考虑多发性肌炎合并横纹肌溶解,给予激素治疗后肌酸激酶及肌红蛋白明显下降,肌痛好转,但肌无力症状改善不理想,完善肌肉活检及基因检测,结果提示脂质沉积性肌病,晚发型 MADD。经口服维生素 B₂ 治疗,患者症状完全好转。这个病例提醒我们,当考虑患者为肌炎,应用激素后有一定效果,但未达到理想效果时,需考虑到脂质沉积性肌病,应用激素有效也是脂质沉积性肌病的一大特征。脂质沉积性肌病可出现类似肌炎表现的临床症状,饥饿、寒冷、感染等可诱发症状加重,部分患者在病情加重期可出现横纹肌溶解,伴随肌酸激酶和肌红蛋白明显升高,临床中极易与多发性肌炎混淆。对于此类患者,需尽早完善肌肉活检,若条件允许可同时完善基因检测,尽早明确诊断,及时给予相关治疗。

参考文献

[1]中华医学会神经病学分会,中华医学会神经病学分会神经肌肉病学组.中国脂质沉积性肌病诊治专家共识[J].中华神经科杂志,2015,48(11):941-945.

[2]WEN B,TANG S,LV X,et al. Clinical,pathological and genetic features and follow-up of 110 patients with late-onset MADD:a single-center retrospective study[J]. Hum Mol Genet,2022,31(7):1115-1129.

第十章　淋巴瘤

案例三十五　CD10 阴性中枢侵袭性 B 细胞淋巴瘤

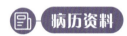 病历资料

(一)病史

患者男性,51 岁,以"头晕伴行走不稳 5 个月,双下肢无力 1 个月,意识模糊 20 天"为代主诉入院。

现病史:5 个月前患者无明显诱因出现头晕伴行走不稳,有脚踩棉花感,休息时略缓解,活动后加重,未在意。4 个月前上述症状加重,至当地医院住院治疗,头部 MRI 检查提示颅内多发异常信号,完善相关检查诊断为"中枢神经系统脱髓鞘疾病",给予丙种免疫球蛋白冲击等治疗,症状无明显改善,出院后症状无明显缓解或加重。2 个月前至我院神经内科住院治疗,其间给予激素冲击(甲强龙,具体不详),头晕症状改善,出院后继续口服激素,逐渐减量。1 个月前患者出现双下肢无力,无法站立,伴复视,至当地医院就诊,给予激素治疗 4 天后双下肢无力稍改善,搀扶下可站立,出院后继续口服激素,后双下肢无力进行性加重。20 天前出现意识模糊,表现为不认人,沟通交流障碍,伴有言语不清,意识模糊进行性加重,为进一步诊治,遂至我院。

既往史:"高血压"病史 2 年,平素口服"厄贝沙坦",血压控制可。

(二)体格检查

一般查体:心、肺、腹查体未见异常。神经系统查体:意识嗜睡,唤醒后言语不清,对答不切题,不能配合指令性动作,高级智能活动不能配合。双侧瞳孔等大等圆,直径 3 mm,直接、间接对光反射灵敏,眼球运动不配合,未见活动受限,双侧角膜反射灵敏,双侧额纹对称,右侧鼻唇沟浅,示齿伸舌不配合,四肢可见自发活动,双上肢肌张力正常,粗测肌力 4 级,双下肢肌张力增高,粗测肌力 3 级,四肢腱反射对称引出,指鼻及共济查体不能配合,深浅感觉查体不能配合,右侧 Babinsk 征、Choddock 征阳性,左侧 Babinski 征、Choddock 征阴性。颈软,无抵抗。

（三）辅助检查

1.5 个月前影像学检查　5 个月前外院头部 MRI（图 10-1）示左侧中脑、丘脑异常信号,右侧基底节区、双侧半卵圆中心、双侧额顶叶、双侧侧脑室旁考虑脱髓鞘病变;头部 MRA 未见明显异常。

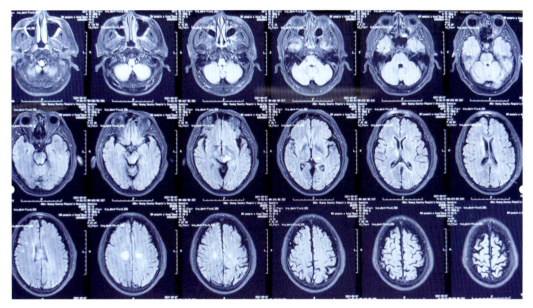

图 10-1　外院头部 MRI

2.2 个月前影像学检查

（1）2 个月前激素应用前后于我院行头部 MRI 平扫+增强检查（图 10-2）示双侧额顶颞叶、双侧侧脑室旁、双侧丘脑、双侧基底节区、左侧岛叶、左侧大脑脚、脑干背侧、右侧小脑半球、胼胝体多发异常信号,激素应用后较激素应用前对比病变范围及强化范围缩小,强化程度减轻。

（2）2 个月前头部 MRS（图 10-3）:左侧大脑脚病变异常信号,病变侧 NAA 峰较正常侧稍高,Cho 峰及 Cho/Cr 比值较正常侧增高,提示不支持典型肿瘤性病变,炎性病变? 脱髓鞘病变?

3.2 个月前腰椎穿刺术　2 个月前于我院行腰穿检查,脑脊液常规、生化、细胞学结果均未见明显异常,血和脑脊液 AQP4 抗体、GFAP 抗体、MOG 抗体、MBP 抗体结果均阴性。脑脊液脱落细胞学检查结果显示镜下见少数淋巴细胞。脑脊液电泳结果未见明显异常,脑脊液和血清中均未见 OB。

4.实验室检查　血常规示白细胞计数 10.08×10^9/L,中性粒细胞绝对值 6.87×10^9/L;电解质、肝肾功能、凝血试验、血肿瘤标志物、传染病四项、甲状腺功能均未见明显异常。

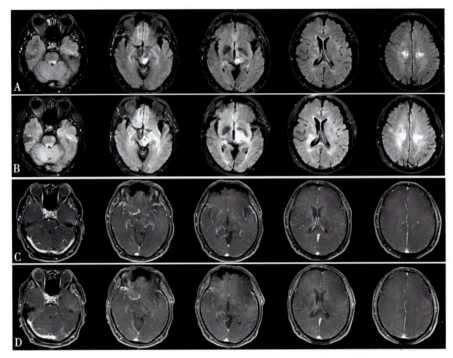

A. 激素治疗前 T_2 FLAIR；B. 激素治疗后 T_2 FLAIR；C. 激素治疗前 T_1 增强；D. 激素治疗后
T_1 增强。

图 10-2　激素应用前后头部 MRI 平扫+增强

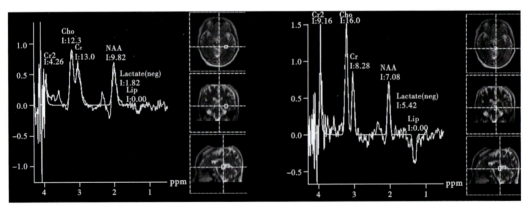

图 10-3　头部 MRS

(四) 初步诊断

①颅内多发病变查因：中枢神经系统淋巴瘤？脱髓鞘？其他肿瘤？②高血压 2 级
（很高危）。

诊疗过程

（一）进一步辅助检查

1.**腰椎穿刺术**　脑脊液压力 160 mmH_2O。脑脊液常规、生化、细胞学：白细胞计数 $1×10^6/L$，脑脊液总蛋白 552 mg/L，脑脊液白蛋白 471 mg/L，氯化物 116.0 mmol/L，葡萄糖正常。脑脊液细胞因子：白细胞介素-2 15.66 pg/mL，白细胞介素-6 18.97 pg/mL，白细胞介素-8 94.06 pg/mL，白细胞介素-10 204.84 pg/mL，干扰素-g 7.06 pg/mL，白细胞介素-1β 6.44 pg/mL。脑脊液细胞流式结果：CD4/CD8 比值为 5.08，比值增高，余未见异常。脑脊液脱落细胞学（图 10-4）示镜下见少量核稍增大且深染的细胞，肿瘤不除外。

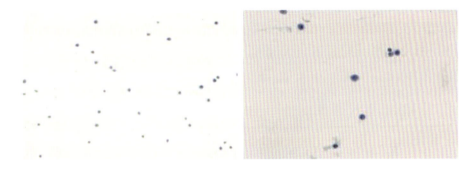

图 10-4　脑脊液脱落细胞镜下见表现

2.**影像学检查**　头部 MRI 平扫+增强（图 10-5）：双侧额顶颞叶、双侧侧脑室旁、双侧丘脑、双侧基底节区、左侧岛叶、左侧大脑脚、脑干背侧、右侧小脑半球、胼胝体多发异常信号，较前病变范围增大，增强扫描病变强化范围较前扩大，强化程度较前明显。

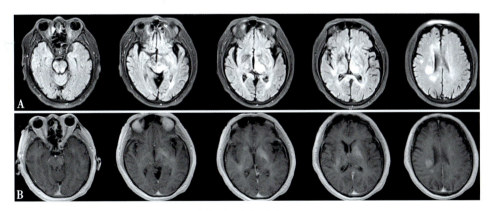

A. T_2 FLAIR；B. T_1 增强。

图 10-5　头部 MRI 平扫+增强

（二）治疗

入院后患者病情进展较快,意识障碍、四肢无力进行性加重,舌后坠明显,指脉氧下降,给予经口气管插管,治疗上给予促醒、抗感染、雾化化痰、营养支持等治疗。患者慢性病程,进行性加重,以头晕、行走不稳为首发症状,头部MRI提示颅内多发异常信号,其间行激素治疗后症状曾有好转,颅内病灶有缩小。后病灶范围扩大,症状逐渐进展,出现肢体无力及意识障碍,结合患者脑脊液细胞因子白细胞介素-6、白细胞介素-10水平及其比值特点,高度怀疑为中枢神经系统淋巴瘤。请神经外科、影像与核医学科会诊,行CT引导下穿刺活检术,术后病理结果(图10-6)回示:胶质细胞增生,其间见散在分布的小蓝圆细胞,考虑侵袭性B细胞淋巴瘤。免疫组化结果:GFAP(+),S-100(+),Oligo-2(少量+),ATRX(+),P53(少量+),IDH1(-),CD3(-),CD20(+),CD79α(+),CD30(-),SYN(+),Ki-67(90%+),CD10(-),Bcl-6(+),Bcl-2(40%+),MUM-1(+),c-Myc(30%+),CyclinD1(-),原位杂交EBER(-)。病理结果回示后请肿瘤科会诊,建议尝试应用"福莫司汀+培美曲赛"化疗方案,但患者颅内多发病灶累及脑干,意识障碍,患者家属最终放弃治疗出院。

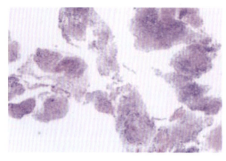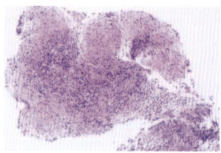

图10-6　病理表现

胶质细胞增生,其间见散在分布的小蓝圆细胞。

（三）修订诊断

①中枢侵袭性B细胞淋巴瘤;②高血压2级(很高危)。

（四）预后随访

患者出院1个月后死亡。

病例特点分析

（一）病例特点

1.患者51岁男性,慢性起病,进行性加重,以头晕、行走不稳起病,后逐渐出现意识障碍、四肢无力,病程迁延反复,病情整体呈逐渐加重趋势,此次入院后病情快速进展,合并意识障碍、四肢无力加重。

2. 多次影像学检查结果提示颅内多发病变,累及部位逐渐增多,强化明显,累及丘脑、脑干,MRS 表现不典型,病变侧 NAA/Cr 较正常侧略降低,Cho/Cr 比值较正常侧略升高。脑脊液高表达 IL-10,脑脊液脱落细胞学提示镜下见少量核稍增大且深染的细胞,肿瘤不除外。

3. 在淋巴瘤中,肿瘤细胞的自分泌是 IL-10 的重要来源,中枢神经系统淋巴瘤患者脑脊液 IL-6、IL-10 及 CXCL13 水平显著升高,且 IL-10/IL-6 比值>0.72 或 1,对淋巴瘤诊断敏感度 95.5%,特异度 100%。该患者脑脊液细胞因子:IL-6 18.97 pg/mL,IL-10 204.84 pg/mL。

4. 按中枢性脱髓鞘疾病给予丙种免疫球蛋白、激素冲击应用,效果差。经激素治疗后颅内病变可见缩小,后病灶范围再度扩大。

(二)病例分析

1. **定位诊断** 双侧额顶颞叶、双侧侧脑室旁、左侧岛叶、双侧丘脑、基底节区、双侧脑桥、左侧大脑脚、右侧小脑半球、胼胝体。依据:患者存在意识障碍,右侧鼻唇沟浅,四肢肌力下降,双上肢肌力 4 级,双下肢肌力 3 级,右侧 Babinsk 征、Choddock 征阳性。头部影像学结果支持。

2. **定性诊断** 肿瘤性。依据:患者 51 岁男性,慢性起病,进行性加重;多次影像学检查结果提示颅内多发病变,累及部位逐渐增多,不符合颅内动脉分布区,强化明显,累及丘脑、脑干,MRS 表现不典型;脑脊液脱落细胞可见异形细胞;脑脊液细胞因子提示 IL-6、IL-10 增高,IL-10/IL-6 比值明显增高,病变部位活检病理结果提示侵袭性 B 细胞淋巴瘤。

诊疗进展

原发性中枢神经系统淋巴瘤(PCNSL)属于非霍奇金淋巴瘤,原发灶仅局限于大脑、小脑、脑干、眼、脑膜和脊髓等中枢神经系统,无 CNS 之外的部位累及,是中枢神经系统肿瘤中非常少见的一类肿瘤。其发病率较低,占脑肿瘤的 1%~5%,占结外淋巴瘤的 4%~6%。PCNSL 可能发生在任何年龄段,患者中位年龄为 65 岁,男性多于女性。

PCNSL 临床表现:病程短,大多数在半年内。主要症状与体征由其占位效应或弥散性脑水肿所致。可分为 4 种情况:①脑部受累症状(30%~50%);②软脑膜受累症状(10%~25%);③眼受累症状(10%~20%);④脊髓受累症状(不足 1%)。

PCNSL 可发生在中枢神经系统的任何部位,但多数发生在幕上,病变好发于基底神经节、胼胝体、脑室周围白质和小脑蚓部,软脑膜、脉络丛和透明隔也常受累。CT 上多呈稍高密度肿块,形态不规则,呈团块状或类圆形,增强检查呈团块状或"握拳"样均匀性强化。PET-CT 表现为病灶呈明显高摄取,SUVmax 值大于 15 时,有助于 PCNSL 诊断。MRI T_1WI 多表现为等或稍低信号,T_2WI 多表现为等或稍高信号,内部有坏死时 T_2WI 可为高信号,增强扫描多呈明显均匀强化,肿瘤坏死时可强化不均;但大脑淋巴瘤病 MRI 多表现为弥漫性白质改变,一般无强化,仅有少数病例报道有针尖样强化,DWI 呈稍高信号,ADC 值降低。肿瘤新生血管少,PCNSL 灌注相对低于其他颅脑恶性肿瘤。MRS 上瘤细胞致密导致 Cho 峰升高,部分淋巴瘤可出现具有特征性的 Lip 峰。

PCNSL 患者脑脊液并无明显特异性,约有 1/3 患者脑脊液中可出现恶性淋巴瘤细胞数目增多,但不能只凭借这一点就诊断为 PCNSL。有文献表明恶性 B 淋巴细胞主要高表达 IL-10,而炎症细胞高表达 IL-6。在淋巴瘤中,肿瘤细胞的自分泌是 IL-10 的重要来源,PCNSL 患者脑脊液 IL-6、IL-10 以及 CXCL13 水平显著升高,通过对脑脊液 IL-6、IL-10 及 CXCL13 水平分析可辅助鉴别诊断 PCNSL。

80% ~ 90% 的 PCNSL 纳入弥漫大 B 细胞淋巴瘤,少数为免疫缺陷相关淋巴瘤、血管内大 B 细胞淋巴瘤以及中枢神经系统内各种少见淋巴瘤。少见淋巴瘤包括硬膜的黏膜相关淋巴组织淋巴瘤、低级别 B 细胞和 T 细胞淋巴瘤、Burkitt 淋巴瘤、高级别 T 细胞和 NK/T 细胞淋巴瘤。基于以上所描述的 PCNSL 无任何特异性临床表现,无任何特异性检查方法,且病程较短,预后较差,一旦怀疑 PCNSL,应及早行病理学检查。目前取得病理标本的途径主要有开颅手术取病理标本及立体定向活检 2 种。

PCNSL 患者对皮质类固醇激素反应较好,但大多数患者在经历一个短暂的缓解阶段后,很快症状会再次加重。皮质类固醇激素可减轻肿瘤周围的水肿,控制症状,但是使用激素后肿瘤常会迅速消退,给诊断带来困难,所以诊断未明确、未行立体定向活检前应尽量避免使用皮质类固醇激素。此外,激素使用会影响肿瘤病理表现,术前应避免使用,以防影响诊断。

诊疗总结

PCNSL 临床症状不典型性,实验室检查指标无特异性,影像学上呈现多样性,因而 PCNSL 误诊率较高,早期诊断困难,需要认真细致地分析患者的病史,通过多种检查化验手段来进行分辨。

参考文献

[1]FARRALL A L,SMITH J R. Changing incidence and survival of primary central nervous system lymphoma in australia:a 33 - year national population - based study[J]. Cancers (Basel),2021,13(3):403-418.

[2]ZHANG Y,ZHOU D B. Primary central nervous systemlymphoma:status and advances in diagnosis,molecular pathogenesis,and treatment[J]. Chin Med J(Engl),2020,133(12):1462-1469.

[3]KAYED M H,SALEH T R,REDA I S,et al. The added value of advanced neuro-imaging (mr diffusion,perfusion and proton spectroscopy) in diagnosis of primary cns lymphoma[J]. Alexandria J Med,2019,50(4):303-310.

[4]SVOLOS P,KOUSI E,KAPSALAKI E,et al. The role of diffusion and perfusion weighted

imaging in the differential diagnosis of cerebral tumors：a review and future perspectives［J］. Cancer Imaging,2014,14(1):20.

［5］NGUYEN-THEM L,COSTOPOULOS M,TANGUY M L,et al. The CSF IL-10 concentration is an effective diagnostic marker in immunocompetent primary CNS lymphoma and a potential prognostic biomarker in treatment-responsive patients［J］. Eur J Cancer, 2016,61:69-76.

［6］WANG L,LUO L,GAO Z,et al. The diagnostic and prognostic valueof interleukin-10 in cerebrospinal fluid for central nervous systemlymphoma：a meta-analysis［J］. Leuk Lymphoma,2017,58(10):2452-2459.

［7］RUBENSTEIN J L,WONG V S,KADOCH C,et al. CXCL13 plus interleukin 10 is highly specific for the diagnosis of CNS lymphoma［J］. Blood,2013,121(23):4740-4748.

案例三十六 原发性中枢弥漫大 B 细胞淋巴瘤

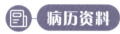 病历资料

(一)病史

患者女性,58 岁,以"四肢无力 1 月余,加重伴反应迟钝 15 天"为主诉入院。

现病史: 患者 1 月余前感冒后自觉四肢无力,可自行行走,容易绊倒,生活可自理。无头晕、头痛、恶心、呕吐,无视物不清、饮水呛咳、吞咽困难,无肢体抽搐、大小便障碍等症状。自行口服感冒药物治疗(具体不详),四肢无力症状未见明显变化。15 天前再次感冒后出现胡言乱语、反应迟钝,伴言语减少、表情淡漠,查头部 MRI(2021 年 4 月 17 日)显示双侧基底节区、双侧额叶异常信号,考虑梗死并渗血;颅脑 MRA 显示双侧大脑后动脉远端显影浅淡。上述症状逐渐加重,为进一步诊治遂至我院。自发病以来,患者意识清楚,精神一般,表情淡漠,食欲欠佳,睡眠增多,大小便正常,体重无减轻。

既往史: "糖尿病"病史 1 年余,现口服"二甲双胍、格列吡嗪片"治疗,未规律监测血糖;无高血压、心脏疾病病史,无脑血管疾病病史。

(二)体格检查

一般查体:心、肺、腹查体未见明显异常。神经系统查体:意识清楚,精神一般,反应淡漠,高级智能减退,右利手,双侧眼球位置居中,各方向运动充分,无复视,无眼震。双侧瞳孔等大等圆,直径 3 mm,直接、间接对光反射灵敏。双侧额纹对称,眼裂等大,闭目有力。左侧鼻唇沟变浅,示齿口角偏右,无饮水呛咳、吞咽困难及声音嘶哑,伸舌充分,舌尖位置居中,无舌肌萎缩及肌束震颤,余脑神经检查不配合。四肢肌张力正常,粗测四肢肌力 4 级,四肢腱反射(++),双侧 Babinski 征、Choddock 征阳性。指鼻及共济运动不配合,脑膜刺激征阴性。

(三)辅助检查

1. 实验室检查 血常规、肝肾功能、电解质、凝血功能、甲功三项、C 反应蛋白等常规检查未见异常。血肿瘤标志物示非小细胞肺癌抗原 21-1 3.63 ng/mL,铁蛋白 223.00 ng/mL,余结果正常。

2. 彩超和心电图 甲状腺彩超、颈部动脉彩超、心脏彩超、肝胆胰脾及泌尿系统彩超未见明显异常。心电图:正常范围心电图。

(四)初步诊断

①颅内多发病灶性质待查:中枢神经系统肿瘤? 淋巴瘤? 炎性假瘤? ②2 型糖尿病。

▷▷ 诊疗过程

(一)进一步辅助检查

1. 影像学检查 头部 MRI 平扫+增强(图 10-7、图 10-8)+MRS 显示双侧额顶岛叶、双侧侧脑室旁及右侧基底节区、双侧丘脑、右侧大脑脚、脑桥病变。MRS 表现不典型,淋巴瘤? 肿块型脱髓鞘?

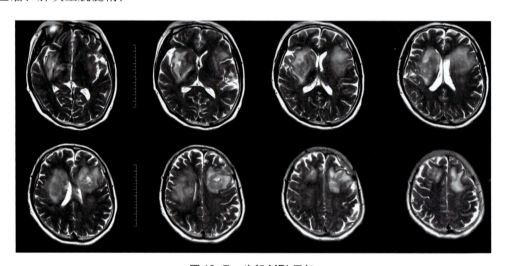

图 10-7 头部 MRI 平扫

T_2WI 显示双侧额顶岛叶、双侧侧脑室旁及右侧基底节区、双侧丘脑、右侧大脑脚、脑桥可见片状混杂长 T_2 信号。

2. 腰椎穿刺术 脑脊液压力 90 mmH$_2$O。脑脊液常规检查:白细胞计数 142.×10^2/L(单核细胞百分比 61.4%,嗜中性粒细胞百分比 38.6%),氯化物 135 mmol/L,葡萄糖 6.83 mmol/L,脑脊液总蛋白 610.00 mg/L,脑脊液白蛋白 558.00 mg/L。脑脊液电泳示脑脊液 IgG 69.20 mg/L,24 h CSF IgG 合成率 6.38。脑脊液腺苷脱氨酶、结明三项、结核分

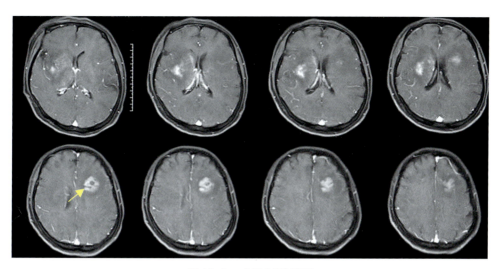

图 10-8　头部 MRI 增强

静脉注入对比剂后增强扫描可见双侧额顶岛叶、双侧侧脑室旁及右侧基底节区、双侧丘脑、右侧大脑
脚、脑桥可见团块状、条片状、斑点状强化信号。箭头所示"缺口征"。

枝杆菌涂片、病毒全套、墨汁染色均未见异常。脑脊液脱落细胞病理：镜下见极少数淋巴
细胞和嗜中性粒细胞。

（二）治疗

考虑中枢神经系统原发肿瘤可能，与家属沟通后完善全身 PET-CT 检查，PET-CT
（图 10-9）显示：①左侧额顶叶、双侧侧脑室旁、右侧基底节区、右侧岛叶、双侧丘脑、脑桥
多发软组织结节代谢活跃，考虑恶性病变，淋巴瘤？建议结合病理。②鼻咽右侧壁代谢
较活跃，考虑炎症；双颈Ⅱ区稍大淋巴结代谢较活跃，考虑炎性淋巴结。③胃幽门部代谢
较活跃，结肠多处代谢活跃灶，考虑炎症可能。

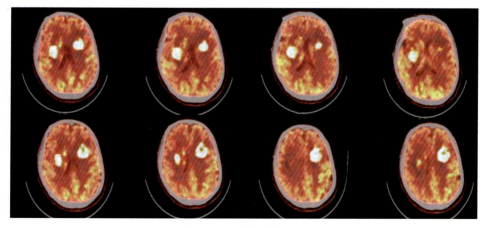

图 10-9　全身 PET-CT

住院期间患者意识障碍进行性加重,意识浅昏迷,疼痛刺激不睁眼,四肢无明显自发活动。结合患者影像学结果,考虑中枢神经系统淋巴瘤,与家属沟通后行左侧额叶病灶活检,并请肿瘤内科会诊,考虑淋巴瘤可能性大。因已取病理,给予地塞米松 10 mg 静脉应用。激素应用第 4 天,患者意识较前好转,嗜睡,呼唤睁眼,反应迟钝,可简单配合指令性动作。病理结果回示(图 10-10):(左额叶占位)弥漫大 B 细胞淋巴瘤。请肿瘤科会诊后转入肿瘤科行化疗治疗。

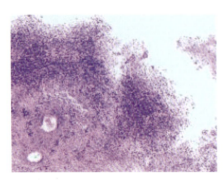
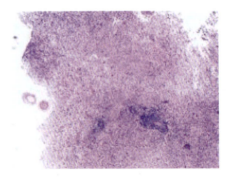

图 10-10　病理活检

显示弥漫大 B 细胞淋巴瘤,免疫表型提示非生发中心细胞来源。免疫组化结果:AE1/AE3(−),S−100(−),GFAP(−),Oligo−2(−),CD20(+),CD3(−),CD79(+),CD10(−),Bcl−6(+),MUM−1(+),Bcl−2(>90%+),c−Myc(40%+),CD5(−),Cyclin D1(−),CD30(−),Ki−67(80%+),原位杂交 EBER(−)。

(三)修订诊断

①原发性中枢弥漫大 B 细胞淋巴瘤;②2 型糖尿病。

(四)预后随访

首次化疗出院时(2021 年 6 月 22 日)我科门诊查体:意识清楚,精神一般,高级智能减退。眼球各方向运动不配合,双侧瞳孔直径约 3 mm,直接、间接对光反射正常。双侧额纹对称,眼裂等大,闭目有力,左侧鼻唇沟变浅。右侧肢体肌力 4 级,左侧肢体肌力 2 级,双侧病理征阳性。2021 年 7 月 14 日再次入我院肿瘤科行化疗,2021 年 8 月份电话随访,患者因呼吸循环衰竭去世。

病例特点分析

(一)病例特点

1. 患者 58 岁女性,亚急性起病,出现四肢无力、反应迟钝、高级智能减退等神经功能损害表现,神经系统症状进行性加重。

2. 脑脊液细胞数及蛋白轻度升高,鞘内合成率高。磁共振显示颅内多发异常信号,周边水肿明显,增强可见点状强化或环形强化。PET-CT 显示颅内病灶区代谢活跃,其他部位未见受累。

3.病理活检提示弥漫大 B 细胞淋巴瘤。

4.初始激素治疗效果明显。

(二)病例分析

1.**定位诊断** ①双侧大脑皮层。依据:查体反应迟钝,高级智能活动减退。②双侧丘脑、脑桥。依据:查体左侧中枢性面瘫,双侧肢体中枢性瘫痪、双侧病理征阳性,病程中逐渐出现意识障碍,头部影像学检查支持。

2.**定性诊断** 肿瘤性。依据:患者 58 岁女性,亚急性起病,进行性加重,头部 MRI 增强示颅内多发病灶明显强化,PET-CT 提示颅内病灶代谢活跃,病理活检提示弥漫大 B 细胞淋巴瘤。

⌛ 诊疗进展

原发性中枢神经系统淋巴瘤(primary central nervous system lymphoma,PCNSL)是一种原发于中枢神经系统内的淋巴结外非霍奇金淋巴瘤,累及眼、脑、脊髓、脑膜或脑神经,占颅内原发肿瘤的 1%~5%。临床中该病罕见,其临床表现缺乏特异性,易被误诊,特别是对于伴有颅内占位病变且以认知障碍或双眼视力下降起病的患者,易被误诊为 CNS 瘤样脱髓鞘病。

PCNSL 一般亚急性或慢性起病,多表现为局灶性神经功能缺失或进展性认知功能障碍,部分出现头痛或颅内压增高或视力障碍表现,癫痫发作少见,后期多出现大小便障碍。其中认知功能受累需引起关注,该临床特点极易被忽视、误诊。此外,当患者出现周围神经受损表现,且合并认知功能减退或记忆力下降时,应考虑 PCNSL 播散到周围神经的可能,此为瘤细胞浸润脑神经、周围神经、神经根或神经丛等周围神经系统所继发的神经系统淋巴瘤。

影像学特征如下。①受累部位:70%~80% 位于幕上,如大脑半球深部脑白质、丘脑、基底节区、胼胝体或脑室周围,少数累及颅后窝、软脑膜和脊髓,极个别位于脑室内。②CT 表现:平扫 90% 病灶为等或高密度,周围重度水肿,少数为低密度,增强 CT 常见病灶中心强化。③MRI 表现:T_1WI 呈等或稍低信号,T_2WI 多数呈等或稍高信号,少数为低或混杂信号,FLAIR 呈稍高信号,DWI 可呈等、略高或高信号,而 ADC 相应区域多为低信号。注射造影剂后,大多呈结节样、团结块状或斑片状均匀强化,部分出现不均匀、环形、开环样强化,少数强化不明显,累及胼胝体时表现为"蝶翼征",侵犯室管膜时呈弥散粟粒结节样或带状强化;播散至脑膜或脑膜原发 PCNSL 时,除见脑膜弥漫性强化外,少数可见"脑膜尾征",肿瘤很少出现坏死、囊变、出血和钙化。MRS 表现为胆碱峰明显升高,NAA 峰中度降低,部分可见高耸脂峰。PET-CT 呈 F-脱氧葡萄糖高代谢及摄取增高,但不具有特异性,常常用于评估 PCNSL 的临床疗效、监测残留或复发病灶。

目前对 PCNSL 尚无统一的诊断标准,最终确诊仍需脑组织病理学检查。立体定向或导航引导下进行穿刺活检对脑组织损伤小,被推荐为最有用的诊断方法,活检前应避免应用激素,以免细胞毒性作用给病理诊断带来干扰;对于应用激素后导致病理表现不典型而临床及影像高度怀疑 PCNSL 的患者,建议停用激素 2 周以上,并动态进行 MRI 监测,待提示肿块增长时再次活检。

📝 诊疗总结

　　原发性中枢神经系统淋巴瘤临床表现多变,以认知功能减退为表现起病的患者,临床中易被忽视,可能延误治疗,导致神经系统症状加重,需加以重视。对于磁共振表现考虑中枢神经系统淋巴瘤的患者,需尽早行脑脊液检查及病理活检。在取病理之前,尽量避免使用激素治疗。

▌参考文献

[1] LAUW M I S, LUCAS C G, OHGAMI R S, et al. Primary central nervous system lymphomas:a diagnostic overview of key histomorphologic,immunophenotypic,and genetic features[J]. Diagnostics(Basel),2020,10(12):1076.

[2] HU N N,ZHANG M M,CHEN Y Y,et al. Primary central nervous system lymphoma with no enhancement initially and no significant progression over a long term:a case report and review of the literature[J]. Int J Neurosci,2019,129(3):303-307.

第十一章 继发性神经系统疾病

案例三十七 造影剂脑病

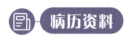 病历资料

(一) 病史

患者女性,65 岁,以"间断胸部不适半年,加重 1 天"为主诉入我院心内科。

现病史:患者半年前活动时出现胸部及颈部紧缩感,无心慌、胸闷、胸背部疼痛,休息 3 分钟后症状缓解。1 天前上述症状再发加重,性质同前,持续 6 小时方缓解,当地医院完善心梗三项检查,提示肌钙蛋白、肌酸激酶同工酶、肌红蛋白升高。为求进一步诊治遂来我院,入心内科住院治疗。

既往史:发现肾功能不全 20 余天。

(二) 体格检查

心浊音界正常,心率 75 次/分,律齐,各瓣膜听诊区未闻及杂音。神经系统查体未见异常。

(三) 辅助检查

血常规示白细胞计数 5.39×10^9/L,红细胞计数 2.87×10^{12}/L,血红蛋白 85 g/L,血小板计数 161×10^9/L;肾功能示尿素氮 15.44 mmol/L,肌酐 272 mmol/L;肌钙蛋白 10.098 μg/L,BNP 805.45 pg/mL;肝功能、电解质、凝血功能、甲功三项等常规结果未见异常。

(四) 初步诊断

①冠状动脉粥样硬化性心脏病;②慢性肾功能不全。

>>> 诊疗过程

(一)病情变化

考虑患者为冠心病,行"冠状动脉造影+PCI术",术中共使用碘质量浓度为320 mg/mL的碘克沙醇150 mL,术中患者生命体征平稳,术后未诉不适。术后3小时患者出现意识模糊,混合性失语,右侧中枢性面瘫,右侧肢体肌张力减低,右侧肢体肌力2级,右侧Babinski征、Choddock征阳性。急查头部CT未见异常。查头部MRI(图11-1)提示左侧丘脑异常信号,MRA及MRV显示颅内大动脉及静脉窦未见明显异常。复查肾功能:尿素氮14.17 mmol/L,肌酐241 mmol/L。

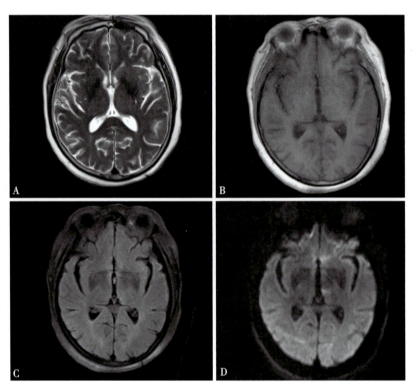

A、B示T_2WI序列及T_1WI序列未见相对应区域异常信号;C. FLAIR序列,左侧丘脑呈稍高信号;D. DWI序列,左侧丘脑可见斑片状稍高信号。

图11-1 头部MRI

(二)治疗

术后1天,患者出现意识水平下降,呈嗜睡状态,后出现发作性意识丧失,伴有四肢抽搐、口唇发绀,持续约1分钟,给予地西泮静脉注射症状缓解。复查头部CT无明显异常。根据临床表现及辅助检查结果考虑造影剂脑病可能性大,遂给予抗炎(糖皮质激素)、补液、控制血压、补充白蛋白及利尿治疗。术后3天患者意识明显好转,言语清晰,可配合指令动作,右侧肢体肌力5级。复查头部MRI(图11-2)示左侧丘脑异常信号明显好转,基本消失。

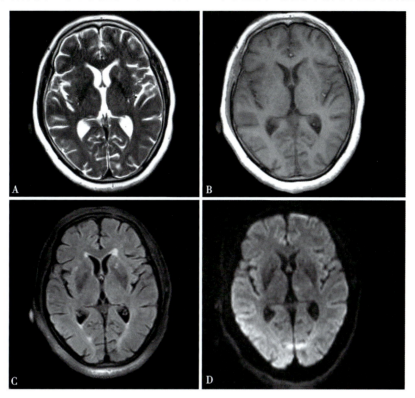

A ~ C. T$_2$WI、T$_1$WI 及 FLAIR 序列未见明显异常;D. DWI 序列左侧丘脑高信号较前明显减低。

图 11-2　复查头部 MRI

(三)修订诊断

①造影剂脑病;②冠状动脉粥样硬化性心脏病;③慢性肾功能不全。

(四)预后随访

3个月后电话随访,患者神志清,言语流利,四肢活动正常,未再出现抽搐。

病例特点分析

(一)病例特点

1.患者65岁女性,既往慢性肾功能不全病史。
2."冠状动脉造影+PCI术"后3小时出现神经功能缺损症状及体征。
3.给予糖皮质激素及补液治疗后3天,患者症状完全缓解,影像学病灶消失。

(二)病例分析

1.**定位诊断**　双侧大脑半球皮层、左侧丘脑。依据:查体可见混合性失语,意识内容及水平下降,右侧中枢性面瘫及右侧中枢性肢体瘫痪,发病期间出现癫痫发作。头部 MRI 提示左侧丘脑异常信号。

2. 定性诊断 代谢性。依据:患者 65 岁女性,既往慢性肾功能不全病史,心内科行"冠状动脉造影+PCI 术"后 3 小时出现神经系统症状及体征,急诊行头部 MRI 检查提示左侧丘脑异常信号,后给予糖皮质激素及补液对症治疗 3 天后,患者意识恢复正常,右侧肢体无力完全缓解,复查头部 MRI 见左侧丘脑异常信号消失。

诊疗进展

造影剂脑病(contrast-induced encephalopathy,CIE)是一种因血管内使用造影剂引起的神经系统并发症,目前有关造影剂脑病尚缺乏大数据的流行病学调查,有资料曾报道 CIE 的发病率在 0.3%~1.0%,症状持续时间一般为 48~72 小时,预后绝大部分较好。

动物实验已证明,碘克沙醇可直接破坏血脑屏障(blood brain barrier,BBB),也可以通过诱导内皮细胞(endothelial cell,EC)形态及功能的改变(包括收缩和膨胀、免疫反应、氧化应激及炎症反应),间接使 BBB 受损。造影剂外渗可对神经元产生直接的毒性损伤。另外,碘造影剂可增加 EC 释放内皮素,减少一氧化氮(nitric oxide,NO)的产生,这将直接导致血管收缩或痉挛,继而导致脑组织缺血缺氧。研究认为,男性、高龄、高血压、糖尿病、肾功能障碍、有短暂性脑缺血发作(transient ischemic attack,TIA)病史等均为 CIE 发生的危险因素(图 11-3)。

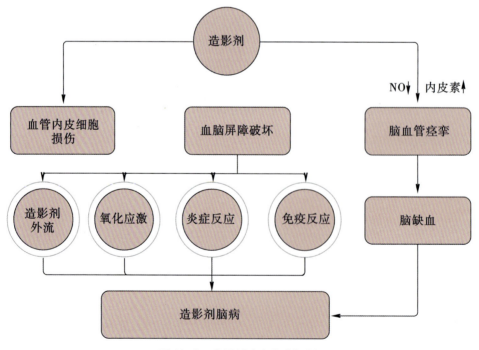

图 11-3 造影剂脑病发病机制

CIE 的治疗尚无统一标准,就其发病机制来说,合理补液、抗炎、抗血管痉挛等可能有利于患者症状的快速缓解,其他个体化对症支持治疗,如抗癫痫、脱水降颅压、改善循环等亦非常重要。

诊疗总结

使用造影剂后短时间内出现神经系统症状及体征,特别是对患有急、慢性肾功能不全的患者,要考虑是否有造影剂脑病的可能性。但 CIE 的发生率总体很低,临床及影像学表现异质性较大,其发生的危险因素及临床特征目前研究尚不完善,发病机制目前仍不明确,需要临床医生对本病加强认识。

参考文献

[1] KAMIMURA T, NAKAMORI M, IMAMURA E, et al. Low－dose contrast－induced encephalopathy during diagnostic cerebral angiography[J]. Intern Med, 2021, 60(4): 629-633.

[2] LIU M R, JIANG H, LI X L, et al. Case report and literature review on low－osmolar, non－ionic iodine－based contrast－induced encephalopathy[J]. Clin Interv Aging, 2020, 15(4): 2277-2289.

[3] RONDA N, POTI F, PALMISANO A, et al. Effects of the radiocontrast agent iodixanol on endothelial cell morphology and function[J]. Vascul Pharmacol, 2013, 58(1-2): 39-47.

[4] SPENCERCER C M, GOA K L. Iodixanol. A review of its pharmacodynamic and pharmacokinetic properties and diagnostic use as an X－ray contrast medium[J]. Drugs, 1996, 52(6): 899-927.

[5] TORVIK A, WALDAY P. Neurotoxicity of water－soluble contrast media[J]. Acta Radiol Suppl, 1995, 399: 221-229.

案例三十八　可逆性后部白质脑病综合征

病历资料

(一)病史

患者男性,33 岁,装修工人,以"食欲减退 1 周"为主诉入我院肾内科。

现病史:患者 1 周前无明显诱因出现食欲减退,伴乏力,无恶心、呕吐,无腹泻、腹痛,无发热、胸闷,无尿量减少。至当地医院查尿常规示尿蛋白+++;血常规示白细胞计数 $8.07×10^9$/L,血红蛋白 120 g/L,血小板计数 $84×10^9$/L;肾功能示肌酐 261.1 μmol/L。双肾、输尿管、膀胱及前列腺彩超均未见明显异常;肝胆胰脾彩超示胆囊壁厚毛糙,脾大。

复查肾功能示尿素 18.5 mmol/L,肌酐 381 μmol/L;电解质示钾 2.71 mmol/L。为进一步诊治遂至我院急诊,测血压 248/172 mmHg,急诊以"①肾功能不全;②恶性高血压"收入我院肾内科。自发病以来,患者神志清,精神欠佳,食欲减退,睡眠正常,二便如常,体重变化不详。

患者于我院肾内科住院第 2 天突发意识丧失,呼之不应,伴小便失禁,无肢体抽搐,持续约 10 分钟后意识恢复,经我科会诊后转入。

既往史:体健。

个人史:吸烟 10 余年,平均 10 支/d,未戒烟。偶饮酒。余无特殊。

(二)体格检查

一般查体:血压 191/125 mmHg,巩膜黄染,不能平卧,端坐位,颜面部及四肢水肿明显。肺部听诊未见明显异常,心脏听诊各瓣膜区未闻及明显心脏杂音。腹软,无压痛、反跳痛,肠鸣音 4 次/分。神经系统查体:神志清,精神差,间断烦躁,时间、空间、地点定向力正常,计算力下降。双侧瞳孔等大等圆,直径 2.5 mm,对光反射灵敏,眼球各方向运动可。双侧额纹、鼻唇沟对称,伸舌居中,咽反射存在。转颈、耸肩有力,双上肢肌力 5 级,双下肢肌力 4+级,四肢肌张力正常。四肢腱反射对称引出,深、浅感觉查体均未见异常,指鼻及共济查体未见异常,双侧病理征阴性,颈软,无抵抗。

(三)辅助检查

1. **实验室检查** 血常规示白细胞计数 $8.52×10^9$/L,红细胞计数 $2.88×10^{12}$/L,血红蛋白 98 g/L,血小板计数 $96×10^9$/L;电解质示钾 2.09 mmol/L;肾功能示尿素氮 21.64 mmol/L,肌酐 418 μmol/L,尿酸 594 μmol/L;肝功能示总胆红素 73.80 μmol/L,直接胆红素 24.80 μmol/L,间接胆红素 49.0 μmol/L,乳酸脱氢酶 772 μmol/L;血 BNP 92 954.8 pg/mL;肌钙蛋白 T 0.292 ng/mL。心肌酶、凝血功能、降钙素原、血沉、C 反应蛋白、甲状腺功能、传染病四项均未见异常。同型半胱氨酸 57.63 μmol/L,叶酸 3.33 ng/mL。尿常规示尿蛋白+++,红细胞++。

2. **彩超和心电图** 心脏彩超示左心大,右房大,升主动脉增宽,室间隔及左室壁增厚,左室壁搏动普遍减弱,肺动脉高压(重度),左室功能下降(收缩+舒张),EF(射血分数)值 40%。甲状腺彩超示甲状腺双侧叶囊实性及囊性结节(TI-RADS 分级 3 级)。双肾及肾血管彩超示胡桃夹征阴性,双肾弥漫性回声改变,双肾动脉阻力指数增高。肾上腺彩超示双侧肾上腺增粗。心电图:窦性心动过速,110 次/分,Ptf_{V_1} 负值增大,左心室肥大伴继发 ST-T 改变。

3. **CT 检查** 头部 CT(图 11-4):双侧额颞顶叶及双侧侧脑室旁、基底节区大片低密度灶,双侧脑池、脑沟变浅。

(四)初步诊断

①颅内病变待查:高血压脑病? 中毒? 代谢? 炎性? 肿瘤? ②恶性高血压;③肾功能不全;④心功能不全;⑤肺动脉高压;⑥肝功能异常;⑦贫血;⑧血小板减少症;⑨高同型半胱氨酸血症;⑩电解质代谢紊乱 低钾血症。

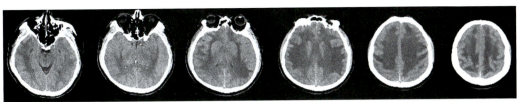

图 11-4　头部 CT

 诊疗过程

（一）进一步辅助检查

1.影像学检查

（1）头部 MRI 平扫（图 11-5）：双侧额颞顶叶、双侧外囊、双侧侧脑室旁、双侧丘脑、双侧基底节区、脑桥及延髓、胼胝体体部多发异常信号,高血压脑病？ 脑水肿？ 脑白质病变？ 变性、中毒或代谢性疾病？

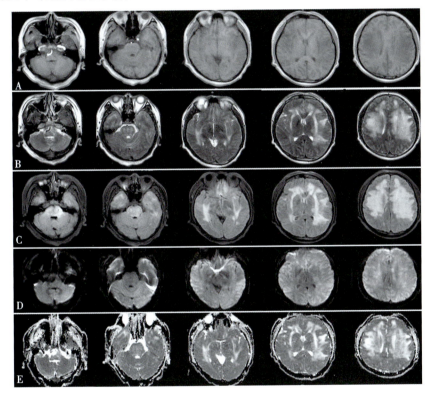

A. T_1WI；B. T_2WI；C. T_2FLAIR；D. DWI；E. ADC。

图 11-5　头部 MRI 平扫

双侧额颞顶叶、双侧外囊、双侧侧脑室旁、双侧丘脑、双侧基底节区、脑桥及延髓、胼胝体体部见多发斑片状稍长 T_1 稍长 T_2 信号,黑水像呈高信号,DWI 上双侧额颞顶叶、左侧基底节区见斑点片状稍高信号,脑桥增大,脑室系统受压变小,双侧大脑半球脑沟变浅,中线结构似稍向右侧偏移。

239

（2）头部 SWI+MRA（图 11-6）：双侧外囊、双侧黑质、脑桥含铁血黄素沉积。轻度脑动脉硬化,右侧椎动脉未见明确显示,考虑变异。

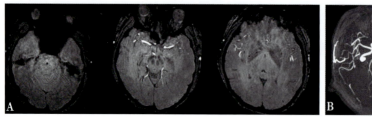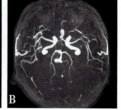

A. SWI；B. MRA。

图 11-6 头部 SWI+MRA

2. 腰椎穿刺术 脑脊液压力>400 mmH$_2$O,脑脊液无色、清亮。脑脊液常规、生化、细胞学:白细胞计数 2×10^6/L,单核细胞百分比58%,葡萄糖4.35 mmol/L,氯化物126 mmol/L,蛋白定性阳性、定量 504 mg/L。脑脊液自身免疫性脑炎抗体、脱髓鞘抗体、病毒全套、结核等检查结果均未见明显异常。

3. 结缔组织病相关检查 结缔组织病全套筛查未见异常。

（二）治疗

患者转入我科后完善相关检查,给予脱水降颅压、控制血压、纠正电解质紊乱及对症支持治疗。患者不能平卧,端坐位,喘息明显,出入水量正平衡,肌酐较高,BNP 较高,心脏彩超及心电图提示左心负荷过重,肾内科会诊后,间断床旁行连续性肾脏替代治疗（CRRT）。经治疗患者水肿减轻,呼吸平稳,复查心脏彩超,EF 值上升至60%,肺动脉高压下降至轻度,血 BNP 21 200 pg/mL。患者颅内多发对称性病变,不除外中枢神经系统淋巴瘤等,完善头部 MRI 增强及 MRS,结果（图 11-7）示双侧额颞顶叶、双侧外囊、双侧侧脑室旁、双侧丘脑、双侧基底节区、脑桥及延髓、胼胝体体部多发异常信号,结合 MRS,不支持典型肿瘤性病变。行脑脊液细胞流式分析检查,结果未发现具有明显优势或表型异常的淋巴细胞。经积极治疗,患者入我科 1 周后复查头部 MRI,结果（图 11-8）示双侧额颞顶叶、双侧外囊、双侧侧脑室旁、双侧丘脑、双侧基底节区、脑桥及延髓、胼胝体体部多发异常信号,较前片对比,病变范围缩小,脑组织肿胀减轻,脑桥体积缩小。

复查腰穿,脑脊液压力 120 mmH$_2$O,脑脊液无色、清亮。脑脊液常规、生化、细胞学:白细胞计数 2×10^6/L,单核细胞百分比70%,葡萄糖3.85 mmol/L,氯化物135 mmol/L,蛋白定性弱阳性、定量 463 mg/L。患者血压极高,且合并有肾功能不全,考虑诊断可逆性后部白质脑病综合征,积极控制血压。筛查患者继发性高血压因素,完善皮质醇节律及卧立位醛固酮-肾素活性检查,内分泌科会诊考虑患者应激状态,应用利尿剂,且存在心力衰竭、肾衰竭,RAAS 及 HPA 轴评估受影响,建议暂控制血压。患者肾上腺彩超提示双侧肾上腺增粗,完善肾上腺 CT 检查,结果回示肾上腺增粗,考虑增生,泌尿外科会诊后建议暂无需处理。患者血常规提示贫血、血小板减少,肝功能提示胆红素增高,以间接胆红素增高为主,完善外周血红细胞破碎比例、ADAMTS13 活性和抗体、溶血全套、阵发性睡眠

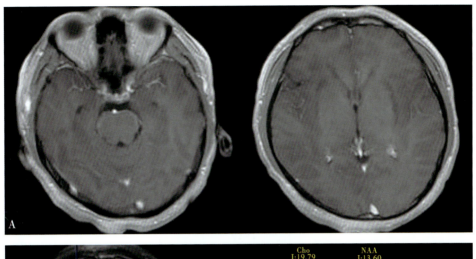

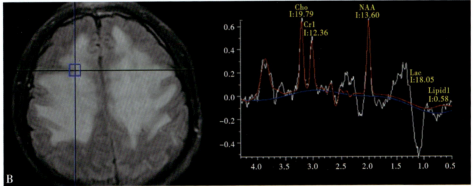

A. T$_1$ 增强；B. MRS。

图 11-7　头部 MRI 增强及 MRS

静脉注入对比剂增强扫描示双侧额颞顶叶、双侧外囊、双侧侧脑室旁、双侧丘脑、双侧基底节区、脑桥及延髓、胼胝体部异常信号未见明显强化。

性血红蛋白尿（PNH）克隆等检查，结果未见明显异常。动态复查患者血常规、肝功能，血小板和血红蛋白未再继续下降，胆红素逐渐下降至正常水平。患者精神状态好转，未再有烦躁，神志清，神经系统无阳性体征，复查头部 MRI 提示病变范围缩小，病情稳定后转至肾内科进一步筛查肾功能不全原因。

（三）修订诊断

①可逆性后部白质脑病综合征；②恶性高血压；③肾功能不全；④心功能不全；⑤肺动脉高压；⑥肝功能异常；⑦贫血；⑧血小板减少症；⑨高同型半胱氨酸血症；⑩电解质代谢紊乱 低钾血症。

（四）预后随访

患者转至肾内科行肾穿刺活检，病理结果提示高血压肾损害，住院期间出现腹痛、休克，考虑肾出血，经积极治疗未能好转，家属要求出院，出院后患者死亡。

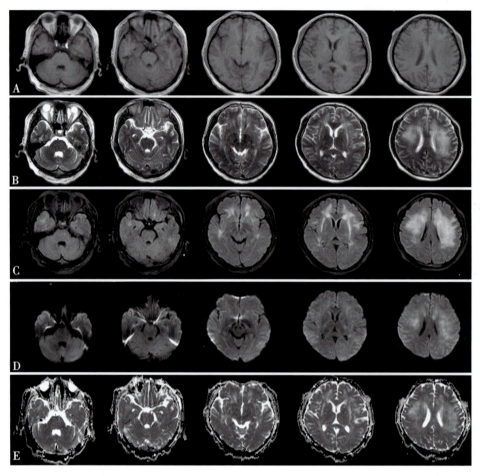

A. T₁WI；B. T₂WI；C. T₂FLAIR；D. DWI；E. ADC。

图 11-8　复查头部 MRI 平扫

病例特点分析

（一）病例特点

1. 患者 33 岁男性，急性起病，发病时血压极高，合并有肾功能不全。

2. 以发作性意识障碍为神经系统首发症状，意识恢复后出现计算力下降、间断烦躁等症状，影像学检查可见颅内多发对称性异常信号。

（二）病例分析

1. **定位诊断**　双侧大脑半球、间脑、脑干。依据：患者首发神经系统症状为突发意识丧失，持续约 10 分钟后意识恢复；神经系统查体可见计算力下降，间断烦躁；头部影像学提示双侧额颞顶叶、双侧外囊、双侧侧脑室旁、双侧丘脑、双侧基底节区、脑桥及延髓、胼胝体体部多发异常信号。

2.**定性诊断**　血管性。依据:患者 33 岁男性,急性起病,发病前存在血压急剧增高情况,合并有肾功能不全;头部影像学提示颅内多发对称性异常信号,增强未见强化;腰穿提示颅内压增高,脑脊液示蛋白轻度增高,脑脊液流式细胞学结果阴性;经积极脱水降颅压、控制血压治疗后,病变范围明显缩小。

诊疗进展

可逆性后部白质脑病综合征(posterior reversible encephalopathy syndrome,PRES)临床表现包括癫痫发作、意识障碍、头痛、视力障碍,部分可有局灶性功能缺损。引起相关疾病因素包括肾衰竭、高血压脑病、先兆子痫或子痫、自身免疫病、免疫抑制剂应用等。肾损害是 PRES 最强的预测信号,研究表明超过 55% 病例伴随肾衰竭。

目前关于 PRES 发病机制有以下观点:①血压增高超过脑血流自动调节阈值,血脑屏障破坏,大分子物质及血浆突破血管进入组织间隙发展为血管源性脑水肿;②一些炎症因子、致炎物质,如肿瘤坏死因子-α(TNF-α)、白细胞介素-1(IL-1)等,诱导黏附分子的表达,其与白细胞相互作用并导致活性氧和蛋白酶的产生,引起内皮损伤和随后的液体渗漏。

PRES 诊断常常依靠头颅磁共振检查,其典型影像学表现是枕叶和顶叶皮质和皮质下白质 FLAIR 序列高信号,其次亦可见额叶及小脑部位病变,较少见于中脑、脑桥、延髓及基底神经节,极少累及脊髓。在部分病例中亦可能出现血管源性出血,影响疾病预后。

结合病史、症状、影像学表现诊断 PRES 时需注意排除感染性脑炎、自身免疫性脑炎、恶性肿瘤、脑血管疾病、代谢性脑病、中毒等。

诊疗总结

本病例患者存在肾损伤,血压极度增高,头部 MRI 提示颅内多发异常信号,主要累及白质,病变范围较广,累及脑桥和延髓。我们完善腰穿、头部 MRS 等检查排除了肿瘤、感染、炎症等,经积极控制血压等治疗后,复查头部 MRI 提示颅内病变范围明显缩小,故而诊断 PRES。临床中对于头部 MRI 呈非典型表现病例,应注意排除其他可能诊断。同时 PRES 常常由其他疾病继发,需同步治疗原发疾病。

参考文献

[1] HINDUJA A. Posterior reversible encephalopathy syndrome:clinical features and outcome [J]. Front Neurol,2020,11:71.

[2] FUGATE J E,RABINSTEIN A A. Posterior reversible encephalopathy syndrome:clinical and radiological manifestations, pathophysiology, and outstanding questions [J]. Lancet Neurol,2015,14(9):914-925.

[3] SAAD A F, CHAUDHARI R, WINTERMARK M. Imaging of atypical and complicated

posterior reversible encephalopathy syndrome[J]. Front Neurol,2019,10:964.

[4] SCHWEITZER A D, PARIKH N S, ASKIN G, et al. Imaging characteristics associated with clinical outcomes in posterior reversible encephalopathy syndrome [J]. Neuroradiology,2017,59(4):379-386.

案例三十九　结缔组织病相关中枢神经病变

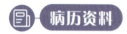 病历资料

(一)病史

患者男性,37 岁,以"关节疼痛 20 天,加重伴意识不清 1 天"为代主诉入院。

现病史:患者 20 天前无明显诱因出现全身关节疼痛不适,伴发热,体温最高39 ℃,伴寒战,有恶心、呕吐。就诊于当地医院,考虑"风湿性关节炎",给予"艾瑞昔布、依折麦布"等药物治疗 10 天,关节疼痛好转。7 天前出现关节疼痛加重,口服上述药物后减轻。1 天前接触冷水后再次出现全身关节疼痛明显加重,无发热,来医院就诊途中出现全身皮疹,后出现意识模糊,问话不答,急诊以"①意识障碍查因;②关节疼痛查因"为诊断收入院。

既往史:4 年前因"抑郁症"在精神医学科住院治疗,好转出院;38 天前因胸痛在当地医院查冠脉 CTA 提示心脏血管狭窄,口服"瑞舒伐他汀钙片、氯吡格雷片",发病前未发现肌肉疼痛等情况,此次关节疼痛后已停用。既往长期有眼干、口干等症状,具体时间不详,未诊治。

(二)体格检查

一般查体:全身皮肤散在红色斑丘疹,按压可褪色,心肺听诊未闻及异常,腹软,无压痛、反跳痛,肠鸣音正常,3 次/分,双上肢远端可见水肿。神经系统查体:意识模糊,可见自发睁眼,不能配合简单指令动作,不言语。双侧瞳孔等大等圆,直径 3.0 mm,双侧对光反射均灵敏,眼球各方向运动充分,未见眼震。双侧额纹、鼻唇沟对称,双侧角膜反射灵敏,双眼闭目有力,余脑神经查体不配合。四肢可见自发活动,粗测肌力 4 级,四肢肌张力正常,深浅感觉及共济查体不配合,四肢腱反射减弱,双侧病理征阴性,颈软,双侧 Kernig 征、Brudzinski 征阴性。

(三)辅助检查

1. **实验室检查**　血常规示白细胞计数 14.64×10⁹/L,红细胞计数 3.93×10¹²/L,血红蛋白122 g/L,血小板计数 117×10⁹/L,中性粒细胞百分比 95.7%,淋巴细胞百分比 2.4%;凝血功能示凝血酶原时间 15.30 s,凝血酶原时间活动度 61.00%,活化部分凝血活酶时间50.70 s,纤维蛋白原测定 1.57 g/L,凝血酶时间 20.20 s,D-二聚体 44.64 mg/L,纤维蛋

白(原)降解产物 303.26 mg/L；电解质示血钾 6.54 mmol/L；肾功能示尿素氮 27.6 mmol/L，肌酐 428 mmol/L；肝功能示谷丙转氨酶 166 U/L，谷草转氨酶 296 U/L，谷氨酰转肽酶 93 U/L，白蛋白 32.9 g/L，球蛋白 40.9 g/L，直接胆红素 11.30 μmol/L，间接胆红素 4.3 μmol/L；PCT 71 ng/mL；C 反应蛋白 105.35 mg/L；血沉 52.00 mm/h；BNP 4280 pg/mL。尿常规示蛋白+，白细胞+，病理管型 3 个/μL；糖化血红蛋白 5.90%；肿瘤标志物示肿瘤相关抗原 19-9 47.20 U/mL，非小细胞肺癌抗原 21-1 27.10 ng/mL，神经元特异性烯醇化酶 53.70 ng/mL，游离前列腺特异抗原 0.87 ng/mL，铁蛋白 12 897.00 ng/mL。甲状腺功能、传染病四项未见异常。

2.彩超和心电图　甲状腺彩超未见明显异常。双下肢静脉彩超示双侧股总静脉、股浅静脉、腘静脉、胫后静脉、胫前静脉、腓静脉、小腿肌间静脉均未见明显血栓。颈部动脉彩超示双侧颈动脉、椎动脉及锁骨下动脉均未见明显异常。肝胆脾胰彩超未见明显异常。心脏彩超示二尖瓣少量反流。泌尿系统彩超示双肾轻度弥漫性回声改变。心电图：窦性心动过速，ST 段部分导联压低。

3.CT检查　头部+胸部 CT(图 11-9)：头部 CT 平扫未见异常，两肺下叶炎症，左肺下叶支气管扩张伴感染。全腹部 CT 未见异常。

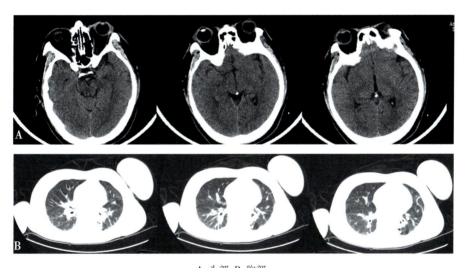

A.头部；B.胸部。

图 11-9　头部和胸部 CT

(四)初步诊断

①意识障碍查因；②发热、关节疼痛查因；③凝血功能异常；④高钾血症；⑤肾功能不全；⑥肝功能异常；⑦肺部感染。

>> 诊疗过程

（一）进一步辅助检查

1. 影像学检查 头部 MRI 平扫（图 11-10）+增强示双侧侧脑室后角旁轻度白质脱髓鞘，静脉注入对比剂后增强扫描脑实质未见明显异常强化信号。

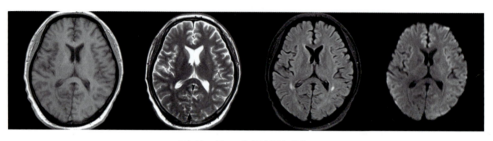

图 11-10 头部 MRI 平扫

2. 腰椎穿刺术 脑脊液压力 260 mmH₂O。脑脊液常规、生化、细胞学：外观淡黄色、澄清，无凝块，白细胞计数 122×10^6/L，嗜中性粒细胞百分比 90%，单核细胞百分比 10%，葡萄糖 2.37 mmol/L，氯化物 124.2 mmol/L，乳酸 5.60 mmol/L，ADA 4.980 ng/mL，脑脊液总蛋白 4288.00 mg/L，脑脊液白蛋白 2317.50 mg/L，脑脊液碱性髓鞘蛋白 0.21 ng/mL。脑脊液电泳：CSF 免疫球蛋白 110.68 mg/dL，IgG 生成指数 0.58，24 h 鞘内合成率 130.21。寡克隆区带：血清和 CSF 均未见 OB。脑脊液 NGS、血清及脑脊液的 AQP4、MOG、GFAP 及自身免疫性脑炎相关抗体结果未见异常。

3. 自身免疫病相关检查 结缔组织病全套+抗磷脂综合征筛查结果显示抗核抗体（IgG 型）1∶320（+），抗 SSB 抗体（+++），抗 Ro52 抗体（+++），抗 SSA 抗体（+++），抗 SSA 抗体>400.00 RU/mL，抗 SSB 抗体>400.00 RU/mL，抗 Ro52 抗体>400.00 RU/mL。类风湿关节炎全套筛查示类风湿因子 IgM 型 152.5 IU/mL。

（二）治疗

患者入院后查血钾较高，给予降钾措施后仍持续高钾，且合并有肾功能不全，尿量减少，出入水量正平衡，经肾内科及透析科会诊后，给予床旁 CRRT。患者 PCT 较高，血常规提示白细胞计数较高，给予加强抗感染治疗。患者凝血功能提示多项指标异常，请血液科会诊后输注冰冻血浆和冷沉淀改善凝血功能，完善凝血因子全套、自免肝筛查。凝血因子全套示未见异常。自免肝筛查：抗核抗体 1∶1000（++），核颗粒型。患者结缔组织病筛查多项异常，结合患者既往长期口干、眼干，此次反复多关节疼痛起病，考虑干燥综合征。患者感染较重，肾功能不全，建议病情稳定后可行唇腺活检明确诊断。患者入院后第 3 天，因吸气三凹征明显，氧合下降，给予经口气管插管并呼吸机辅助通气治疗。患者持续意识障碍，头部 MRI 未见明显异常，脑脊液结果提示白细胞计数、总蛋白增高，结合患者存在干燥综合征，考虑结缔组织疾病所致中枢神经系统病变，故给予丙种免疫球蛋白冲击治疗[0.4 g/(kg·d),应用 5 天]。经积极抗感染治疗,患者感染指标好转,排除激素应用相关禁忌证后,给予甲强龙静脉冲击(1 g/d,每 3 天减半)治疗,定期完善腰椎穿刺检查,结果见表 11-1。

表 11-1　住院期间多次脑脊液及末梢血糖检查结果

入院天数	压力/mmH$_2$O	颜色	白细胞计数/(×10^6/L)	嗜中性粒细胞百分比/%	葡萄糖/(mmol/L)	氯化物/(mmol/L)	总蛋白/(mg/L)	末梢血糖/(mmol/L)
第 1 天	260	淡黄色	122	90	2.37	124.2	4288.0	6.8
第 2 天	230	微黄	26	70	3.74	134.5	4591.0	7.5
第 6 天	250	无色透明	2	2	3.48	132.3	1584.2	5.4
第 9 天	295	无色透明	12	—	4.8	141.3	754.5	7.5
第 12 天	190	无色透明	10	—	3.71	129.9	561.4	5.8
第 19 天	160	无色透明	2	—	2.59	130.5	521.6	5.0

患者经床旁 CRRT,血钾降至正常,复查肾功能肌酐正常,出入水量基本平衡,停用 CRRT,监测血钾及肾功能基本正常。动态监测凝血功能和血小板,结果基本正常。经积极治疗后,患者呼吸情况好转后脱机拔管,意识水平逐渐好转,可简单对答,配合指令动作,症状稳定,激素减量改为口服剂量后出院。

(三)修订诊断

①结缔组织病相关中枢神经病变;②结缔组织病:干燥综合征可能。

(四)预后随访

患者出院 3 个月随访,神志清,四肢活动自如,无神经系统阳性体征。

病例特点分析

(一)病例特点

1. 患者 37 岁男性,急性起病,以关节疼痛、发热为首发症状,后出现意识模糊。

2. 头部 MRI 未见明显异常,脑脊液结果提示白细胞计数、总蛋白增高,多项结缔组织病相关结果异常,考虑干燥综合征,经丙种免疫球蛋白冲击及激素治疗后症状明显好转。

(二)病例分析

1. **定位诊断**　大脑皮层。依据:患者神经系统症状以意识障碍为主要临床症状,神经系统查体意识模糊,无脑神经受累体征。头部影像学未见明显异常。

2. 定性诊断　自身免疫病相关。依据:患者以关节疼痛、发热为首发症状,继而出现意识模糊,查多项结缔组织病相关检查异常,考虑干燥综合征,完善腰穿等检查排除中枢神经系统感染和炎症等疾病,经丙种免疫球蛋白和激素治疗有效。

诊疗进展

干燥综合征是由 Sjögren 于 20 世纪首先报道,是以外分泌腺体的慢性炎症为特点的自身免疫病。临床表现以涎腺和泪腺受损出现口干、眼干等症状最为常见,除此之外可出现其他外分泌腺及腺体外器官的多系统损害的症状,如皮肤肌肉、泌尿、呼吸、神经、血液、消化等系统的受累。

据国内报道 10% ~ 20% 的干燥综合征患者可出现中枢和周围神经系统受损的表现,国外文献报道比例在 8.5% ~ 70%。患者多起病隐匿,少数呈急性或亚急性起病。原发性干燥综合征合并神经系统病变有时间和空间的多样性。时间上,可发生于原发性干燥综合征病程的任意时期,甚至以神经系统症状为首发而就诊于神经科。据国内外文献报道,部分原发性干燥综合征患者以脑出血、进展性小脑变性、亚急性脊髓损伤、视神经炎、周围神经病变等为首发症状而就诊于神经科,因此,对于难以用常见病因解释的神经系统病变,应考虑原发性干燥综合征的可能。空间上,原发性干燥综合征合并神经系统病变具有多灶性、临床表现多样性的特点。原发性干燥综合征合并中枢神经系统疾病主要为脑、脊髓和视神经的局灶性或弥漫性病变为主。局灶性脑部病变临床表现为运动障碍、感觉异常、失语、构音障碍、抽搐发作、脑干和小脑症状。原发性干燥综合征合并中枢神经系统血管炎时,临床多以急性脑血管病形式发病,部分可能因脑膜血管炎症进而出现脑膜炎表现,腰穿可见脑脊液细胞数增高,值得临床注意。弥漫性脑部病变主要表现为亚急性或急性脑病、无菌性脑膜炎、认知功能障碍和心理障碍等。原发性干燥综合征可以合并视神经脊髓炎谱系疾病,目前已达成共识。

原发性干燥综合征合并周围神经系统病变较常见,主要呈现多水平、多灶性特点,临床表现多样,包括感觉神经病、感觉运动神经病、自主神经病、单神经病、多发性单神经病和脑神经病变等,其中,感觉神经病被认为是原发性干燥综合征合并周围神经系统病变的最特征性临床表现,发病率达 15% ~ 39%。

目前原发性干燥综合征合并神经系统病变的机制尚不明确,缺乏统一诊断标准,因此,对于难以用常见病因解释的神经系统病变,应考虑原发性干燥综合征的可能。治疗上的初步推荐为当并发神经系统损害时可给予丙种免疫球蛋白、糖皮质激素治疗。干燥综合征早期治疗主要是对症支持治疗,如出现眼干时给予人工泪液,口干时多饮水或用人工唾液改善,并保持皮肤、鼻腔的湿润,减轻干燥带来的不适感。

诊疗总结

干燥综合征作为一种结缔组织病,其起病形式往往较隐匿,早期不容易发现或因症状轻微未引起患者注意。该病例中,患者既往有类似干燥综合征表现,未在意,亦未积极治疗,故不能及时提供相关病史。临床医师在考虑结缔组织病相关疾病时,应注意干燥综合征等相关疾病的询问。另外,该患者入院后出现多脏器系统的疾病受累,增加了疾病的救治难度。

参考文献

[1] ALEXANDER E L,PROVOST T T,STEVENS M B,et al. Neurologic complications of primary Sjögren's syndrome[J]. Medicine,1982,61(4):247-257.

[2] FAUCHAIS A L,MAGY L,VIDAL E. Central and peripheral neurological complications of primary Sjögren's syndrome[J]. Presse Med,2012,41(9):e485-e493.

[3] MARGARETTEN M. Neurologic manifestations of primary Sjögren syndrome[J]. Rheum Dis Clin North Am,2017,43(4):519-529.

[4] GWATHMEY K G,SATKOWIAK K. Peripheral nervous system manifestations of rheumatological diseases[J]. J Neurol Sci,2021,424:117421.

[5] NEGIINI S,EMMI G,GRECO M,et al. Sjögren's syndrome:a systemic autoimmune disease[J]. Clin Exp Med,2022,22(1):9-25.

案例四十 血栓性血小板减少性紫癜

病历资料

(一)病史

患者男性,60岁,以"头晕半个月,言语不清5天,呕血2天"为主诉入院。

现病史:患者半个月前无明显诱因出现头晕,当地医院就诊后行肺部CT检查示两肺少许炎症,右肺小结节,冠状动脉硬化,右侧迷走锁骨下动脉。5天前出现言语不清,无肢体无力麻木等症状。行头部MRI检查示右侧基底节区及右侧额顶叶急性期脑梗死,双侧额顶叶多发缺血灶,给予相关治疗(具体不详)。2天前无明显诱因出现呕血,呕出黑色胃内容物,量约为200 mL,给予止血等对症治疗,呕血好转。为进一步诊治遂至我院,门诊以"①脑梗死;②消化道出血"为诊断收入介入科。

入院后患者意识模糊,查头部MRI示双侧大脑半球皮层弥漫性肿胀并异常信号,经我科会诊后转入。

既往史:"高血压"病史3年,血压最高达170/90 mmHg,口服降压药,血压控制可。

(二)体格检查

一般查体:贫血貌,双肺听诊可闻及痰鸣音,心脏听诊心律齐,未闻及杂音及异常心音。腹软,无压痛、反跳痛。神经系统查体:意识模糊,不言语,可见自发睁眼,查体不配合。双侧瞳孔等大等圆,直径约 4 mm,对光反射灵敏。双侧角膜反射灵敏,双侧额纹对称,双侧鼻唇沟对称,伸舌不配合。四肢肌张力正常,疼痛刺激右上肢可定位,左上肢可见轻微肌肉收缩活动,双下肢可抬离床面。双侧病理征阴性,颈软,无抵抗。

(三)辅助检查

1. **实验室检查** 血常规+网织红细胞计数示红细胞计数 $2.24×10^{12}/L$,血红蛋白 73.0 g/L,血小板计数 $13×10^9/L$,中性粒细胞百分比 84.9%,网织红细胞百分数 16.09%,网织红细胞绝对值 $409.80×10^9/L$;肝功能示谷草转氨酶 65 U/L,白蛋白 34.2 g/L,总胆红素 74.90 μmol/L,直接胆红素 34.60 μmol/L,间接胆红素 40.3 μmol/L;电解质示钾 3.15 mmol/L,磷 0.46 mmol/L;凝血功能示 D-二聚体 1.13 mg/L,纤维蛋白(原)降解产物 12.29 mg/L。肾功能、甲状腺功能、尿常规、叶酸、维生素 B_{12}、结缔组织全套等结果均正常。

2. **影像学检查**

(1)头部 MRI(图 11-11):①双侧大脑半球皮层可见弥漫性肿胀并异常信号,建议进一步增强扫描除外脑炎。②右侧额叶亚急性腔梗、右侧基底节区缺血灶。

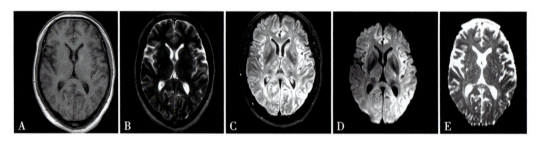

A. T_1WI;B. T_2WI;C. $T_2 FLAIR$;D. DWI;E. ADC。

图 11-11 头部 MRI

双侧大脑半球皮层可见弥漫性 FLAIR 高信号,皮层稍肿胀,DWI 上可见部分扩散受限高信号。

(2)头颈联合 CTA(图 11-12):双侧颈总动脉共干,直接起源于主动脉弓,右侧锁骨下动脉、双侧颈内动脉虹吸部钙斑,管腔轻度狭窄,右椎动脉较对侧稍纤细,右侧大脑前动脉管腔纤细,左侧大脑中动脉 M1 段管腔局限性轻度狭窄。

(四)初步诊断

①意识模糊查因;②脑梗死;③消化道出血;④血小板减少症;⑤贫血;⑥胆红素升高查因;⑦高血压 2 级(中危)。

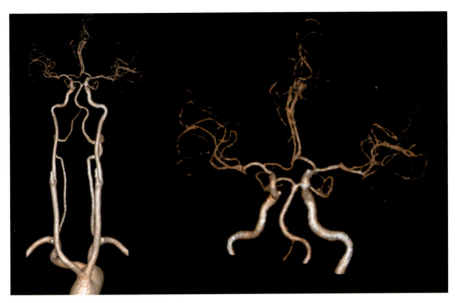

图 11-12　头颈联合 CTA

诊疗过程

（一）进一步辅助检查

1. 头部 MRI 增强　未见明显异常强化（图 11-13）。

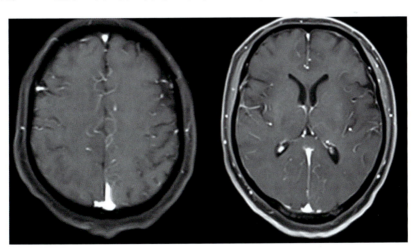

图 11-13　头部 MRI 增强

　　2. 外周血涂片及血红蛋白电泳检查　外周血涂片（图 11-14）：成熟红细胞大小不等，色素充盈可，易见破碎红细胞，破碎红细胞计数 24%。血红蛋白电泳（图 11-15）：正常血红蛋白电泳图谱。

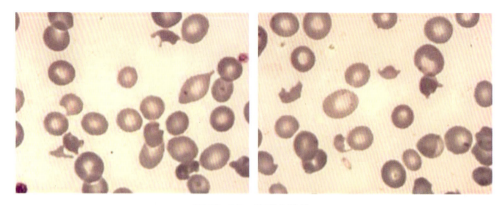

图 11-14　外周血涂片

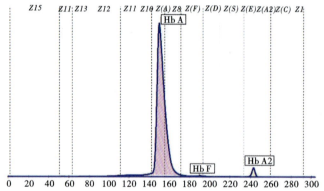

条带名称	相对含量/%	成人参考值/%
Hb A	97.1	96.0~97.5
Hb F	0.3	0~0.5
Hb A2	2.6	2.5~3.5

图 11-15　血红蛋白电泳

3. 血 ADAMTS13 活性及抑制物或抗体测定　外检血 ADAMTS13 活性检测为 8.2%（参考值 68%~131%），血 ADAMTS13 抗体 417.56 ng/mL（参考值 131.25~646.5 ng/mL）。

（二）治疗

结合患者病史及精神行为异常、血小板减少、贫血，以及外周血涂片、ADAMTS13 活性等相关检查结果，诊断考虑血栓性血小板减少性紫癜（TTP），给予连续血浆置换及甲泼尼龙应用，同时给予抗病毒、营养神经、升血小板、止血、胃黏膜保护、维持内环境等药物及对症处理。患者贫血较重，申请输注悬浮红细胞。患者颅内病变，考虑多发微血栓形成。完善头部灌注加权成像（PWI）检查，结果回示（图 11-16）：双侧大脑半球未见明显灌注差异，右侧额顶叶、右侧侧脑室旁急性或亚急性期脑梗死。

患者住院期间出现癫痫发作，主要表现为发作性意识模糊，双眼凝视及右上肢不自主抖动，持续几分钟缓解，加用左乙拉西坦抗癫痫。复查外周血涂片示破碎红细胞计数 4%，继续血浆置换。血浆置换总计 21 次后复查外周血涂片（图 11-17）：成熟红细胞大小不等，色素充盈尚可，少见破碎红细胞，破碎红细胞计数 1%。

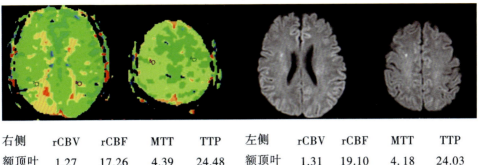

右侧	rCBV	rCBF	MTT	TTP	左侧	rCBV	rCBF	MTT	TTP
额顶叶	1.27	17.26	4.39	24.48	额顶叶	1.31	19.10	4.18	24.03
脑室旁	1.10	14.56	4.52	25.22	脑室旁	1.15	14.37	4.84	24.44
颞枕叶	0.78	9.68	5.26	25.38	颞枕叶	0.78	9.78	4.96	24.50
平均值	1.05	13.81	4.72	25.03	平均值	1.08	14.42	4.66	24.32

rCBF(脑血流量)单位为 mL/(100 g·min),rCBV(脑血容量)单位为 mL/100 g,MTT(平均通过时间)单位为 s,TTP(达峰时间)单位为 s。

图 11-16 头部 PWI

右侧额顶叶、侧脑室旁、颞枕叶层面局部脑实质 ROI(感兴趣区)的 rCBV 较对侧降低约 2.8%,rCBF 降低约 4.2%,MTT 延长约 1.3%,TTP 延长约 2.9%。DWI 高 b 值示右侧额顶叶、右侧侧脑室旁斑点状弥散受限高信号。

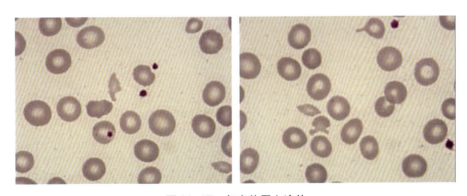

图 11-17 复查外周血涂片

复查头部 MRI(图 11-18):原双侧大脑半球皮层弥漫性肿胀并异常信号已经消失。复查血常规+网织红细胞计数示白细胞计数 8.00×10^9/L,红细胞计数 2.80×10^{12}/L,血红蛋白 96.0 g/L,血小板计数 160×10^9/L,网织红细胞百分数 5.67%,网织红细胞绝对值 158.60×10^9/L。患者神志清,言语流利,四肢肌力好转,活动自如,病情好转出院。

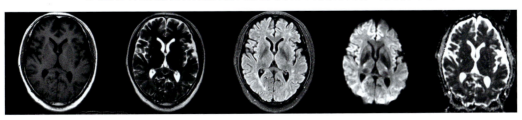

图 11-18 复查头部 MRI

（三）修订诊断

①血栓性血小板减少性紫癜；②症状性癫痫；③消化道出血；④贫血；⑤高血压2级（中危）。

（四）病例预后随访

出院1个月后随访，患者神志清，精神可，无明显神经系统体征。改良Rankin评分0分。

病例特点分析

（一）病例特点

1.60岁男性，既往有高血压病史，本次急性起病，以头晕、言语不清为首要表现，早期误诊为脑梗死，辅助检查提示贫血、血小板减少、胆红素升高。

2.有TTP典型"三联征"（微血管病性溶血性贫血、血小板减少及神经精神系统症状）表现，进一步检查外周血涂片示破碎红细胞计数24%，血ADAMTS13活性检测为8.2%，进一步明确TTP诊断。

3.血浆置换治疗后病情好转。

（二）病例分析

1.**定位诊断** 双侧大脑皮层。依据：意识模糊，癫痫发作，言语不清，肢体无力，影像学提示双侧大脑皮层病变。

2.**定性诊断** 微血管内血栓性。依据：60岁男性，急性起病，诊断符合TTP，考虑为微血管血栓形成引起的脑缺血。

诊疗进展

血栓性血小板减少性紫癜（thrombotic thrombocytopenic purpura，TTP）为一种少见、严重的血栓性微血管病，其主要临床特征包括微血管病性溶血性贫血（MAHA）、血小板减少、神经精神症状、发热和肾受累等。TTP的发病机制主要涉及血管性血友病因子（vWF）裂解酶（ADAMTS13）活性缺乏，也与血管内皮细胞vWF异常释放、补体异常活化、血小板异常活化等相关。根据ADAMTS13缺乏机制不同，TTP分为遗传性TTP（cTTP，又称为Upshaw-Schulman综合征）和免疫性TTP（iTTP）。cTTP系*ADAMTS13*基因突变导致血浆ADAMTS13活性缺乏，常在感染、炎症或妊娠等促发因素下发病。iTTP系因患者体内产生抗ADAMTS13自身抗体，抑制ADAMTS13活性（中和抗体）或与ADAMTS13结合形成抗原抗体复合物而加速ADAMTS13在体内的清除。iTTP多无明确原因（即原发性），也可能继发于感染、药物、肿瘤、自身免疫病、造血干细胞移植等。iTTP是最常见的临床类型，约占TTP总例数的95%；cTTP较为少见，仅占总例数的5%。

多数 TTP 患者发病急骤,病情危重,少数患者发病隐匿,临床表现不典型;炎症、感染、妊娠等是诱发 TTP 常见的原因。

临床诊断标准:①具备 TTP 临床表现。常有 MAHA 和血小板减少,并非所有患者均具备所谓的"三联征"或"五联征",临床上需仔细分析病情,寻找病因。②典型的血细胞变化和血生化改变。贫血、血小板计数显著降低,尤其是外周血涂片中红细胞碎片计数>1%;血清游离血红蛋白增高,血清乳酸脱氢酶明显升高。③血 ADAMTS13 活性显著降低(<10%)。iTTP 者常检出 ADAMTS13 抑制物或 IgG 抗体。④排除溶血尿毒综合征(HUS)、弥散性血管内凝血(DIC)、HELLP 综合征、Evans 综合征、子痫、灾难性抗磷脂抗体综合征等疾病。临床表现典型的患者诊断不难,但多数患者临床表现存在明显个体差异,部分患者临床表现不具特征性,需结合多方面资料综合判断。

本病多急性发病,如不能及时治疗死亡率高。临床上在中度或高度怀疑本病时即应尽快开始相关治疗。iTTP 首选血浆置换治疗,并酌情联合使用糖皮质激素等。cTTP 以替代治疗为主,分为按需治疗和预防治疗。对高度疑似和确诊病例输注血小板应十分谨慎,血浆置换后如出现危及生命的严重出血时才考虑使用。

iTTP 患者在初次发作取得临床缓解后存在复发风险,感染、手术、妊娠等均为诱发因素,而血 ADAMTS13 活性<10%、ADAMTS13 抑制物或 IgG 抗体持续阳性是临床复发的高危因素。所有缓解期的 iTTP 患者除常规检查血常规外,均应定期复查血 ADAMTS13 活性及其抑制物或 IgG 抗体,至少在第 1 年前 6 个月内每月 1 次,后 6 个月内每 3 个月 1 次,第 2 年每 6 个月 1 次。随着免疫抑制治疗的早期使用,iTTP 复发率有明显减少趋势。cTTP 患者在首次发作后常会有持续较长时间的病情波动,需要进行预防性治疗。

诊疗总结

神经内科收治以神经精神症状为主要表现,同时合并贫血、血小板减少的患者,需高度怀疑血栓性血小板减少性紫癜,尽早完善相关检查,避免急于输注血小板导致病情加重。

参考文献

[1]中华医学会血液学分会血栓与止血学组.血栓性血小板减少性紫癜诊断与治疗中国专家共识(2012 年版)[J].中华血液学杂志,2012,33(11):983-984.

[2]JOLY B S, COPPO P, VEYRADIER A. Thrombotic thrombocytopenic purpura[J]. Blood,2017,129(21):2836-2846.

[3]MILLER D P, KAYE J A, SHEA K, et al. Incidence of thrombotic thrombocytopenic purpura/hemolytic uremic syndrome[J]. Epidemiology,2004,15(2):208-215.

[4]ZHENG X L, VESELY S K, CATALAND S R, et al. ISTH guidelines for treatment of thrombotic thrombocytopenic purpura[J]. J Thromb Haemost,2020,18(10):2496-2502.